ALBERTO VILLOLDO

MIT ANNE O'NEILL

Der Pfad schamanischer Heilung

GOLDMANN

Buch

Dieses Buch versammelt die wichtigsten Werkzeuge schamanischer Heilung: Anhand von berührenden wie verblüffenden Fallgeschichten erfahren wir, welche Kraft den schamanischen Methoden wie der Entkopplung, dem Illuminations- und Extraktionsprozess, innewohnt, um bestimmte Krisen und Herausforderungen im Leben zu meistern. Einfühlsam, nahbar und verständlich führt Alberto Villoldo in die schamanische Praxis ein und erweitert damit unsere Möglichkeiten, die energetischen Voraussetzungen für Gesundheit und Selbstheilung zu schaffen.

Autor

Alberto Villoldo lebt in Los Angeles und ist klassisch ausgebildeter medizinischer Anthropologe. 25 Jahre lang bereiste er die Hochländer der Anden und des Amazonas und studierte die schamanischen Heilpraktiken. In seinen Seminaren führt er alljährlich Tausende von Medizinern und Laien in die energiemedizinischen Techniken ein. Er ist Autor zahlreicher Bücher, darunter »Das erleuchtete Gehirn« und »Das geheime Wissen der Schamanen«.

Von Alberto Villoldo ist bei Goldmann außerdem lieferbar

Das geheime Wissen der Schamanen (14216)
Seelenrückholung (21765)
Die vier Einsichten (21805)
Mutiges Träumen (21857)
Das erleuchtete Gehirn (21963)
Erleuchtung ist in uns (04206) (als E-Book erhältlich)

Alberto Villoldo
mit Anne O'Neill

Der Pfad schamanischer Heilung

Magische Werkzeuge für Transformation und Wachstum

Aus dem Amerikanischen
von Andrea Panster

GOLDMANN

Die englische Originalausgabe erschien 2015
unter dem Titel »A Shaman's Miraculous Tools for Healing«
bei Hampton Roads Publishing, USA.

Die hier vorgestellten Informationen und Heilmethoden
wurden nach bestem Wissen und Gewissen geprüft.
Dennoch übernehmen die Autoren und der Verlag keinerlei Haftung
für Schäden irgendeiner Art, die sich direkt oder indirekt
aus dem Gebrauch dieser Informationen oder Heilmethoden ergeben.

7. Auflage
Deutsche Erstausgabe Juni 2017

Lektorat: Annette Gillich-Beltz, Essen
Umschlaggestaltung: UNO Werbeagentur, München
Umschlagmotiv: © FinePic®, München
fm · Herstellung: cb
Satz: GGP Media GmbH, Pößneck
Druck: GGP Media GmbH, Pößneck
Printed in Germany
ISBN 978-3-442-22163-9

www.goldmann-verlag.de

Inhalt

Für den Schamanen Joseph, der mir in Liebe den Weg zeigte.
Für Dr. James Hamilton, Heiler und Weiser.

Vorwort

Es ist kalt. Im Winter tanzen auch hier in der Hochwüste die Schneeflocken. Ich werfe einen Blick auf die Uhr auf meinem Nachttisch: zwei Uhr morgens. *Es ist Zeit.* Die Worte lassen mir keine Ruhe, treiben mich aus meinem warmen Bett. Ich schlüpfe in die dicken Wollsocken und den schweren Bademantel und versuche, meinen Mann dabei nicht zu wecken. Ich gehe leise in das Büro in der anderen Ecke des Hauses. Ich habe zu arbeiten.

Aber zuerst entzünde ich die Kerze. Die Arbeit muss immer mit einem Ritual beginnen. Ein kleines Bücherregal dient mir als Altar, dort steht die Kerze umgeben von den Symbolen meiner spirituellen Reise. Beim Anzünden der Kerze erbitte ich den Schutz des Feuers, und auf den Wänden beginnen Schatten zu tanzen. Licht und Dunkelheit – das Wesen der schamanischen Arbeit. Ich öffne einen heiligen Raum, lade die Geister der vier Himmelsrichtungen ein und erinnere sie daran, dass ich es alleine nicht schaffe. Dass ich sie brauche. Natürlich bin ich es, die dieser Erinnerung bedarf.

Der Computer erwacht zum Leben, und ich sitze reglos da, warte, nehme die Stille, die Ruhe dieser tiefen Nacht in mich auf. Das Telefon wird nicht klingeln. Die Türglocke wird nicht läuten. Nichts wird mich ablenken – es sei denn, ich tue es selbst. Ich muss meine Mitte finden. *Welcher Klient wird mir heute Nacht Gesellschaft leisten? Es ist Jered.*

Wir haben uns ausführlich unterhalten, und ich trage seine Geschichte in mir, kenne sie fast schon auswendig. Was denkt, was fühlt er? Wie kann ich es in Worte fassen? Es ist, als öffnete ich eine Tür und beträte eine fremde Wirklichkeit. Das muss ich tun, wenn ich für ihn sprechen, wenn ich die Geschichte seiner Heilung erzählen möchte. Er bringt mir ein enormes Vertrauen entgegen! Ich nehme es nicht auf die leichte Schulter. Es erstaunt mich sogar sehr. Aber ich kann es auch verstehen.

Die Menschen, deren Geschichten ich aufschreibe, sind Albertos Klienten. Sie haben ihn um Hilfe, Heilung und Licht gebeten, waren bereit, sich den Schatten zu stellen.

Ich lege die kalten Finger auf die Tastatur.

Dies war mein Arbeitsrhythmus, und er floss über die Jahre mit den Jahreszeiten dahin. Geschichte um Geschichte wurde dieses Buch lebendig. Den Anfang machte ein ausführliches Gespräch mit den Klienten, gefolgt von Rücksprachen, E-Mails und so vielen Entwürfen, wie nötig waren, bis der Text die Zustimmung aller fand. Alberto war immer *da*. Kein Wort entging seinem prüfenden Blick. Schließlich war es sein Buch, seine Schöpfung. Ich war mir des Privilegs, als Mitautorin des begnadeten Schamanen an diesem Prozess teilhaben zu dürfen, stets bewusst.

Ich habe keine Ahnung, wann der Funke dieses Projekts in den Augen des Schamanen aufblitzte. Aber ich weiß, wann für mich die Reise begann. Es war im Juli 2001. Jener Sommertag, der Tag meiner ersten Begegnung mit dem Schamanen, hat sich tief in mein Gedächtnis eingegraben. Ich wandte mich wegen einer tödlichen Krankheit an ihn, verpackt in eine spirituelle Krise. Der Schamanismus war mir neu und kam mir fremd, seltsam und rätselhaft vor. Ich war fasziniert. Ein Teil von mir zweifelte nicht daran, dass dieser Mann mir etwas sehr Wichtiges zu sagen hatte – und ich gefälligst zuhören sollte. Ich entblößte die Wunden meiner Seele, die Wunden eines ganzen Lebens vor ihm. Alberto saß mir gegenüber, hatte einen Block in der Hand und machte sich Notizen. Mit einem Mal hielt er inne, drückte mir seinen Stift in die Hand und sagte: »Nimm diesen Stift und schreib um dein Leben, Anne!« Damals hatten – zumindest soweit ich das sagen kann – weder er noch ich eine Vorstellung davon, wohin dieser Stift mich führen würde. Er wurde Teil meiner Mesa, des Altars der Schamanen, und ist es bis heute geblieben.

Es folgten viele weitere Sitzungen mit Alberto, denn meine Wunden waren zahlreich und mussten heilen, wenn ich das Leben in seiner ganzen Fülle erfahren wollte. Ich unterzog mich verschiedensten schamanischen Heilmethoden wie Illuminationen, Seelenrückholungen und Extraktionen, von denen Sie auch in diesem Buch lesen werden. Ich absolvierte die Light Body School der von Alberto ins Leben gerufenen Four Winds Society. Am Ende dieses Ausbildungsprogramms steht die energiemedizinische Qualifikation, außerdem bietet es Raum für die persönliche Heilung. Wegen meiner körperlichen Einschränkungen war dies von Anfang bis Ende ein harter Kampf. (Nun, inzwischen weiß ich, dass nichts rein körperlich ist.) Aber als ich die Ausbildung abschloss, tanzte ich um das zeremonielle Feuer.

Bereits lange, bevor ich jenen Stift zur Hand nahm und begann, die Wege der Heilung anderer Menschen aufzuzeichnen, stand ich mit beiden Beinen fest auf dem schamanischen Pfad. Andernfalls wäre ich gar nicht dazu in der Lage gewesen. Abgesehen von meiner Erfahrung mit der schamanischen Arbeit wirkte ich in Hollywood als professionelle Autorin in erster Linie an Dokumentarfilmen mit. Alberto wusste das und sprach mit mir über die Möglichkeit, gemeinsam an diesem Projekt zu arbeiten. Wie üblich verfasste ich ein Exposé und ein paar Textproben. Ich machte den Vorschlag, die Geschichten abwechselnd aus der Perspektive des Klienten und des Schamanen zu erzählen.

Alberto erkannte das Potenzial meines Materials und sagte: »Dieses Buch wird vielen Menschen sehr viel bedeuten.« Ich brannte darauf, *ja* zu sagen, aber Wellen der Unzulänglichkeit konnten diese Feuer schnell zum Erlöschen bringen. Und Alberto sagte ganz offen: »Das ist ein großes Projekt, und es wird sehr viel Arbeit machen.« (Er hatte recht.) Trotzdem glaubte ich fest daran, dass ich dieses Unterfangen nicht alleine zu bewältigen hatte, dass mir alles gegeben würde, was ich brauchte. Und so fingen wir an. Das war im Jahr 2005. Ich ging ganz in dem Projekt auf und muss auch heute noch viel daran denken.

Als ich zu dem Projekt stieß, legte mein Mann Laban Strite, Psychologe und ebenfalls Absolvent der Light Body School, bereits das Fundament, indem er auf Albertos Anweisung hin Vorgespräche mit knapp hundert Klienten führte. Damals war ich abends oft allein und las, während er am Telefon die Vorarbeiten zu diesem Werk erledigte. Ich war darüber nicht sonderlich erfreut, denn eigentlich gehörte der Abend uns. Aber dank der Informationen, die er sammelte, konnte ich nach meinem Einstieg in das Projekt sofort mit den ausführlichen Interviews beginnen.

Meine zwölf Gesprächspartner kamen aus verschiedenen Bereichen der Gesellschaft und aus verschiedenen Ecken der Vereinigten Staaten. Sie alle hatten Einzelsitzungen mit Alberto absolviert. Sie gingen den Weg der Heilung, was allerdings nicht zwangsläufig bedeutete, dass sie auch geheilt waren. Trotzdem kann man sagen, dass die Erfahrung, mit dem Schamanen an der eigenen Heilung zu arbeiten, sie alle veränderte – genau wie mich.

Das Schreiben dieses Buches ähnelte dem unberechenbaren Lauf eines Flusses, der mal fröhlich dahineilt, über Felsbrocken und Steine springt, und mal Gefahr läuft auszutrocknen. Würde er ganz und gar versiegen? Andere Aufgaben und Verpflichtungen sowie unerwartete Veränderungen in Albertos und in meinem Leben sorgten dafür, dass das Buch längere Zeit auf Eis lag. Die Vorstellung, etwas warten zu lassen, ist ein vertrautes – und sogar positives – Konzept der schamanischen Arbeit. Ich versicherte Alberto: »Das Buch wird seine Zeit finden.« Er ermutigte mich, nicht aufzugeben: »Diese Geschichten verdienen es, erzählt zu werden.« Wir hielten durch, und der Fluss begann wieder zu fließen.

Und die Klienten auf unserer Liste? Sie warteten geduldig, still und vertrauensvoll. Sie wussten, welch großes Privileg mit der Teilnahme an diesem Projekt verbunden war. Ich bin mir sicher, dass sich im Laufe dieser Jahre auch in ihrem Leben vieles verändert hat. Und die Arbeit ist nie getan. Noch bevor die sprichwörtliche Tinte trocken ist, kann die Geschichte eine andere sein – die niemals erzählt wird. Um ihre Heilung zu schildern, mussten die Klienten zurückblicken, sich erinnern und die Ereignisse manchmal noch einmal durchleben. Dies war ein wertvoller, oft aber auch schmerzlicher Aspekt für sie. Er vertiefte und verstärkte das Gelernte und brachte häufig neue Einsichten. Ich wollte wissen: »Was hat Alberto *gemacht*?« Den Befragten fiel es nicht leicht, ihre nichtalltäglichen Erfahrungen in ganz normale Worte zu fassen. Und wenn ich versuchte, sie zu Papier zu bringen, fühlte es sich häufig an, als glitten mir die Worte wie Quecksilber durch die Finger.

Es war keine leichte Aufgabe. Viele der Befragten hatten das Gefühl, als versuchten sie von der Reise in ein fernes Land zu berichten, dessen Landschaften, Bräuche und sogar Sprache ihnen fremd sind. Man ist versucht zu sagen: »Das kann nur verstehen, wer es selbst erlebt hat!«

Diese wenigen Auserwählten stehen für die vielen Menschen auf diesem Weg. Ihre spirituelle Reise hat bereits vor langer

Zeit begonnen und geht weit in die Zukunft hinein. Lasst uns die Flügel ausbreiten und mit dem Adler in die Lüfte aufsteigen, um unseren Blick zu weiten und durch seine scharfen, durchdringenden Augen zu schauen. Mit jedem mächtigen Flügelschlag wird das Bild, das sich uns bietet, umfassender, werden seine Grenzen weiter. Wir erkennen die Jahre der Erfahrung, die zur Begegnung und zur Arbeit eines Klienten mit dem Schamanen führten. Alberto sagt: »Entscheidend ist, mit welchem Hintergrund du an die Arbeit herangehst.« Niemand ist soeben erst dem Mutterleib entschlüpft. Wer weiß, was sich hinter dem ersten Schrei eines Neugeborenen verbirgt? Manchmal erhalten wir sogar Einblick in frühere Leben, wie sie eins ins andere fließen.

Wir steigen noch weiter empor und sehen, wie sich die Linie Leben um Leben in die Zukunft erstreckt. Ein endloser Horizont des Potenzials ... der Möglichkeiten ... der Bestimmung ... und darüber hinaus. Der Adler steht nun in der Luft. Die Größe seiner Vision lässt sein Herz schneller schlagen. Sie ist unsagbar weit.

Die Sitzungen mit dem Schamanen endeten zu einem Zeitpunkt, der für die Klienten der richtige war. Aber es war nicht das Ende ihrer Reise. Es war vielmehr ein weiterer Neubeginn. Es gehört zur Arbeit des Schamanen, mit Tod und Erneuerung bestens vertraut zu sein. Es ist möglich, dass die Geschichte, die diese Menschen heute erzählen würden, kaum Ähnlichkeit mit ihrer gestrigen Schilderung oder gar den Worten hat, die den Weg auf diese Seiten fanden. Ihre Heilung führte sie in klarere, tiefere Gewässer, wo sie noch feinere Geschichten spinnen. Aber das Ziel besteht darin, alle Geschichten abzulegen, so wie die Schlange die alte, einst bequeme Haut abstreift, und frei zu werden.

Vielleicht wirft die Lektüre dieser Geschichten mehr Fragen auf, als sie beantwortet. Vielleicht führt sie dich auf deine eigene Reise und auf den Pfad, der deine Seele ruft – wohin er auch führt. Nur dort kannst du die Antworten finden. Jeder von uns muss sich über die punktuelle Gegenwart erheben, um den gesamten Umfang seiner Heilung, seiner Aufgabe und seines Auftrags hier auf Erden zu verstehen. Keine unserer Geschichten macht uns aus; keine zieht die Fäden unserer Existenz. Wir sind nicht unsere Geschichten. Die Perspektiven, die uns der Aufstieg in die Lüfte verschafft, offenbaren: Wir sind so viel mehr. Wir sind spirituelle Wesen, die eine körperliche Erfahrung machen. Wir sind unendliche Wesen, die zu Göttern werden.

Wenn wir uns weit genug emporschwingen, sehen wir, dass die Lebenslinie einen Kreis bildet. Sie ist geschlossen, vollendet, erfüllt. Sie besteht aus so vielen Punkten, dass es am Ende keine Punkte, sondern Perlen einer Gebetskette sind, verbunden durch die schamanische Reise der Transformation.

Der Adler muss landen. Er muss zur Erde zurückkehren. Und wir finden uns in der Höhle des Schamanen wieder, um mit der ersten Geschichte von Heilung und Transformation in diesem Buch zu beginnen.

Ich habe diese Menschen bis auf wenige Ausnahmen nicht persönlich getroffen und würde sie nicht erkennen, wenn wir auf der Straße aneinander vorbeiliefen. Aber ich werde nie vergessen, was sie mir geschenkt haben. Manchmal sprechen ihre Worte ganz unerwartet auf eine sehr persönliche Weise zu mir – immer dann, wenn ich es am nötigsten habe. Daher weiß ich um ihre Wirkung und ihre große Macht. Als wir dieses Buch vollendeten, ertönte die Stimme des Schamanen von seinen Seiten: »Löse dich vom Ausgang der Dinge!« *Wie treffend.* Die schamanische Arbeit holt uns oft auf den Boden der Tatsachen zurück, während wir nach den Sternen greifen.

Anne O'Neill

Einleitung

Der Weg des Schamanen

Die Sammlung von Geschichten in Ihren Händen zeigt, auf welche Weise ein Schamane die Menschen mit Energiemedizin unterstützt und ihnen hilft, ihre eigenen Selbstheilungskräfte zu finden. Es sind die Stimmen meiner Klienten, zu Papier gebracht von Anne O'Neill. Gemeinsam haben wir unter großen Anstrengungen ein Buch hervorgebracht, das den Leserinnen und Lesern zu einem besseren Verständnis für die Praxis der schamanischen Heilung verhelfen soll. Es zeigt das Leben und die persönliche Entwicklung einiger Klienten, die sich hilfesuchend an mich gewandt haben – jeder mit einem anderen Hintergrund und mit anderen Herausforderungen.

Ich hoffe, die Lektüre dieser Geschichten kann Ihnen ein Gefühl für die Weisheit, Macht und Schönheit der schamanischen Energiemedizin vermitteln. Ich hoffe auch, sie regt Sie dazu an, selbst Erfahrungen mit schamanischen Heilmethoden zu sammeln – ob Sie nun glauben, der Heilung zu bedürfen oder nicht, und unabhängig davon, welche Heilung Sie benötigen. Dem Schamanismus liegt die Vorstellung zugrunde, dass der Körper folgen wird, wenn wir die Qualität und die Schwingung des Leuchtenden Energiefelds (LEF) verbessern; dass Krankheiten verschwinden, wenn wir die energetischen Voraussetzungen für Gesundheit schaffen; und dass wir einen neuen Körper erschaffen können, der anders altert, heilt und stirbt. Dieses Versprechen klingt für jeden verlockend, aber es ist mehr als ein Versprechen. Es kann Wirklichkeit werden, wenn Sie den inneren Schamanen zum Leben erwecken – die Macht, die jeder in sich trägt.

Unmittelbar vor Drucklegung dieses Buches fiel mir auf, dass eine Geschichte fehlte: die Geschichte meiner eigenen Heilung und Rettung durch die schamanische Medizin. Wie alle Menschen erschaffe ich mein Leben gemeinsam mit dem Spirit und schreite bewusst voran – aber dann geschieht etwas Unerwartetes und bringt mich auf einen völlig anderen Weg. Jeder Fehler, der mich ins Gestrüpp am Wegesrand stolpern ließ, barg das Versprechen, mich etwas zu lehren. Mit der Zeit gelang es mir immer besser, die Chance auf Wachstum zu ergreifen, statt mich darüber zu beklagen, dass ich mir unterwegs Schrammen und blaue Flecken holte.

Ich hatte mich stets zum Heiler berufen gefühlt, aber ich hatte mir nicht gewünscht, einmal Schamane zu werden, wenn ich groß bin. Wie viele andere gelangte ich durch eine Mischung aus glücklichen Zufällen und Synchronizität auf meinen Weg. Aber der Drang, mein Leben in den Dienst anderer zu stellen, hat seinen Ursprung in meiner Kindheit. Er ist ein häufiges Motiv der Geschichten, die Sie hier lesen werden. Es sollten viele Jahre vergehen, bis ich mir eingestehen konnte, dass ich ein Heiler sein wollte, und bis ich sagen konnte, dass es sich bei dem Weg, dessen Ruf ich vernahm, um den des *Schamanen* handelte.

Mit Anfang zwanzig studierte ich Psychologie. Dieses Studium bereitete mich darauf vor, die Seelen meiner Patienten zu erforschen. Bei meinem Praktikum in einer psychiatrischen Klinik lernte ich, wie viele Möglichkeiten es gab, verrückt zu werden, und wie wenig wir im Westen tun konnten, um die geistige Gesundheit der Menschen wiederherzustellen. Ein Patient, Harold, ist mir besonders in Erinnerung geblieben, er beeindruckte mich tief. Bei unserer ersten Begegnung starrte er mir so lange in die Augen, bis ich es mit der Angst zu tun bekam. Es war, als sähe er durch meine Augen und meinen Kopf in mein Innerstes. Die ersten Worte, die mir ohne nachzudenken entfuhren, waren: »Wen haben Sie denn verschreckt, dass Sie in einer Nervenklinik gelandet sind?«

Ohne den Blick abzuwenden, erwiderte Harold: »Alle.«

Im Laufe der nächsten Wochen fand ich heraus, dass Harold keineswegs verrückt war. Stattdessen war die dünne Membran, welche die innere von der äußeren Welt trennt, für ihn einfach nicht vorhanden. Er besaß ein außergewöhnliches Talent: Er konnte in die Herzen der Menschen sehen und Geheimnisse zutage fördern, die sie sogar vor sich selbst verborgen hatten. Er war der erste hochintuitive Mensch, den ich kennenlernte.

Eines Tages sagte Harold zu mir: »Sie sind nur ein verängstigter kleiner Junge, der vorgibt, ein Mann zu sein, und sich hinter seinem Titel versteckt, *Herr Doktor*. Sie liegen immer noch zitternd unter jenem Bett, als draußen vor dem Haus geschossen wurde. Sie haben Angst, was geschehen könnte, wenn Sie je darunter hervorgekrochen kämen.« Dann lachte er mir ins Gesicht und ging.

Ich dachte: »Der Typ ist echt durchgeknallt.« Aber als ich ins Büro kam, musste ich mich setzen. Ich hatte angefangen, unkontrollierbar zu zittern. Ich schloss die Augen, und Bilder stürmten auf mich ein: ein verängstigter Neunjähriger, Schüsse und Explosionen in der Ferne, helle Blitze in der sternenklaren Nacht vor meinem Schlafzimmerfenster und ich, zitternd und tränenüberströmt unter dem Bett. Harold hatte nicht wissen können, dass ich als Junge die kubanische Revolution überlebt hatte. Nun durchlebte ich die Schrecken noch einmal. Ich war mir sicher gewesen, meine Mutter, meinen Vater, meine Schwester und am Ende auch mein Leben zu verlieren. *Wie konnte er das wissen?* Wie war es ihm gelungen, so tief in mein Herz zu sehen und Dinge hervorzuholen, die zu vergessen ich mich so sehr bemüht hatte?

Nein, Harold war nicht verrückt. Er besaß nur ein Talent, das niemand verstand und das er nicht kontrollieren konnte. Er kannte nur eine einzige Möglichkeit, mit seiner außergewöhnlichen Begabung fertigzuwerden, nämlich andere Menschen abzuschrecken. So war er in der Psychiatrie gelandet. Ich war nur ein Doktorand, die *echten* Ärzte der Klinik fürchteten Harold noch viel mehr. Welche bedrohlichen Wahrheiten hatte er ihnen enthüllt? Mir wurde klar, dass er die unschönen Geheimnisse aus den Tiefen ihrer Psyche hervorgekramt und über den Flurfunk der Klinik verbreitet hatte. Sie hatten keine andere Wahl, als ihm seine Gabe mit Medikamenten auszutreiben.

Bei unserer nächsten Begegnung stand Harold unter dem Einfluss so vieler Medikamente, dass er mich nur noch stumm anstarrte. Sein Licht war unter einem Scheffel Antipsychotika verborgen, aber ich sollte den kurzen Blick, den ich darauf erhaschen durfte, niemals vergessen. Er hatte mir vor Augen geführt, dass ich, wenn ich ein Heiler werden wollte, den Krieg beenden musste, der noch immer in mir tobte. Andernfalls hätte der verängstigte Neunjährige die Kontrolle über mein Nervensystem und würde heimlich die Entscheidungen fällen.

Die Arbeit in der Nervenklinik machte mir klar, wie begrenzt die westliche Psychiatrie war. Wir sperren Menschen weg, die nicht ins System passen, Menschen, die andere mit ihren Begabungen erschrecken und für die wir keinen Platz in unserer Kultur und in unserer Gesellschaft haben. Natürlich gibt es Menschen, die andere verletzen und behandelt werden müssen. Aber viele der Klinikinsassen waren freundlich und angenehm. Einige waren sogar genial. Als die Welt keine Notiz von ihren ungewöhnlichen Talenten nahm, fingen sie an, sich und anderen zu schaden. Ihr Zauber, ihr Geist entwich immer wieder aus der Flasche, und wir versuchten, diese Kraft mit Medikamenten einzudämmen, statt sie zu bewundern und Menschen wie Harold dabei zu helfen, sie zu zähmen.

Was meine eigenen Begabungen anging, so hatte ich als kleiner Junge in Kuba, wo ich zur Welt gekommen bin, nicht die leiseste Ahnung davon. Als Castro in Havanna einmarschierte, war ich erst neun und konnte mir keinen Reim auf die Kämpfe auf den Straßen machen. Wer war der Feind? Die Guten und die Bösen sprachen die gleiche Sprache, hatten die gleiche Hautfarbe, gehörten oft sogar zur gleichen Familie. Es war eine sehr chaotische und verwirrende Zeit. Meine Familie wanderte schließlich aus und ging nach Miami, da war ich zehn Jahre alt und sprach nur vier oder fünf Wörter Englisch.

Als ich in den USA für die Schule angemeldet wurde, wurde meine schulische Eignung geprüft und mein Leistungsstand getestet. An das beängstigende Gespräch mit dem Schulpsychologen erinnere ich mich bis heute. Er bestand darauf, dass ich ihm in die Augen sah. In der südamerikanischen Kultur, in der ich aufgewachsen war, hatte ich aber gelernt, dass es respektlos war, Erwachsenen in die Augen zu sehen. Wenn ein Erwachsener zu einem sprach, erwies man ihm Hochachtung und Respekt, indem man den Blick senkte. Nervös widersetzte ich mich der Aufforderung des Prüfers, ihn anzusehen. Immer wieder packte er mich am Kinn und zwang mich, ihm in die Augen zu sehen, bis mir die Tränen über die Wangen liefen. Er kam zu dem Ergebnis, ich sei in meiner Entwicklung verzögert, was damals noch »geistig leicht zurückgeblieben« hieß. Ich kam in eine Klasse mit geistig behinderten Kindern.

Zu meinem Erstaunen sprachen die meisten meiner Mitschüler weder ein Wort Englisch noch irgendeine andere Sprache. Wir kommunizierten ausschließlich über Gesten und Berührungen, und ich war begeistert. Sie wussten nicht, dass ich nur Spanisch sprach, und es war ihnen auch egal. In den nächsten Wochen erforschte ich die Welt der Bauklötze und Farben, Kletterhallen und Ballspiele in der Gesellschaft von Kindern, die ohne Worte kommunizierten.

Auf Drängen meiner Eltern wurde ich ein paar Monate später noch einmal getestet. Die Diagnose hatte sie überrascht, und sie hatten um eine zweite Einschätzung gebeten. Sie wurde von einer sehr freundlichen, Spanisch sprechenden Psychologin vorgenommen. Sie erkannte, dass sie einen kleinen Jungen vor sich hatte, der vom Krieg traumatisiert war. Nachdem sie mich behutsam befragt und mich nicht gezwungen hatte, Blickkontakt herzustellen, teilte sie der Schule und meinen Eltern mit, dass ich blitzgescheit sei und in die Klasse der Hochbegabten versetzt werden sollte.

In der darauffolgenden Woche kam ich zu den Hochbegabten und stellte fest, dass niemand dort Spanisch sprach. Ich selbst konnte nur ein paar Brocken Englisch. Die Lehrerin fragte die anderen Kinder, wie viele Abgeordnete im US-Repräsentantenhaus saßen oder was Galileo entdeckt hatte, und dann wandte sie sich an mich: »Alberto, sag uns das Jahr und das Datum.« Ich antwortete in holprigem Englisch. Was für ein Triumph! Von da an verlief meine schulische Entwicklung normal, aber die merkwürdige und traumatisierende Erfahrung meines Schulstarts in den Vereinigten Staaten habe ich niemals vergessen.

Die Patienten, mit denen ich in der psychiatrischen Klinik zu tun hatte, erinnerten mich auf seltsame Weise an die Klasse, in die ich mit zehn Jahren vom Schulpsychologen gesteckt worden war. War es möglich, dass wir Ärzte und Studenten schlicht die Sprache dieser Menschen nicht verstanden? Dass sie wie ich verwundet waren und sich nicht artikulieren konnten? Dass ein seltsamer Krieg in ihnen tobte, für den wir blind waren? Leider gab es für Psychiatrie-Patienten keine Hochbegabtenklassen, sondern nur Medikamente, die dafür sorgten, dass die Stürme sich legten, und die sie gehorsam und gefügig machten. Ich hatte Glück gehabt, dass mir die Entwicklungsverzögerung und Hyperaktivität zu einer Zeit bescheinigt worden war, als man diese Dinge noch nicht mit Ritalin behandelte.

Nach der Erfahrung mit Harold und nachdem ich mir der Grenzen der westlichen Psychologie bewusst geworden war, wuchs meine Enttäuschung bezüglich meines gewählten Berufes. In der Ausbildung hatte ich gelernt, alle psychischen Probleme seien auf eine schlechte Erziehung und traumatisierende Erlebnisse in der Kindheit zurückzuführen. Aber was war mit der geistigen Welt? Was war mit den außergewöhnlichen übernatürlichen Fähigkeiten, über die einige meiner Patienten verfügten? Noch mehr interessierte ich mich für einen Studienzweig, der noch gar nicht erfunden war – die medizinische Anthropologie. Ich wollte die Mythologie und die Heilmethoden indigener Völker erforschen. Ich war versessen darauf herauszufinden, was normal und was außergewöhnlich war. Vor allem aber wollte ich wissen, wie dies von den Menschen definiert wurde, die von den alten Kulturen Nord-, Mittel- und Südamerikas abstammten und ein reiches Erbe mitbekommen hatten, eingebettet in Symbolik und Geschichten.

Der Mann, der mein Interesse an diesem Gebiet weckte und mit dem ich später zwei Bücher schreiben sollte, hieß Dr. Stanley Krippner. Er war ein namhafter Parapsychologe und hatte jahrelang die positive Seite übernatürlicher Phänomene erforscht. Er zeigte mir, dass Dinge, die wir im Westen für neueste Forschungen hielten, bereits zum Gefüge und den Heilmethoden früher Kulturen gehört hatten. Was war mit diesen Zivilisationen geschehen, die Städte wie Machu Picchu in den Wolken gebaut, die majestätische Mayatempel und Mayapyramiden errichtet und die Stadt Teotihuacán in Zentralmexiko gegründet hatten? Als die Spanier Mexiko eroberten, war der Lebensstandard in Teotihuacán höher als in London. Die Bewohner waren gesünder und lebten länger als die Bürger von Paris, Rom oder Madrid.

Von Dr. Krippner inspiriert machte ich mich mit Mitte zwanzig und einem bescheidenen Forschungsstipendium auf den Weg ins Hochland von Peru, um die verschwundenen Städte der Anden zu erforschen und mit den Nachfahren der Inka – der »Kinder der Sonne« – zu sprechen. Die Zivilisation der Inka hatte nicht lange Bestand. Sie überdauerte lediglich vom 13. Jahrhundert bis zur Ankunft der Spanier im 16. Jahrhundert. Doch in dieser kurzen Zeit einten die Inka ein Reich, das größer war als die Vereinigten Staaten. Sie bauten knapp 21 000 Kilometer Straßen sowie Bewässerungskanäle und errichteten prächtige Städte auf Berggipfeln. So faszinierend ihre Architektur auch war, interessierten mich doch vor allem die Legenden über Männer und Frauen, die in die Herzen und Seelen der Menschen blicken konnten – so ähnlich, wie Harold es bei mir getan hatte. Dies waren die Erdenwächter. Sie bewahrten das Wissen und die Weisheit ihrer Vorfahren und verstanden, dass körperliche Krankheiten stets einen spirituellen Hintergrund hatten. Sie konnten in die tiefsten Winkel der Seele blicken und den Menschen helfen, die Wunden zu heilen, die sogar ihnen selbst verborgen waren. Sie waren *Pagos* oder Schamanen, und ich hoffte, ihre modernen Nachfahren würden mich an ihrem reichen Erbe teilhaben lassen.

Als ich in Cuzco, der früheren Hauptstadt des Inkareiches ankam, war ich ein junger Anthropologe auf der Suche nach dem Abenteuer. Ich hatte den Rucksack voller Träume und im Kopf die Vorstellungen der westlichen Wissenschaft und Psychologie. Damals war Peru ein gefährliches Land, in dem Chaos und soziale Ungleichheit herrschten und Terroristenbanden Bergdörfer besetzten. Ich hatte das Glück, in Cuzco einem alten Indio zu begegnen, der mein erster Mentor werden sollte.

Stolz auf meinen brandneuen Titel als Doktor der Geisteswissenschaften war ich fest davon überzeugt, dass meine Ansichten über das Wesen der Wirklichkeit und des menschlichen Geistes für einen intelligenten Menschen die einzig richtigen waren, und ich stand kurz vor meiner ersten schockierenden Begegnung mit der schamanischen Weltanschauung.

Zuallererst machte mein Mentor mich darauf aufmerksam, dass ein Unterschied zwischen Information und Weisheit bestand. Wenn ich die zeitlose Weisheit der amerikanischen Ureinwohner erwerben wollte, musste ich meinen allzu geschwollenen Kopf zunächst von allen Fakten und Informationen befreien, die ich fälschlicherweise für Wissen hielt. Wer weiß, dass H_2O die Formel für Wasser ist, besitzt Information. Wer aber weiß, wie man Regen macht, besitzt Weisheit. Wer die Diagnose kennt, besitzt Information. Wer aber heilen kann, besitzt Weisheit. Mein Mentor erklärte, dass Krankheiten sich zwar in Geweben und Organen manifestierten, sie würden aber stets von einer Erkrankung der Seele verursacht. Dies widersprach meinem akademischen Verständnis. Bis dato hatte ich nur den Körper, die Organe und Gewebe für real und die Seele für eine flüchtige, nicht greifbare Vorstellung gehalten, mit der sich ausschließlich die Religion befasste – und das nur sehr vage.

»Zuerst musst du deine Unwissenheit heilen«, sagte mein Mentor. »Du kennst viele Zahlen und Fakten, besitzt aber sehr wenig Weisheit.« Damit begann meine Reise in die Welt der Schamanen.

Es dauerte viele Jahre, es waren noch viele beschämende Begegnungen mit Schamanen nötig, die sehr viel weiser waren als ich, und ich musste noch oft über mein Ego stolpern und kopfüber ins Gestrüpp am Rande des Weges zu wahrer Weisheit purzeln, ehe ich die grundlegenden schamanischen Heilmethoden halbwegs beherrschte. Sie sind ausführlich in meinen früheren Büchern beschrieben, vor allem in *Das geheime Wissen der Schamanen.*

Hier werden Sie lesen, wie diese Techniken im Rahmen echter Heilsitzungen funktionieren. Die Geschichten werden von Männern und Frauen erzählt, mit denen zu arbeiten ich die Ehre hatte. Jede Geschichte veranschaulicht einen Kernaspekt der schamanischen Heilung. Alle Beteiligten begaben sich auf die Heldenreise, nachdem die Möglichkeiten der westlichen Medizin und Psychologie ausgeschöpft waren. Alle Klienten hatten das Gefühl, irgendwie seien ihnen ihr Leben und ihre Gesundheit abhandengekommen. Ihr Heilungsprozess führte sie aus der tiefen Verzweiflung zur Hoffnung, vom Schmerz zum Mitgefühl. Er half ihnen auch, körperlich und seelisch zu genesen.

Die Männer und Frauen, denen Sie auf den folgenden Seiten begegnen werden, haben sich auf ihrer verzweifelten Suche nach Heilung an mich gewandt. Oft hatte es den Anschein, als seien ihre Probleme rein körperlich. Aber der Schamane weiß, dass alle körperlichen Leiden die Folge von Störungen der Seele sind. Ein Leuchtendes Energiefeld (LEF) umgibt den Körper eines Menschen und beeinflusst ihn auf zellulärer und biochemischer Ebene wie ein Magnet ein Häufchen Eisenspäne. Zur Heilung begibt der Schamane sich in die nichtalltägliche Wirklichkeit, um die im Leuchtenden Energiefeld codierten Energien und Informationen zu verändern – den Bauplan für körperliche Gesundheit und Wohlbefinden.

Obwohl ich bei der Suche meiner Klienten nach Gesundheit eine entscheidende Rolle spielte, habe ich sie weder »gesund gemacht« noch »geheilt«. Die schamanische Arbeit ist immer ein Tanz des Schamanen mit dem Hilfesuchenden und der

Quelle der Heilung. Ich schenkte meinen Klienten die erforderliche Energie und vermittelte ihnen die nötigen Einsichten, damit sie den Weg zur Heilung antreten konnten. Unterwegs erteilte mir jeder von ihnen wertvolle Lektionen zum Wesen der Heilung, die meine Ehrfurcht vor dem eleganten Reigen, in dem wir uns mit dem Spirit drehen, noch weiter wachsen ließen.

1

Die Extraktion eingedrungener Energien

Wir tragen die schädlichen Energien der Traumata unserer Kindheit und sogar früherer Leben in uns. Sie sind dunkel und alt, trüben das Leuchtende Energiefeld, bilden dunkle Ansammlungen in den Chakras, steuern und beeinflussen Körper und Geist. Sie bergen Erinnerungen an verletzende Menschen und schmerzliche Ereignisse, die wir nicht heilen konnten. Irgendwann treten sie vielleicht als Krankheiten in Erscheinung. In Sharons Fall hatten sich diese Energien in den Hüftgelenken festgesetzt, die dunkel und leblos aussahen – sowohl auf den medizinischen Röntgenbildern als auch, wenn ich sie mit dem Blick des Schamanen betrachtete. Sharon musste sehr vorsichtig sein, damit sie sich nicht die Hüfte brach, sie war stark eingeschränkt und konnte kaum gehen.

Oft hat es den Anschein, als würde der Kurs unseres Lebens von nacktem Schmerz bestimmt. Dabei ist nichts Geringeres am Werk als die Anziehungskraft unserer Bestimmung.

ALBERTO

Glaubt man der Psychologie, sind nicht all unsere Gedanken und Überzeugungen auch wirklich unsere eigenen. Wir übernehmen sie zu einem großen Teil von unseren Eltern und unserer Kultur. Gleichwohl basiert die Psychologie auf der Annahme, dass sämtliche Energien, die wir in uns tragen, unsere eigenen sind. Die Schamanen wissen, dass dem nicht so ist.

Der Extraktionsprozess erlaubt es dem Schamanen, schädliche Energien aus dem Leuchtenden Energiefeld eines Menschen zu entfernen, damit er körperlich genesen kann. Sind die dichten, dunklen Ansammlungen stagnierender Energie beseitigt, ist der Körper in der Lage, sich selbst zu heilen. Einer der Grundsätze der schamanischen Medizin lautet sogar, dass Krankheiten verschwinden, sobald man die Energien entfernt, die nichts im Körper zu suchen haben.

Diese dunklen und abgestandenen Energien sind sehr schwer aufzuspüren, wenn man nicht gelernt hat, wie ein Schamane zu sehen. Ich selbst gewann Einblick in die geistige Welt, als ich bei den Schamanen im Amazonasgebiet in die Lehre ging. Durch jahrelanges Üben erlernte ich das innere Sehen, und inzwischen sehe ich in dieser göttlichen Welt besser als in der Welt aus Beton und Stahl. Anfangs fand ich es beunruhigend, dass ich die Geister von Verstorbenen wahrnehmen konnte. Oder die Scherben, die aus Sharons Seiten ragten, sodass sie aussah, als sei sie durch eine Glasscheibe geflogen. Inzwischen habe ich gelernt, diese Fähigkeit zu kontrollieren, als würde ich eine Brille auf- oder absetzen. Das ist sehr wichtig. Schließlich kann man der Geister auch überdrüssig werden – obwohl sie zuweilen lebendiger und interessanter sind als die Lebenden.

SHARON

Der Spiegel wirft das Bild einer Frau aus der Vergangenheit zurück. Ich sitze da und mustere das Gesicht, das mich aus dem Spiegel anstarrt. Sie ist wirklich hübsch. Mit ihrem langen, braunen, gewellten Haar sieht sie beinahe königlich aus. Ich fahre mit den Fingen hindurch und genieße das Gefühl der glänzenden, seidigen Wellen.

Ich arbeite seit etwa einem Jahr mit Dr. Villoldo. Bei unserer ersten Sitzung waren meine Haare kurz, heller und ganz bestimmt nicht gewellt. Ich hatte »Schnittlauchlocken«, wie meine Mutter sagen würde. Was hat das zu bedeuten? Das Spiegelbild ist zu einer quälenden Präsenz aus einer fremden Vergangenheit geworden. *Oder ... werde ich allmählich zur Vergangenheit? Oder drängt sich die Vergangenheit in meine Gegenwart?* Der Verstand eines Analytikers macht niemals Pause. Ich sollte es besser wissen. In meiner psychotherapeutischen Praxis beschäftige ich mich mit Dingen dieser Art – dem ohnmächtigen Sezieren der Seele. Auch Alberto ist der Ansicht, dieses wiederkehrende Bild könnte eine tiefere Bedeutung haben, könnte mehr als bloße Einbildung sein. Was aber ist davon zu halten, dass ich diesem Bild immer ähnlicher werde? Das ist neu. Nun, morgen werde ich den Schamanen treffen.

Es ist so viel passiert. Und ich bin noch nicht alt genug, um schon so stark eingeschränkt zu sein. Sagen wir in den Vierzigern? Ich hatte so große Träume, als ich jünger war.

Ich schaue tiefer in den Spiegel, schaue durch die hübsche Frau mit dem gewellten Haar hindurch, bis ich das junge, verletzliche Kind entdecke. Wenn ich es recht bedenke, hatte auch sie Wellen – zumindest für die Auftritte. Mutter sorgte schon dafür.

Tanzstunde 1984. Meine Ballettschuhe sind so eng! Sie sagen, dass müsse so sein. Meine Füße schmerzen so sehr, dass ich manchmal kaum laufen kann. Es tut weh, wenn ich auf Zehenspitzen über die Bühne wirble. Alle sagen mir, wie hübsch ich bin, wie wunderschön ich in meinen Ballettröckchen aussehe. Wie eine Prinzessin, so süß! Mutter meint, ich hätte »Bühnenpräsenz« – was immer das bedeutet. Aber es muss etwas Gutes sein, denn sie lächelt, wenn sie es zu mir sagt. Ich bin nur ein Kind, aber ich habe große Träume. Sie gehen weit über das Tanzen hinaus. Ich will fliegen! Ich will den Wind einfangen und mit den Wolken ziehen.

Es sollte nicht lange dauern, bis das Bild der Prinzessin verblasste und ich die Ballettschuhe an den Nagel hängte. Nie mehr Schmerzen! Das klassische Ballett war zu einer Fessel geworden, die ich keinem Kind wünsche. Und doch ließ mich der Wunsch nach einer fließenden Form des künstlerischen Ausdrucks nicht los. Klar wurde mir das erst mit siebzehn, als ich den modernen Tanz entdeckte. Einen Tanz, der die entblößten Füße – und entblößte Seelen – würdigte. Der die Freiheit bot, sich von innen heraus zu bewegen. Der wahre Kreativität ermöglichte, frei von den Vorstellungen und Anweisungen anderer.

Ich konzentriere mich wieder auf das Spiegelbild. Ich verscheuche das Bild des Kindes und bemühe mich, die Siebzehnjährige zu sehen, die die Freiheit hatte, Künstlerin zu sein. Der Blick wird durchdringender, der Mund entschlossener.

Siebzehn. Die Kommentare hatten sich verändert, man beschrieb mich mit Worten wie *hypnotisch* und *stark*. *Reizend* und *süß* hatte ich hinter mir gelassen.

Ach! Und welche Worte beschreiben mich jetzt? Ich wende mich ab, will mein Spiegelbild nicht sehen. Nur wenige Jahre nach meinem siebzehnten Geburtstag wurde der Schmerz mein Leben. Düstere medizinische Prognosen zerstörten die hochfliegenden Träume meiner Jugend. Skoliose war nur ein Teil des Problems. Man diagnostizierte Knochennekrose an beiden Oberschenkelköpfen. Die mangelnde Versorgung mit arteriellem Blut konnte kein Leben spenden. *Beidseitig Tod des Oberschenkelkopfes* hieß es in meiner Krankenakte. Ja, *Tod*. Ich hatte weder die geschmeidige Beweglichkeit noch das

Herz einer Frau, die Wolken haschen konnte. Dieser Teil von mir verschwand mit den fließenden Tanzgewändern in einem dunklen Schrank – an einem Ort, an den kein Lichtstrahl drang. Das Instrument meines künstlerischen Ausdrucks als Tänzerin war für immer verloren. Geblieben war die Sehnsucht, mich frei von der Schwerkraft durch den Raum zu bewegen.

Mit der Zeit verstärkte sich das Gefühl, von der Erde angezogen zu werden, und fesselte mich an einen kalten, harten Boden – den Schmerz. Ich wurde mehrmals operiert, auch Knochentransplantationen mit den entsprechenden Komplikationen waren darunter. Andere Gelenke machten Probleme. Und damit nicht genug ...

Bei der Erinnerung daran halte ich mir den Bauch vor Schmerz. Die Frau mit dem glänzenden Haar, deren Bild mich verfolgt, wurde in den Bauch gestochen. Ich kann nicht sagen, woher ich das weiß. Ich weiß es einfach. Ist es ihr Schmerz, den ich spüre? Alberto hat inzwischen auf seine schamanische Art gesehen, was ihr zugestoßen ist. Ich bilde es mir nicht nur ein. Es erleichtert mich, wenigstens *das* zu wissen.

Ich will beschreiben, wie ich mich in diesem Augenblick fühle, in dem ich weder gehen noch aufrecht stehen kann: alles andere als anmutig. Ich fühle mich wie eine ungelenke Marionette, die sich ruckartig, stoßweise bewegt. *Da haben wir's schon wieder ... stoßweise*. Angesichts der vielen Traumata in meinem Leben muss ich fragen: *Hat dieser Schmerz psychische Ursachen, Alberto?* Er versichert mir, dass es nicht so ist, dass die psychologische Arbeit getan ist. Ich muss diese Worte hören, sonst könnte ich all das nicht ertragen. Es fühlt sich an, als würden Glasscheiben meinen Oberkörper in zwei Teile schneiden. Das ist es, was ich Alberto morgen zeigen möchte. Da ich weiß, wie merkwürdig sich das anhört, fällt es mir schwer, irgendjemandem davon zu erzählen. Ich habe gelernt, diese Spaltung zu kompensieren, aber mein Körper ist eingeschnürt, verschoben. *Wenn ich mir vorstelle, was aus ihm geworden ist …*

Die Erkenntnis durchdringt mein Fleisch und trifft mich in der Seele.

ALBERTO

Dies war die dritte Sitzung mit Sharon. Als sie das erste Mal zu mir kam, konnte sie kaum laufen. Aber sie macht Fortschritte. Ich denke, dass die Arbeit als Therapeutin ihren Zustand verschlimmert. Sie ist sehr sensibel und schnappt oft schädliche Energien von ihren Klienten auf, die sich wie Puzzleteile in ihr Leuchtendes Energiefeld einfügen. Sie muss lernen, sich vor ihrem negativen Einfluss zu schützen – genau wie ich vor vielen Jahren. *Arzt, hilf dir selber!*

Mit dem Extraktionsprozess säubere ich Sharons Leuchtendes Energiefeld von diesen eingedrungenen Energien. Mit dem Illuminationsprozess bade ich die trichterförmigen Energiewirbel ihrer Chakras in reinem Licht. Schwere Energien verstopfen Sharons Energiesystem wie giftiger Schlamm. Sie sagt, der »Verlust ihrer Gesundheit« hätte sich lange hingezogen. Das deckt sich mit meinen Beobachtungen. Ein Akupunkteur würde sagen, dass ihre Meridiane blockiert sind und das verbrauchte Chi – oder die Lebenskraft – nicht abfließen kann.

Ich weiß noch, wie sehr mich die zahlreichen Parallelen zwischen den uralten chinesischen Heilsystemen und der Energiemedizin Nord-, Mittel- und Südamerikas faszinierten. Ich nehme die Meridiane als goldene Lichtströme wahr, die etwa zwei Zentimeter über dem Körper an der Haut entlangfließen. Bei Sharon waren sie grauschwarz und bewegten sich kaum. Ihr ganzes Energiesystem war träge, es war fast keine Bewegung darin, und es konnte weder Gifte ausleiten noch lebensspendendes Chi in Umlauf bringen.

Meine Methode funktioniert, aber sie braucht Zeit. Man beseitigt eine Schicht Ablagerungen aus den Chakras und stößt auf die nächste. Es ist wie beim Zwiebelschälen. Aber irgendwann ist der Kern erreicht. Sharon misst ihren Erfolg daran, wie schnell sie wieder schmerzfrei laufen kann. Aber wahre Heilung geht tiefer als Haut und Knochen oder gar Muskeln und Bänder. Sie vollzieht sich im Leuchtenden Energiefeld, dessen optimaler Gesundheitszustand wiederhergestellt werden muss. Andernfalls verschwinden die körperlichen Symptome zwar vorübergehend, aber die Krankheit kehrt zurück. Zuweilen bessert sich der Zustand der Klienten nach einigen Sitzungen rasch, aber ich bitte sie durchzuhalten. Nur weil die Symptome vielleicht verschwunden sind, sind sie noch nicht geheilt. Erst, wenn sich ihr Leuchtendes Energiefeld erholt hat, sage ich ihnen, dass sie genesen sind. Ich vermute, dass Sharons Heilung dauern wird. Im Laufe der Zeit habe ich gelernt, dass die Genesung jedes Klienten ihr eigenes Tempo und ihren eigenen Rhythmus hat – mit plötzlichen Durchbrüchen und frustrierenden Plateaus.

Gestern habe ich die Glasteile »gesehen«, die Sharons Oberkörper teilen. Es klingt unglaublich, aber als sie die Glasstücke beschrieb, konnte ich sehen, wie sie von großen, kantigen Scherben entzweigeschnitten wurde.

Ich habe die Kunst der nichtalltäglichen Wahrnehmung erlernt, sie ist für die schamanische Arbeit unerlässlich. Es ist keine Gabe, denn eigentlich hatte ich kein Talent dafür. Ich hatte das große Glück, dass ich von Schamanen darin unterwiesen wurde, die unsichtbare Welt zu »sehen«. Mit Geduld und Übung kann jeder die nichtalltägliche Wahrnehmung erlernen, ich selbst gebe diese Fähigkeit an die Schülerinnen und Schülern, der Light Body School weiter. Diese Arbeit ist allerdings nichts für Menschen, die sich auf dem schnellsten Weg ihre schamanischen Sporen verdienen möchten. Man macht beschämende, beunruhigende und sogar beängstigende Erfahrungen, denn zuerst muss man bereit sein, all die verborgenen und beängstigenden Aspekte der eigenen Persönlichkeit zu »sehen«. Das, was Carl Gustav Jung den »Schatten« nannte, den wir meist auf andere projizieren und nur in ihnen sehen können.

»Lehn dich zurück, Sharon. Entspann dich. Schließ die Augen. Atme langsam und tief durch die Nase ein und durch den Mund wieder aus.« Ich atme mit ihr. Sharon kennt das bereits. Sie weiß, was sie tun muss, um in einen Zustand zu gelangen, in dem sie ruhig und ihr Leuchtendes Energiefeld empfänglich für Heilung ist. Ich unterstütze sie mit meiner Rassel dabei, diesen Zustand der Ruhe zu erreichen. Die Rassel hat eine hypnotische Wirkung. Der gleichmäßige Rhythmus hilft auch mir, denn ich muss mich ebenfalls entspannen und mich jener anderen Form des Sehens überlassen, die einsetzt, wenn ich die alltägliche Welt in den Hintergrund treten lasse.

In der heutigen Sitzung werden wir Sharons Bestimmung finden. Wir werden den leuchtenden Linien folgen, die sich von ihrem Leuchtenden Energiefeld in die Vergangenheit und in die Zukunft erstrecken. Wie ein Jäger verenge ich meinen Fokus, um weit in die Ferne sehen zu können, und folge den Linien. Ich möchte sehen, wohin sie führen. Jede von ihnen ist mit einer möglichen Zukunft verknüpft. Mal schön, mal schrecklich. Mal mehr, mal weniger wahrscheinlich. Ich möchte die Linie aufspüren, die zu strahlender Gesundheit führt, und sie stärken. So kann ich diese mögliche Entwicklung in Sharons Leuchtendem Energiefeld verankern und die *Wahrscheinlichkeit erhöhen*, dass sie auch eintritt. Sie wird Sharon wie ein Magnet anziehen und sie an jenen Zustand der

Gesundheit heranführen, der trotz der vorhandenen Widrigkeiten für sie machbar ist. Ich folge gewissermaßen den Zeitlinien und wähle eine heile Zukunft aus, statt dies dem Zufall oder dem Schicksal zu überlassen. Ich muss diese heile Zukunft finden, bevor ich in der Gegenwart etwas unternehmen kann. Es ist wirklich nicht kompliziert. Ich tue es jedes Mal, wenn ich ein Buch schreibe. Ich spüre das fertige Buch in meiner Zukunft auf, was mich dann beim Verfassen der einzelnen Kapitel unterstützt.

Wenn ich der Bestimmung eines Klienten nachspüre, ist es jedoch anders. Als Schamane weiß ich, dass ich alles verändern kann, dass ich Krankheit durch Gesundheit, Tod durch Leben ersetzen kann – sofern ich bereit bin, das Karma auf mich zu nehmen. Deshalb bin ich sehr vorsichtig. Ich muss die beteiligten Geister davon überzeugen, dass meine Klientin Leben oder Gesundheit verdient. Dass sie über Talente verfügt, die auch anderen zugutekommen werden. Und dass ich ihr helfen werde, die für ihre Heilung nötigen Lektionen zu lernen. Denn darauf kommt es an. Der Schamane bezeichnet diese Lektionen als die »Medizin«, die seine Klienten nicht nur heilt, sondern auch weiser macht.

Die Minuten verstreichen. Als ich den Zustand künftiger Heilung entdecke, den ich suche, entfährt Sharon und mir unwillkürlich ein Seufzer, und wir holen beide tief Luft. Es ist vollbracht. Ich weiß nicht genau, wie es funktioniert. Ich weiß nur, dass es funktioniert – wie in diesem Augenblick. Denn ein Schamane kann nicht nur in die Vergangenheit seiner Klienten reisen, um Teile ihrer Seele zurückzuholen. Er kann auch in die Zukunft reisen, um die ersehnte Bestimmung zu finden.

Anschließend taste ich Sharons Energiefeld ab und konzentriere mich dabei auf den Bereich, der ihren Oberkörper umgibt. Ich kann die kristallisierten, glasähnlichen Fragmente recht deutlich sehen, die ihren Körper in der Mitte durchtrennen.

Ich sehe die scharfen Kanten, die an beiden Seiten aus ihrem Leuchtenden Energiefeld herausragen.

Wie ein Energiechirurg beginne ich mit dem Extraktionsprozess. Ein Skalpell brauche ich nicht. Die Extraktion ist im Wesentlichen eine Praxis der Absicht: Man greift mit den Fingern in die ätherische Schicht hinein und entfernt aus dem Lichtkörper alle verhärteten und kristallisierten Energien, die eine fast schon feste Form angenommen haben. Ohne den Zustand der Ruhe zu stören, in dem wir uns beide befinden, stehe ich auf und ziehe auch Sharon auf die Füße. Schnell entferne ich mit den Händen die scharfen, kalten Scherben. Ich muss sehr behutsam vorgehen, wenn ich danach greife und sie mal in die eine, mal in die andere Richtung drehe, um sie mit größtmöglicher Vorsicht aus Sharons Energiefeld zu lösen. Schließlich gelingt es mir, die Scherben unversehrt zu entfernen, ohne Splitter zurückzulassen. Ich lasse das Glas fallen. Es zerbricht in tausend Teile, die zerfließen und vom Boden verschluckt werden. Sobald Energien wie diese aus dem Körper gelöst sind, zerstreuen sie sich und werden von der Umgebung aufgenommen – wie Wasser, das in der Erde versickert.

Bei der Arbeit mit Sharon schießt mir eine Frage durch den Kopf, die ich mir schon tausend Mal gestellt habe: *Ist das echt oder Einbildung? Und spielt es überhaupt eine Rolle?* Ich versuche, mich von diesem inneren Dialog nicht stören zu lassen. Früher warf es mich aus der Bahn, wenn sich derartige Fragen in mein Bewusstsein schlichen. Ich fragte mich, was ich da eigentlich tat und ob ich den Menschen wirklich half. *Wie kann ich mir anmaßen, diese Arbeit zu tun?* Auf Kuba hatte ich eine ganz normale Kindheit in einer Familie der oberen Mittelschicht, bis die Revolution kam und wir nach Miami flohen. Diese Ereignisse veränderten mein Leben dramatisch. Zu Beginn der Revolution war ich erst knapp zehn Jahre alt, aber sie hinterließ einen kräftigen Abdruck in meinem Leuchtenden Energiefeld, der mich schließlich zu meiner eigenen Heilung und zu der Arbeit führen sollte, die ich tue.

Die schamanische Arbeit ist ein bedeutend geheimnisvolleres Betätigungsfeld, als ich es in meiner Jugend angestrebt hätte. Der Verstand will die inneren Vorgänge verstehen, verlangt ein Gefühl von Kontrolle und Berechenbarkeit. Aber er hat bei meiner Arbeit nicht das Sagen. Ich kann nicht »logisch ergründen«, was ich tun muss, um jemanden zu heilen, und sehe doch jeden Tag, dass Heilung stattfindet.

Ich arbeite auch nicht allein. Ich arbeite mit vielen helfenden Geistern zusammen und natürlich mit dem Spirit, dessen Wege unergründlich, dessen heilende Kräfte aber unendlich sind. Ich arbeite mit anderen Menschen, die ich bei der Selbstheilung unterstütze, doch mit dem aufrichtigen Gebet »Dein Wille geschehe« würdige ich auch den Einfluss und den Willen des Spirits.

Früher ärgerte ich mich über die Frage, ob das, was ich tue, überhaupt »echt« sei. Heute bin dankbar, wenn sie auftaucht. Sie hilft mir, aufrichtig zu bleiben, und zwingt mich, noch einmal genau zu prüfen, was ich mit meinen Klienten tue. Mein westlicher Verstand ist vielleicht nicht restlos überzeugt, dass meine Arbeit »echt« ist. Aber ich versuche mich von meinen Zweifeln nicht daran hindern zu lassen, anderen zu helfen.

Als die Extraktion beendet ist, helfe ich Sharon behutsam in den Sessel zurück. Die Erfahrung hat sie aufgewühlt, und sie scheint ein wenig aus dem Gleichgewicht zu sein. Das ist nicht ungewöhnlich, und ich weiß, ich muss ihr helfen, ihre Stabilität wiederzufinden, bevor sie geht. Sie hatte sich daran gewöhnt, mit den Scherben zu leben, die in ihren Oberkörper schnitten, und muss sich nun darauf einstellen, dass sie fort sind. Das ist ein Anpassungsprozess, aber ihre neue Aufgabe ist sehr viel leichter, als mit den eindringenden Splittern fertigwerden zu müssen.

Ich sage: »Du kannst dir so lange Zeit lassen, wie du willst, Sharon.« Ich brauche ebenfalls einen Moment, konzentriere mich auf meinen Atem und kehre ins Alltagsbewusstsein zurück. Der Übergang ist langsam, und es dauert ein Weilchen, bis ich wieder Zugang zum logischen Teil meines Gehirns habe und über das Geschehene sprechen kann.

»Es ist weg ... nicht wahr?« Sharon ist außer Atem, sie spricht stockend.

»Ja. Es kann sein, dass du sofort eine gewisse Erleichterung spürst, aber es wird noch eine Weile dauern, bis du dich daran gewöhnt hast, wie sich dein Körper jetzt anfühlt. Du hast gelernt, die Schmerzen in deinen Hüften zu kompensieren, indem du dich beim Gehen gekrümmt und den Körper verdreht hast. Wir haben die energetischen Ablagerungen entfernt, und dein Energiesystem spült diesen Bereich, um weitere Ansammlungen von verbrauchtem Chi zu verhindern. Nun musst du ganz neu lernen, wie man geht und wie weit du dich auf deinen Körper verlassen kannst. Aber übertreib es nicht. Du kannst dich in diesem Bereich sehr leicht erneut verletzen.«

»Ich merke jetzt schon einen Unterschied. Ich fühle mich lange nicht mehr so schrecklich eingeschnürt wie vorher. Es geht mir besser!« Sharon blickt mich erleichtert an.

»Die vollständige Reinigung deines Energiefelds wird noch ein paar Sitzungen in Anspruch nehmen. Ich habe eine sehr dichte kristallisierte Energie extrahiert und glaube, sie hat sehr lange in dir gesteckt. Außerdem müssen wir abwarten, ob in den nächsten Tagen ein Teil davon zurückkehrt.«

Sie hört mir zu und nickt. Ich kann sehen, dass ihre Haltung sich verändert hat. Die Psyche kompensiert körperlichen Schmerz, und umgekehrt verformt sich auch der Körper, um seelischen Schmerz auszugleichen. Mit der Zeit kann sich so der seelische in körperlichen Schmerz verwandeln. Im Westen lernen die Menschen, den körperlichen vom emotionalen

Schmerz zu unterscheiden, aber die Schamanen wissen, dass es im Grunde ein und dasselbe ist.

Bevor Sharon geht, nehme ich eine Illumination vor, um ihr Leuchtendes Energiefeld ins Gleichgewicht zu bringen und ihre Empfänglichkeit für diese eindringenden Energien zu löschen. Die jahrelange Praxis hat mich gelehrt, dass ein Zusammenhang besteht zwischen den eindringenden Energien und der Empfänglichkeit, die wir für sie haben. Wenn wir an unserer Empfänglichkeit nichts ändern, kehren sie zurück. Genauso verhält es sich, wenn du deinen nichtsnutzigen Ehemann rauswirfst und dich scheiden lässt. Wenn du nichts gegen deine Anfälligkeit für solche Typen tust, wird der nächste Mann, den du dir suchst, nicht anders sein.

Als wir fertig sind, will Sharon wissen: »Alberto, glaubst du, die Frau aus einer anderen Zeit, die ich immer wieder sehe, hat etwas damit zu tun?«

Ich weiß, Sharon möchte die quälende Präsenz verstehen, von der sie seit der ersten Sitzung berichtete. Sie blickt mich hoffnungsvoll an.

»Das ist gut möglich«, sage ich. »Sie könnte eine Erinnerung an ein früheres Leben sein. Vielleicht erinnert sie daran, wie du in einem anderen Leben verletzt oder getötet wurdest. Ich weiß es wirklich nicht.«

Sharon wirkt ein wenig enttäuscht. Ich räume stets bereitwillig ein, dass auch ich als Schamane nicht alle Antworten kenne. Viele meiner Klienten haben eine enorme Erwartung auf mich, sie glauben, Schamanen seien stets allwissend und weise, aber das stimmt einfach nicht. Außerdem bin ich der Ansicht, dass die Patientin ihre Geschichten selbst enträtseln muss. Ich bin nur der Katalysator, gebe ihr Führung. Es ist nicht meine Aufgabe, einem Menschen zu sagen, was er in einem früheren Leben war oder wo sein Schmerz seinen Ursprung hat. Oft spinnen wir aus unserem Schmerz Leidensgeschichten, um Gefühle der Ohnmacht zu rechtfertigen. Unsere Geschichten können dazu dienen, uns vor anderen zu rechtfertigen, es kann sich dabei auch um die Dramen handeln, die wir im Leben ausagieren, indem wir die immer gleichen Rollen spielen: das verletzte Kind, den gerechten Krieger, den edlen Retter. Sharon muss ihre Geschichten selbst ergründen, deuten und neu schreiben.

Diese Arbeit strengt mich immer sehr an. Manchmal bin ich danach vollkommen erschöpft. Bei den Menschen entsteht oft der Eindruck, Schamanen hätten weder menschliche Regungen noch Grenzen, ja, sie seien unverwundbar. Dem ist nicht so. Meist ist genau das Gegenteil der Fall. Bei der Arbeit mit einem Patienten empfinde ich alle seine Emotionen, da seine Energie mein Feld berührt. Zu gelegentlicher Euphorie kommen häufiger Gefühle von Verlust und Schmerz. Wurde die Patientin missbraucht, spüre auch ich diesen Missbrauch. Wurde der Patient irgendwie verletzt, erfahre ich dies am eigenen Leib. Anschließend muss ich mich reinigen und diese schädlichen Energien entfernen, um nicht Reste meiner Arbeit mit nach Hause zu nehmen.

SHARON

Es ist viel Zeit vergangen. Bald ist es zwei Jahre her, dass ich begonnen habe, mit Alberto zu arbeiten. Damals konnte ich kaum laufen, jetzt schaffe ich über eine Meile. Die Extraktion war ein Schlüsselpunkt meiner Heilung. Es war, als seien die Fesseln von mir abgefallen. Die fünf folgenden Sitzungen befreiten mich noch weiter, bis mein Körper das Trauma der Glasscherben ganz loslassen konnte. Die Marionettenfäden waren durchtrennt, und ich musste meinen Körper nicht mehr verdrehen.

Ich möchte betonen, dass meine Ärzte keine medizinische Erklärung für meine Fortschritte haben. Sie nennen sie »erstaunlich«. Das sind sie auch: Ich zweifle nicht daran, dass der Spirit den Verlauf meiner Heilung bestimmte und die schamanischen Methoden viel bewirkt haben.

Inzwischen geht es mir so gut, dass ich Kurse der Light Body School besuchen kann. Ich habe das Gefühl, den körperlichen Anforderungen dieser zweijährigen Ausbildung gewachsen zu sein. Es gibt noch so viel zu lernen, und ich hoffe, dass die schamanische Arbeit meine klinische Praxis als Therapeutin bereichern wird.

ALBERTO

Derzeit absolviert Sharon eine Ausbildung bei mir. Ich beobachte, wie sich ihre Kondition und ihr körperliches Durchhaltevermögen verändern. Sie läuft leicht und geschmeidig wie eine Tänzerin – die sie ja auch ist. Ihre Vitalität wird nicht mehr von schädlichen Ablagerungen in ihrem Leuchtenden Energiefeld geschwächt. Sie ist jetzt eine Heilerin. Von der Therapeutin zur Heilerin, was für eine Entwicklung! Statt sich in das von ihrer Krankengeschichte diktierte Schicksal zu fügen, hat sie einen anderen, wenn auch weniger wahrscheinlichen Ausgang gewählt, in dem sie eine Schamanin ist.

Ich glaube fest daran, dass die Energiemedizin eine spirituelle Lösung für alle unsere Probleme bereithält, die auch darin bestehen kann, bewusst zu sterben. Sharon ist immer noch nicht ganz frei von körperlichen Einschränkungen, und obwohl sie nicht vollständig *kuriert* ist, ist sie doch *geheilt*. Ich mache einen Unterschied zwischen »behandeln« bzw. »kurieren« und »heilen«. Trotz gewisser körperlicher Einschränkungen ist Sharon spirituell heil und gesund.

In einem Brief, den ich unlängst von ihr bekam, beschreibt sie ihre Veränderung:

> *Meine schamanistischen Studien und die Arbeit an meiner Heilung ... haben mich von körperlichen Problemen befreit, von denen ich dachte, sie würden mich auf ewig in meinem Schmerz gefangen halten. Ich glaube, dass ich von dieser Zukunft erlöst wurde und deshalb meine Bestimmung finden und leben kann. Hätte ich die traditionelle schulmedizinische Behandlung fortgesetzt, wäre ich sicher noch in jenem gekrümmten, gewundenen Körper gefangen.*

2

Vom Schicksal zur Bestimmung

Es besteht ein Unterschied zwischen Schicksal und Bestimmung. Das Schicksal ist unbewusst und wird von alten Geschichten von Trauma und Verlust – ja sogar von früheren Leben – bestimmt. Wenn wir uns der Geschichten bewusst werden, die tief in unserer Psyche verborgen sind, kann das befreiend, sogar heilend wirken und es uns ermöglichen, unser Schicksal zu verändern. Diese Dinge können eine Abneigung gegen Feuer erklären oder Dauerschmerzen, für die es keine medizinische Begründung gibt. Aber die alten Geschichten dienen nicht nur dazu, Symptome zu rechtfertigen. Wir können verborgene Schätze darin entdecken, und die enthaltenen Botschaften und Lektionen können eine Neuausrichtung ermöglichen, die unserem Leben Sinn und Bedeutung verleiht – was die Schamanen Bestimmung nennen.

Die Geschäftsfrau Andrea befand sich an einem Scheideweg und musste Entscheidungen treffen, die sie nicht vorhergesehen hatte. Ihr Mut und ihre Bereitschaft, Risiken einzugehen und offen über ihre Suche zu sprechen, sollten auch anderen Trostsuchenden Führung geben.

ALBERTO

Sobald wir den Weg der Heilung betreten, wird uns die Psyche mit Botschaften und Zeichen leiten. Sie erscheinen oft als Bilder oder Visionen, wenn wir in den Tag hineinträumen. So war es auch bei Andrea. Als Schamane musste ich ihr helfen, diese mächtigen Symbole der Transformation zu erkennen und mit ihren Energien zu arbeiten. So wird die Absicht zur Triebkraft der Veränderung. Ein Schamane hilft anderen nicht nur, ein neues Gesundheits- oder Lebensziel zu finden. Er hilft ihnen auch bei der Verwirklichung dieser Bestimmung, indem er sie bei der Neuausrichtung ihres Lebens unterstützt.

ANDREA

Ich hatte gehört, dass heftige und hartnäckige Symptome Boten sind und uns sagen wollen, was wir tun und wohin wir gehen sollen. Aber ich hatte keine Ahnung, wie viel von mir verlangt werden würde. Ich war bei so vielen Ärzten. »Das sind nur Kopfschmerzen«, sagten sie. Ihre Untersuchungen bestätigten das, während ich stumme Tränen vergoss und innerlich schrie: *Nein! Nicht »nur«! Ich bitte Sie, die Schmerzen sind so stark!* Meine Hand flog an meine Stirn, an die Stelle zwischen meinen Augenbrauen. *Sehen Sie es? Sehen Sie es denn nicht?* Niemand konnte es sehen, und der Kopfschmerz – der Bote – blieb. Aus Angst stellte ich mich manchmal taub. Dann rieb ich wütend über die Stelle, als wollte ich sie ausmerzen.

Das funktionierte nie, und die Suche ging weiter. *Was ist nur los mit mir? Irgendjemand muss es doch wissen. Irgendjemand muss es doch sehen …* Meine Suche führte mich auch in Buchhandlungen, und ich entdeckte *Das geheime Wissen der*

Schamanen von Alberto Villoldo. Es gab mir ordentlich zu denken! Aber je mehr ich nachdachte, desto mehr Fragen hatte ich. Also las ich auch seine älteren Bücher *Die Macht der vier Winde* und *Island of the Sun* und fragte mich: *Wer ist dieser Schamane? Wer ist er, und was ist er? Ich muss es wissen!* Ich fand sogar einen Hinweis auf die Stelle auf meiner Stirn, die mich so sehr quälte. *Vielleicht kann der Kerl mir helfen.* Ich griff zum Telefon. Vor meinem inneren Auge stand eine wilde, mythische Gestalt mit buschigem Haar, und ich fragte mich: *Was mache ich hier eigentlich?* Ich rieb über die Stelle auf meiner Stirn, während das Telefon läutete und ich darauf wartete, dass jemand abhob.

Mein Mann George saß im Flugzeug neben mir. Ich konnte sehen, dass es ihm schmeckte, doch ich schob die blassen, dünnen Rindfleischscheiben auf meinem Teller zur Seite. George trank auch Wodka on the rocks. *Wie herrlich das jetzt wäre!* Aber man hatte mich gebeten, in der Woche vor der Sitzung mit Dr. Villoldo weder Alkohol zu trinken noch rotes Fleisch zu essen. Ich konnte mich des Gedankens nicht erwehren, dass eigentlich der Schamane auf diese Dinge verzichten sollte. Vielleicht tut er es auch. *Trotzdem …* Ich hatte einen Termin vereinbart und saß nun im Flugzeug von New York nach Los Angeles. Man hatte mich auch gebeten, helle Kleidung zu tragen. *Was hat es damit auf sich?* Brav hatte ich einen hellblauen Pullover und einen beigefarbenen Hosenanzug eingepackt. *Das dürfte spannend werden.*

Ich gebe zu, dass ich gewisse Bedenken hatte. *Ein Schamane!* Ich griff über die Armlehne nach der Hand meines Mannes. Meine Finger lagen kalt in seinen. Er drückte sie verständnisvoll und lächelte. Wenn er mich nicht ermutigt hätte, wären wir vielleicht nicht hier.

Bei der Ankunft in Albertos Büro war ich ziemlich überrascht. Ich musterte den Mann, der mir gegenübersaß. *So sieht also ein Schamane aus ...* dachte ich. Er wirkte ganz normal, wie er da saß, entspannt und selbstsicher. Er sprach leise, war gut gekleidet und entsprach keineswegs der mythischen Gestalt, die ich mir vorgestellt hatte. Er könnte auch von der Cocktailparty kommen, auf der ich am letzten Wochenende gewesen war. Ich ließ all das auf mich wirken und spürte, wie sich meine innere Spannung löste. Nun ja, zumindest ein wenig.

»Wieso hast du den weiten Weg zu mir nach Los Angeles gemacht, Andrea?«

Die Frage riss mich aus meinen Gedanken. Ich holte tief Luft und räusperte mich, meine Stimme sollte meine Nervosität nicht verraten. Ich legte eine Hand auf die Stelle zwischen den Augenbrauen, mitten auf meiner Stirn. *An diese Stelle.* Seine Augen waren auf mich gerichtet. Ich hatte das Gefühl, *gesehen* zu werden. *Er will das wirklich wissen.* Ich rutschte in dem Sessel herum, hätte mich am liebsten in Luft aufgelöst und fühlte mich unglaublich verletzlich. Tränen brannten in meinen Augen, aber ich setzte die Maske der berufstätigen Frau auf, und die Tränen waren gebannt. Ich zögerte. Es fiel mir schwer, meine Stimme zu finden. Dann sagte ich: »Der Grund ist, nun ja, der Grund ist mein Kopf. Ich habe nur Kopfschmerzen.«

»*Nur?* Du bist aus New York hierhergeflogen ...«

»Nein, nicht *nur*!« Ich wurde ärgerlich und konnte hören, wie ich lauter wurde. *Beherrschung, Andrea!* Ich litt schon so lange unter so großen Schmerzen, dass ich sehr schnell wütend wurde.

»Erzähl mir davon.«

Ich konnte aufrichtiges Interesse spüren. Ich hatte das Gefühl, er würde wirklich zuhören und mir bestätigen, dass der chronische Kopfschmerz der Bote war, der mich hierhergeführt hatte. Er ließ mich kein einziges Mal aus den Augen und lauschte nicht nur auf meine Worte, sondern auch auf das, was sich dahinter verbarg.

»Was spürst du?«

Wieder legte ich die Hand an die Stirn. »Ein Messer ... glühend heiß, das tief in mir steckt. Es ist unerbittlich.« Die Maske fiel, Tränen quollen aus meinen Augen.

»Gab oder gibt es ähnliche Fälle in deiner Familie?« Der Schamane ließ sich von Tränen offenbar nicht ablenken.

Seine Frage überraschte mich. »Wenn ich es recht bedenke, ja! Es gab Leute mit Hirntumoren und Aneurysmen. Meine Großmutter und meine Tante Jane. Aber das hat bestimmt nichts damit zu tun. Ich habe alle möglichen Untersuchungen machen lassen, und die Ärzte haben diese Dinge ausgeschlossen.« Unwillkürlich nahm meine Stimme einen peinlichen jammernden Tonfall an. »Deshalb bin ich hier! Weil ich nur, ja, *nur* Kopfschmerzen habe.« Mit gerunzelter Stirn fügte ich hinzu: »Ach, nein ... es ist so viel mehr. Es beeinflusst mein ganzes Leben! Es ist verheerend!« Ich beugte mich in dem Ledersessel nach vorne und sah dem Schamanen direkt in die Augen.

Alberto nickte verständnisvoll und hielt meinem Blick stand. »Entspann dich, Andrea, lass alles los.« Er bat mich, den Sessel nach hinten zu neigen und die Augen zu schließen. »Atme tief durch die Nase ein und durch den Mund wieder aus.«

Der Schamane begann, mit der Rassel einen gleichmäßigen Rhythmus zu schlagen. Ihr beruhigender Klang löste langsam meine Spannung. Bald wurde ich ruhig und fand einen Ort in meinem Inneren, an dem die Zeit aufhörte zu existieren. Ich weiß nicht, wie viele Minuten verstrichen, bis ich ihn sagen hörte: »Du kannst die Augen jetzt wieder öffnen.«

Ein friedliches Schweigen breitete sich aus, das er nach etwa einer Minute mit den Worten brach: »So etwas sehe ich nicht oft.«

Mein Herz machte einen kleinen Satz. »Sehen? Was hast du gesehen?«

»Es ist dein sechstes Chakra, das dritte oder innere Auge.« Er hob die Hand und berührte die gleiche Stelle an seiner Stirn, den Punkt zwischen seinen Augenbrauen. »Es ist gespalten, Andrea. Chakras können auf unterschiedliche Weise beschädigt sein, aber so etwas ist höchst ungewöhnlich. Vor allem, weil Chakras energetische Strukturen sind, Lichtwirbel. Bei deinem Chakra verläuft ein Spalt genau durch die Mitte.«

Das musste ich erst verdauen. *Ein gespaltenes Chakra? Was um alles in der Welt hat das zu bedeuten?* »Nun, darauf wäre ich niemals gekommen!« Ich brachte sogar ein Lächeln zustande. »Könnte das der Grund für meine Kopfschmerzen sein?«

»Das wäre möglich.« Der Schamane wirkte nachdenklich, als würde er sein Gedächtnis durchforsten. »Meine erste Frage an dich lautet: Hast du etwas gesehen, das du nicht hättest sehen sollen?«

Stille breitete sich aus. Seine Frage traf mich genau zwischen die Augen. Ich konnte sie nicht beantworten. »Ich weiß nicht! Ich hatte ein gutes Leben, ein gutes Zuhause, gute Eltern. Ich fühlte mich geliebt. Mir ist nie irgendetwas Schlimmes zugestoßen.« Ich seufzte. War es ein Problem, dass das Trauma keinen klaren Ursprung hatte?

»Manchmal bringen wir auch etwas mit auf diese Welt.« Er lächelte, als wüsste er mehr.

Aber was? Ich hatte keine Ahnung.

»Fürs Erste möchte ich, dass du dich um dieses gespaltene Chakra kümmerst. Massiere es sanft, liebevoll und bewusst.« Abrupt stand er auf und nahm eine Feder von einem Bücherregal. Sie stamme von einem Rotschwanzbussard, sagte er.

Ich erinnerte mich an etwas: »Das ist seltsam! In der letzten Woche habe ich zwei Mal einen Rotschwanzbussard im Garten gesehen!« Das erschien mir höchst unwahrscheinlich, mehr als nur ein Zufall.

Sein einziger Kommentar dazu lautete: »*Hmmmm...*« Er war ganz auf seine Arbeit konzentriert. Er ließ die Feder immer wieder sanft im Uhrzeigersinn über meine Stirn kreisen und fragte: »Was siehst du?«

Ich hatte die Augen geschlossen, aber ich konnte schwarze Linien und wechselnde Farben sehen. »Ich sehe zwei gelbe Kreise!«

»Schieb die Kreise übereinander. Bring sie zur Deckung. Stell dir das einfach vor. Stell dir vor, dass sie zu einem Kreis verschmelzen.«

Er legte die Feder behutsam an ihren Platz zurück. »Ich sehe hier nicht nur ein gespaltenes Chakra, Andrea. Du musst deine Bestimmung wiederfinden. Du bist in die Fänge des Schicksals geraten und lebst ein Leben, das dir nicht bestimmt ist.«

In diesem Augenblick wusste ich, dass sich etwas ändern würde – nicht speziell in meinem Kopf, sondern in meinem Leben.

ALBERTO

Andrea ist eine elegante Frau, deren Auftreten Respekt einflößt. Sie ist ganz offensichtlich daran gewöhnt, im Umgang mit anderen das Sagen zu haben. Sie sagte mir, sie sei Unternehmensberaterin. Ich kann mir vorstellen, dass sie in der Rolle der erfahrenen Ratgeberin recht erfolgreich ist. Aber die Ursache ihres eigenen Leids vermochte sie nicht zu erkennen. Da ich imstande bin, die nichtalltägliche Wirklichkeit wahrzunehmen, konnte ich erkennen, was auf ihrer energetischen

Ebene vor sich ging: Eines ihrer Chakras war beschädigt, was darauf schließen ließ, dass auch ihr Leuchtendes Energiefeld verletzt und reparaturbedürftig war. Ich hatte keine Ahnung, wie diese Verletzung zustande gekommen war, aber das war auch nicht nötig. Wichtig war nur, dass das Chakra repariert wurde. Die Geschichte der Verletzung kommt später. Alle Chakras sind sowohl mit Hormondrüsen als auch mit dem Gehirn und dem Zentralnervensystem verbunden und unterstützen die Regulierung der Körperfunktionen. Das sechste Chakra ist der Hypophyse zugeordnet. Sie produziert Hormone, die viele Körperfunktionen, unter anderem Stoffwechsel und Stressantwort, steuern.

Andrea war neugierig und wollte wissen, weshalb ich sie gebeten hatte, helle Kleidung zu tragen. Ich erklärte ihr, dass man bei dunkler Kleidung die Energie nicht so gut »sehen« könne. Sie fungiert wie ein schützender Schleier. Das kann in manchen Situationen durchaus hilfreich sein – nicht aber, wenn ich mir die Chakras eines Menschen ansehen möchte.

Die Beschreibung des gespaltenen Chakras ergab für Andrea keinen Sinn. Ich bat sie, sich mit der tieferen Bedeutung des Gespaltenseins auseinanderzusetzen. Als sie das tat, wurde sie sich ihres inneren Zwiespalts bewusst. Ihre Kopfschmerzen vermittelten eine klare Botschaft: *Du stehst vor einer Wahl, und hier geht es darum, dass du dich für Ganzheit entscheidest. Welchen Weg wirst du wählen?*

Andrea hatte den Wunsch, den Weg der Heilung anzutreten, um die innere Spaltung zu heilen. Noch wichtiger aber war, dass sich ihr Fokus allmählich verschob und ihr weniger daran lag, ihre Kopfschmerzen zu behandeln, als die Entscheidungen zu verstehen, die sie hinsichtlich ihres Lebens zu treffen hatte. Als ich sie bat, über ihre Bestimmung nachzudenken – nicht über ihre beruflichen Möglichkeiten oder ihre Karrierechancen, sondern über das, wozu sie sich in ihrem Leben wirklich berufen fühlte –, wusste ich, dass sie ihre Hausaufgaben machen würde. Sie sollte mich in drei Wochen wieder anrufen, damit wir die Arbeit am Telefon fortsetzen konnten.

Einige meiner Klienten sind skeptisch, wenn ich sage, dass ich auch am Telefon mit ihnen arbeiten kann. Ihnen erkläre ich, dass unter anderem die Quantenphysik und die Theorie der Nichtlokalität Aufschluss darüber geben, wie es funktioniert. Die Wissenschaft holt erst jetzt langsam auf und erkennt die Weisheit früherer Völker, die wussten, wie sie Ereignisse über Zeit und Raum hinweg beeinflussen konnten. Durch die jahrelange Praxis habe ich die Wahrnehmung der nichtalltäglichen Wirklichkeit und das Eingreifen aus der Ferne wie einen Muskel trainiert. Inzwischen kann ich unabhängig davon, wo ich mich gerade befinde, Menschen in Krisen helfen. Ich bin über die große unsichtbare Matrix mit Andrea und dem Spirit verbunden – über das Energiegitter, in das wir alle eingebunden sind.

ANDREA

Kein Lichtstrahl drang durch den dichten, nassen Dschungel. Ich spürte die Feuchtigkeit auf meiner Haut, hörte das leise Summen der Insekten und nahm den Geruch der Verwesung wahr. Mit einem Mal tat sich wie der Vorhang in einem Theater das Pflanzendickicht auf und gab einen Weg frei. Ich trat vor. Licht strömte durch die hoch aufragenden Bäume, ergoss sich über die Lichtung und vertrieb die Dunkelheit. Vor mir stand ein riesengroßes goldenes Ei, das im Sonnenlicht glänzte. Und es schimmerte in einem Licht, das aus seinem Inneren zu kommen schien. Seine Schönheit schlug mich in ihren Bann. Da ich das Gefühl hatte, beobachtet zu werden, sah ich auf. Dort, jenseits des Eis, stand eine schwarze Katze. Ihre funkelnden gelben Augen standen in starkem Kontrast zu ihrem dunklen glänzenden Fell. Dies war keine gewöhnliche Hauskatze: Sie war auffallend groß und hatte eine elektrisierende Präsenz. Die Katze starrte mich durchdringend an und richtete den Blick zuerst auf das Ei, dann wieder auf mich. Sie hatte intelligente Augen. Es war, als wollte sie mir etwas mitteilen.

»Was hat das zu bedeuten?«, fragte ich und zweifelte nicht daran, dass die Katze mir antworten würde. Die Kühnheit in meiner Stimme überraschte mich.

Da waren sie wieder, diese gelben Augen, die geradewegs durch mich hindurchsahen. Wortlos teilte die Katze mir mit: »Male, was du siehst. Und erzähle Alberto davon.«

Das war's? Das war alles? Das Sonnenlicht schwand, als der dichte Dschungel sich wieder schloss wie der Vorhang nach dem letzten Akt und ich allein in der Dunkelheit stand.

Ich saß kerzengerade im Bett, rang nach Luft und wischte mir den kalten Schweiß von der Stirn. Der Schreck hatte mich in die alltägliche Wirklichkeit zurückgeholt, aber ich saß da und sah mich um, als rechnete ich damit, das goldene Ei, die schwarze Katze, die unverwandten Augen zu sehen. Alles war so echt gewesen. Ein Traum, und auch wieder nicht. Ich schüttelte die schlafende Gestalt neben mir und erntete nur ein leises Ächzen.

»Perry! Perry!«

Mein Mann hörte die Dringlichkeit in meiner Stimme und drehte sich um. Verschlafen fragte er: »Was ist los? Was ist passiert?«

»Nichts ... ich hatte einen Traum. Ich schätze, es war ein Traum.« Ich schwieg und wartete, bis ich wieder zu Atem kam und mein Herzschlag sich beruhigte.

Geduldig wie immer setzte Perry sich auf und nahm meine Hand. »Willst du darüber reden?«

»Ja! Ich will diesen Traum nicht vergessen. Er ist irgendwie wichtig, glaube ich.« Ich schilderte ausführlich, was ich erlebt hatte. Was ich gesehen, gerochen, gefühlt hatte, das Sonnenlicht und die Dunkelheit. Ich beschrieb alles im Detail, bis hin zu den Anweisungen, die mir die Katze zum Schluss gegeben hatte. »Sie sagte, ich solle das Gesehene malen.«

Er nickte, als sei das ganz normal für eine Katze. »Hat sie sonst noch etwas gesagt?«, erkundigte er sich auf seine beruhigende Art.

»Sie sagte auch, dass ich Alberto davon erzählen soll.« Mich fröstelte. Ich zog die Decke zum Kinn und kuschelte mich wärmesuchend an Perry.

Am nächsten Morgen spürte ich einen pochenden Schmerz an der Stelle, an der sich, wie ich inzwischen wusste, mein sechstes Chakra befand. Ich sah in den Spiegel und seufzte. *Nein danke, ich kann jetzt keine weiteren Botschaften gebrauchen!* Langsam stieg in meinem umnebelten Bewusstsein die Erkenntnis auf, wie ich Abhilfe schaffen konnte. *Male, Andrea!* Das tat ich dann auch, es war Samstag, und mein Terminkalender war leer. *Ob mit oder ohne Kopfschmerzen, male einfach!*

Ich skizzierte die Szene auf eine Leinwand – die Farben würden später kommen – und fühlte mich zunehmend erleichtert. Auf der Suche nach dem Sinn des Ganzen kehrte ich noch einmal in den Dschungel zurück. Ich sah in die Augen der Katze und fragte: *Was hat das alles zu bedeuten?* Und das goldene Ei? Nun, dieses Rätsel war nicht leicht zu lösen. Ganze Märchen sind darüber geschrieben geworden. Aber wie lautete diese spezielle Geschichte? Als ich bis spät am Tag die feinen Details, die Farne und Schlingpflanzen im Unterholz zeichnete, drängte sich die zweite Anweisung immer wieder in mein Bewusstsein: *Erzähl Alberto davon.*

Fünf Minuten vor acht Uhr am Abend saß ich im Büro und wartete auf den vereinbarten Anruf. In Momenten wie diesem, nach einem aufreibenden Tag ohne Pausen, fällt es mir schwer, alles loszulassen und bei der telefonischen Arbeit voll und ganz präsent zu sein. Ich begann, langsam und tief zu atmen, um meine Mitte zu finden und mich zu konzentrieren.

Als ich spürte, wie sich meine Lungen weiteten und mein Geist zur Ruhe kam, öffnete ich einen heiligen Raum. Ich wechselte in einen Bewusstseinszustand, in dem ich mich mit dem Göttlichen verbunden fühle und für die Arbeit mit der Schöpferkraft des Universums zur Verfügung stehe. Der heilige Raum wird zum Gefäß der schamanischen Arbeit. Er konzentriert sie, so wie eine Flasche wertvolle Medizin bereithält. Meinen Schülerinnen und Schülern sage ich: »Öffnet den heiligen Raum und geht aus dem Weg!« Das gilt auch für mich. Die Erkenntnis half mir, mich zu entspannen. Ich griff zum Hörer und rief an.

»Hallo Andrea, hier spricht Alberto.« In diesem Augenblick gab es für mich nur noch diesen Menschen, der mich um Hilfe bat. Ich stürzte mich gleich in die Sitzung: »Wie geht es dir? Was machen die Kopfschmerzen …?«

»Ich hatte einen Traum, Alberto, und ich wurde geheißen, dir davon zu erzählen – von einer Katze!« Bei diesem Gedanken lachten wir leise. Oberflächlich betrachtet klang das merkwürdig. Doch wenn wir uns der Weisheit des Heiligen öffnen, geschehen merkwürdige Dinge. Ein Traum kann enthüllen, was wir vor uns selbst verheimlichen.

»Nun, wenn du aufgefordert wurdest, mir von dem Traum zu erzählen, ist es wohl wichtig, dass ich davon weiß.« Ich lehnte mich zurück, schloss die Augen und ließ die Bilder, die sie mir beschrieb, in meinem Kopf entstehen: den Dschungel, die Lichtung im dichten Unterholz, das goldene Ei – und die schwarze Katze. Ich sah alles, vernahm die Botschaft und verstand die Symbolik. Andrea erinnerte sich lebhaft, und ich konnte erkennen, wohin die Katze uns führte.

»Im Großen und Ganzen wars das«, sagte Andrea. »Und dann sagte die Katze noch, dass ich malen soll, was ich gesehen habe. Was hältst du von der ganzen Sache, Alberto?«

Ich öffnete die Augen und fragte: »Zuerst möchte ich wissen, ob du das Bild gemalt hast?«

Sie zögerte kurz und erwiderte dann leise, als legte sie ein Geständnis ab: »Noch nicht. Ich habe eine Skizze gemacht, aber mit dem Bild habe ich gerade erst angefangen. Im Augenblick habe ich so wenig Zeit.«

»Male das Bild fertig. Ich möchte es sehen.« Es ist nicht ungewöhnlich, dass ich Klienten bitte, ihre Wahrnehmungen kreativ zum Ausdruck zu bringen. Auf diese Weise können Dinge, die im Unterbewusstsein verborgen sind, an die Oberfläche steigen, was den Prozess unterstützt. »Dieser Traum ist von großer Tiefe und Bedeutung. Was die schwarze Katze angeht ... weißt du, welche Bedeutung sie für die Schamanen in Nord-, Mittel- und Südamerika hat?«

Andrea verneinte, und ich erklärte, dass der Jaguar für das Prinzip von Leben und Tod steht und in den schamanischen Überlieferungen eine wichtige Rolle spielt. »Bei der Katze in deinem Traum handelt es sich um den Hüter der neuen Welt. Im Augenblick befinden wir uns im Übergang zur fünften Welt. In diesem Zeitalter entwickelt die Menschheit eine neue Ebene des Bewusstseins und des Dienstes an der Natur. Der Schleier zwischen der materiellen und der spirituellen Welt wird dünner. In dieser Zeit können wir einen Quantensprung in unserer individuellen Entwicklung und in unserer Entwicklung als Spezies machen. Das goldene Ei steht für diese Welt.«

Ich deute die Träume eines Klienten nicht, der Träumende muss selbst herausfinden, was ein Traum bedeutet. Allerdings mache ich Offensichtliches deutlich, und die Symbole in Andreas Traum sind bestens bekannt. Sie zu verstehen gewährte ihr Einsicht in ihren Traum. Ich erklärte ihr, dass es sich sowohl um einen persönlichen als auch um einen archetypischen Traum von großer Macht handelt, der sie zu einer bestimmten Form des Dienstes an der Welt beruft. Auf dieser Ebene wollte ich den Dialog mit ihr eröffnen.

»Du solltest den Traum als Zeichen verstehen, dass etwas Großes in dir heranwächst – vielleicht auch beruflich. Dein Traum ist sehr vielschichtig, du kannst noch mehr herauslesen. Ich möchte dich in drei Monaten wieder sehen.«

»Danke, Alberto. Ach, an den Kopfschmerzen hat sich übrigens kaum was geändert. Eine echte Verbesserung ist nicht festzustellen.«

Das überraschte mich nicht. Bei dieser Arbeit gibt es keine schnellen Lösungen.

Nachdem ich aufgelegt hatte, überlegte ich noch eine Weile, was Andrea tun konnte, um die Ursache für die Spaltung ihres dritten Auges und ihrer Kopfschmerzen zu finden. Ich war froh, dass sie sich zum bevorstehenden Seelenrückholungsseminar angemeldet hatte. Es würde ihr helfen, die in ihrem Unterbewusstsein verborgene Weisheit zu finden. Auch freute es mich, dass sie nicht versuchte, mir eine schamanische Wunderpille gegen ihre Beschwerden zu entlocken. Denn so etwas besitze ich leider nicht! Sie war bereit, auf seelischer Ebene zu arbeiten, um den verborgenen Ursprung ihrer Schmerzen ausfindig zu machen.

ANDREA

Ich nahm an dem Seelenrückholungsseminar in Rhode Island teil, um mir einen Teil meiner Seele wiederzuholen – einen Teil, der infolge eines Traumas abhandengekommen war. Dabei passierte etwas, das mich in eine Zeit und an einen Ort zurückversetzte, an die ich mich nicht erinnern konnte. Albertos erste Frage: *»Hast du etwas gesehen, das du nicht hättest sehen sollen?«*, hatte mich nicht mehr losgelassen. Da ich Licht in diese Angelegenheit bringen wollte, bat ich eine von Albertos erfahrenen Dozentinnen, mit mir zu arbeiten. Sie führte mich durch die Kammern der Unteren Welt, wo die verlorenen Seelenanteile sind, und machte sich mit mir auf die schamanische Reise in diesen überpersönlichen Bereich. Die einen sagen, die Untere Welt sei ein Produkt der Fantasie, die anderen halten sie für das kollektive Unbewusste. Als ich mit der Dozentin die nichtalltägliche Wirklichkeit betrat, vertraute ich mich ihrer Führung an.

In der Unteren Welt stieß ich auf ein verstörendes Bild.

Der weite Rock aus weichen Fellen schwang um meine Beine, als ich in den Kreis der Menschen trat, die ums Feuer versammelt waren. Der Stamm hatte sich zu einer Zeremonie eingefunden. Ich wusste, dass mein Bruder unter den jungen Menschen war, die um die Flammen tanzten. Der leise Trommelschlag hallte in meinen Ohren, und mein Herz schlug im Takt. Aber irgendetwas stimmte nicht. Der Geruch drang in meine Nase. Der Trommelschlag veränderte sich, wurde lauter, schneller. Ich presste die Hände auf die Ohren, um ihn nicht hören zu müssen, aber es war zu spät, um die Augen zu schließen und nicht sehen zu müssen, welches Bild sich mir bot. Mein geliebter Bruder lag auf dem Boden und wand sich auf der Erde, die getränkt war von seinem Blut … Sie hatten ihn abgeschlachtet. Ein Aufschrei unendlicher Qual füllte meine Ohren, meine Augen ... mein Sein. Starr vor Entsetzen stand ich da.

Dann sah ich etwas aufblitzen: Jemand hob das Kriegsbeil, und die Klinge glänzte scharf im Schein des Feuers. Ich wusste, der Tod würde nun auch zu mir kommen, und wartete stumm mit zusammengeschnürter Kehle. Schnell und präzise grub sich das Beil in die Mitte meiner Stirn. Die Wunde war tief, blutig, tödlich. Ich brach zusammen, und Dunkelheit umfing mich.

Alberto hatte recht. Ich hatte etwas gesehen, das ich nicht hätte sehen sollen. Etwas aus einer anderen Zeit, aus einem anderen Leben war in meine Gegenwart eingedrungen. Die Erinnerung erschütterte mich zutiefst. Ich erstickte ein Schluchzen, hob die Hand und presste die Finger auf die Stelle in der Mitte meiner Stirn.

Mit diesem Ausgang hatte ich nicht gerechnet. *Aber ich hatte es ja so gewollt.*

Die Seelenrückholung war der Anfang der Heilung. Sie bereitete mich auf die Suche nach meiner Bestimmung vor. Alberto führte uns auf eine Reise in die Obere Welt zu unserer höchsten persönlichen Bestimmung, sie schien direkt zum Kern meiner Arbeit mit dem Schamanen zu führen. *Lebe deine Bestimmung!* Ich führte schon viel zu lange ein vom Schicksal bestimmtes Leben, dessen Umstände seit langer Zeit feststanden. Auf der Reise in die Obere Welt begegnete mir ein Adler, und das Krafttier forderte mich heraus: *Was wirst du tun, Andrea?* Der Adler gehört zu den Archetypen, ist Teil einer Vision. Genau das brauche ich – die Augen des Adlers, um über den Schmerz hinwegsehen zu können, um aus der Rolle der Unternehmensberaterin auszubrechen und die größeren Zusammenhänge zu erkennen.

Mein spiritueller Verbündeter folgte mir nach Hause und stellte mir diese Frage immer wieder. Bei der Arbeit mit den anderen Schülerinnen und Schülern fand ich heraus, dass ich ein Talent dafür habe, Energien aufzuspüren – zu spüren, wohin sie fließen. Das war mir nicht ganz neu. Als Unternehmensberaterin musste ich herausfinden, wo der Energiefluss eines Unternehmens blockiert war. Jetzt sehe ich eine Möglichkeit, die Heilung zu einem wesentlichen Bestandteil dieses gesamten Prozesses zu machen. Ich weiß zwar noch nicht genau, wie das im Einzelnen aussehen wird, aber das wird noch kommen. Ich weiß, dass meine Arbeit künftig mehr Sinn für mich haben muss.

ALBERTO

Die Gabe des Schamanen besteht darin, seine wahre Stimme zu finden und zum Wohle allen Lebens einzusetzen. Heute muss ich meine Stimme finden, um die richtigen Worte an Andrea zu richten. Seit einem Jahr sucht sie mich in meinem New Yorker Büro auf, sooft es irgendwie möglich ist. Ihre spirituelle Suche ist sehr intensiv geworden. Sie setzt die Einzelsitzungen mit mir fort und besucht gleichzeitig die Light Body School, wo sie lernt, sich und andere Menschen, aber auch Unternehmen zu heilen. Sie ist dabei, einen neuen Berufsweg einzuschlagen, berichtet aber nach wie vor von Kopfschmerzen. Ihre Heilung ist allein ihre Sache. Ich kann ihr Führung geben, aber möglicherweise wird noch erheblich mehr von ihrer Seele verlangt, ehe ihre Kopfschmerzen verschwinden.

»Wie schön, dich zu sehen, Andrea!«, sage ich und umarme sie. In meiner psychologischen Ausbildung habe ich gelernt, Körperkontakt mit Patienten zu meiden. Die schamanische

Heilung dagegen ist sehr persönlich, ohne intim zu sein. Wenn ich einen Klienten kenne, begrüße ich ihn zu Beginn der Sitzung mit einer Umarmung und verabschiede ihn am Ende auf die gleiche Weise.

Andrea hat damit begonnen, in sich zu gehen und alle Befürchtungen, was sie dabei entdecken könnte, beiseitezuschieben. Sie wurde Zeugin einer Erfahrung aus einem früheren Leben, die in ihrer Intensität nur schwer auszuhalten ist, und hat ein tieferes Verständnis für den Ursprung ihrer Schmerzen gewonnen. Sie wollte wissen, ob dies tatsächlich eine Erinnerung aus einem früheren Leben sei. Ich sagte, dass sie die Geschichte, gespalten zu sein, in sich trage und die Existenz früherer Leben weder bewiesen noch widerlegt werden könne.

Wir unterhalten uns ein paar Minuten, dann stelle ich die Frage, auf die sie wartet: »Was führt dich heute zu mir?« Diese Frage fordert den Klienten auf, direkt zum Kern der Sache zu kommen. Das klappt natürlich nicht immer.

Andrea hört die unausgesprochenen Worte in meiner Frage. Ein Hauch von Widerstand zieht sich durch ihre Antwort: »Warum kann ich mich nicht wohlfühlen mit dem, was ich tue, Alberto? Ich habe einen tollen Job, einen großartigen Ehemann und lebe in einem wunderschönen Haus. Was ist nur los mit mir?« Unbewusst legt sie die Hand an die Stirn und reibt den Punkt zwischen den Augenbrauen.

»Wie geht es momentan mit den Kopfschmerzen? Wann machen sie sich bemerkbar?« Wir sehen uns an.

»Das ist sehr merkwürdig«, erwidert sie. »Ich stelle allmählich fest, dass sie immer dann auftauchen, wenn ich mit Menschen arbeite, die eine große Veränderung oder einen großen Übergang erleben.«

»Und was sagt dir das?«

Sie zögert kurz, aber dann erhellt sich ihr Gesicht, was mir verrät, dass gleich etwas Wichtiges kommt. »Es sagt mir … Es sagt mir, dass ich auf der richtigen Spur bin, Alberto. Ich glaube, ich weiß, was ich mit meinem Leben anfangen will. Ich will mit Sterbenden arbeiten, mit Todkranken beim letzten Übergang. Und diese Menschen kommen zu mir, meine Praxis wächst. Kopfschmerzen habe ich nach wie vor. Aber vielleicht liegt das ja daran, dass ich auf den bevorstehenden Tod dieser Menschen besonders empfindlich reagiere. Trotzdem fühle ich mich zu ihnen hingezogen. Ich habe das Gefühl, sie wirklich zu verstehen.«

»Das ist ein Geschenk«, sage ich. Sterbenden zu helfen ist der anspruchsvollste Bereich der schamanischen Arbeit.

Mit einem Mal verändert sich ihre ganze Haltung, und ihre Miene verdunkelt sich, als sie erzählt, wie schwer es ihr fällt diese neue Rolle anzunehmen. »Und trotzdem will ich dem Ruf nicht folgen! Ich habe einen einträglichen Job in der Wirtschaft. Das Leben ist gut! Warum kann nicht alles bleiben, wie es ist? Ich denke: ›Vergiss die Sterbenden!‹, und dann fühle ich mich schuldig.«

»Wie du auf den Ruf reagierst, bleibt dir überlassen, Andrea.«

Wir sind nun beim Kern des Problems angelangt, das sie zu mir geführt hat. Sie ist gespalten, hin- und hergerissen zwischen dem Wunsch, einerseits am Vertrauten und an der gesellschaftlich akzeptierten Definition von Erfolg festzuhalten und sich andererseits weiterzuentwickeln und ihrer Berufung zu folgen, den Sterbenden zu dienen. Wir haben schon oft über diesen Zwiespalt gesprochen, aber manche Probleme sind nur mit Zeit und intensiver Arbeit zu lösen.

»Ich habe das Gefühl, dass dich noch etwas bedrückt. Etwas, worüber du noch nie gesprochen hast.«

Sie holt tief Luft. »Ich habe drei Kinder verloren, Alberto. Ich habe es nicht geschafft, ein Baby auszutragen.«

Ich schweige, um der Trauer Raum zu geben, die sie plötzlich überkommt.

»Wenn eine Frau zu einer Arbeit berufen ist, wie du sie schilderst, muss sie ihre ganze Energie darauf verwenden. Der Tod hat eurem Haus einen Besuch abgestattet, und du hast ihm ins Gesicht gesehen. Du wirst den Menschen, denen du helfen kannst, eine wunderbare Führerin sein. Wenn du deiner Bestimmung folgst, wirst du vielen Menschen Kraft schenken. Das goldene Ei aus deinem Traum enthält womöglich eine wichtige Botschaft.«

Sie sieht mich überrascht an. »Ich muss über das, was du da sagst, erst einmal nachdenken. Ich kann es gar nicht richtig aufnehmen.«

»Dieses goldene Ei ist deine Bestimmung, und es ist fruchtbar. Nimm es liebevoll in deine Arme. Du wirst beide dazu brauchen.«

ANDREA

Die meisten meiner Klienten sind todkrank. Sie befinden sich im Sterben. Die abgezehrte Frau, die vor mir sitzt, hat Depressionen, Angst und Schmerzen. Die Diagnose lautet Lungenkrebs mit Metastasen. Ich höre mitfühlend und einfühlsam zu. Ich wähle sanfte Worte und sage die schwierigen Dinge in Liebe. Mein Interesse und meine Fürsorge sind echt. Der Tod will gut gemanagt sein. Man könnte mich wohl immer noch als Managementberaterin bezeichnen!

Meine Klientin erwartet Weisheit, Nähe und Führung. Sie braucht jemanden zum Reden. Sie braucht jemanden, der sie auf dem Weg des Sterbens begleitet. Wir nehmen kein Blatt vor den Mund. Ja, sie stirbt. Während ich ihren Worten lausche, für die sie so viel Zeit hat, wie sie braucht, wird mir bewusst, dass ich aus der Weisheit des Schamanen schöpfe. Er hat mich gut unterwiesen.

Meinem Verstand gelingt es nicht, die Puzzlestücke dieser Reise nahtlos zusammenzufügen. Das mag noch kommen. Ich weiß, dass etwas im Umbruch ist. Ein neuer Berufsweg tut sich vor mir auf, aber er ist ganz anders, als ich ursprünglich gedacht hatte. Vielleicht wissen wir nicht immer, warum gewisse Dinge geschehen. Vielleicht finden wir etwas, womit wir nicht gerechnet haben. So wie jetzt.

Ich lege die Hand auf die Stirn und reibe die bewusste Stelle. Nicht wütend, sondern mit sanften, heilenden und mitfühlenden Berührungen. Ich werde nie mehr denken, dass es *nur Kopfschmerzen* sind. Sie haben mich nicht zur körperlichen, sondern zur spirituellen Heilung geführt. Ich glaube, dass ich meinen Platz, meine Bestimmung gefunden habe. Aber ich weiß auch, dass dies erst der Anfang ist.

3

Wie man den Kampf-oder-Flucht-Mechanismus zurücksetzt und Depressionen heilt

Der Kampf-oder-Flucht-Mechanismus ist eine uralte Überlebensstrategie. Er ist im menschlichen Gehirn verankert und hilft uns, vor einem Tiger zu fliehen oder uns auf den Kampf mit ihm vorzubereiten. Vorgesehen ist, dass er im Angesicht von Gefahr automatisch anspringt und sich danach wieder abschaltet, damit wir uns entspannen können, wenn die Bedrohung vorüber ist. Wirst du allerdings in eine Familie hineingeboren, in der du nicht sicher bist, kann dieser Mechanismus bereits vor der Geburt aktiviert werden. Er wird dann dafür sorgen, dass du in einer Welt aufwächst und lebst, in der du nicht sicher bist, in der du anderen nicht vertrauen kannst und in der du der festen Überzeugung bist, das Leben würde deine Träume und Bemühungen nicht unterstützen. Deine Ängste werden zu selbsterfüllenden Prophezeiungen, du bekommst Depressionen. Die Schamanen haben entdeckt, wie sich der Kampf-oder-Flucht-Mechanismus zurücksetzen lässt, damit du in einem Gefühl tiefer Sicherheit leben kannst.

Eigentlich hatte ich an jenem Tag andere Pläne. Aber wie es so ist, kam alles genauso, wie es kommen sollte. Selbst das Missverständnis mit meinem Mann Don war längst vergessen. Sein Friedensangebot war die Einladung zu einem Vortrag von Dr. Alberto Villoldo, einem Schamanen. *Wie konnte er das wissen?* Ich hatte das Universum gebeten, mir einen Schamanen zu schicken, diesen Wunsch Don gegenüber aber nicht erwähnt.

Eine tiefe Depression hatte mich fest im Griff. Im Grunde hatte ich Depressionen, seit ich denken konnte. Ich hatte vielerorts nach Heilung gesucht und Rolfing, Yoga, Psychotherapie, Akupunktur, Hypnotherapie und Meditation ausprobiert. Mich an einen Schamanen zu wenden war das letzte Mittel.

Vielleicht war die Entwicklung der Ereignisse auch kein Zufall, sondern der Spirit hat seine Hand über mich gehalten. Davon gehe ich jetzt mal aus. Ich bin Wissenschaftlerin und gehe das Leben eher systematisch an. Auf dem schamanischen Weg kann man dagegen alles hinterfragen, und genau das brauchte ich.

Der Vortrag öffnete eine Tür. Der Geist von Albertos Botschaft umgab mich wie ein exotisches Parfum, und von Zeit zu Zeit stieg mir ein Hauch von Hoffnung und neuen Möglichkeiten in die Nase. Mehr war nicht nötig, damit ich mich zwei Wochen später zur Light Body School anmeldete.

Im ersten Ausbildungsschritt streifen wir die Vergangenheit ab, um ihren Einfluss auf die Gegenwart zu brechen. Das Ergebnis war: Ich setzte alle Medikamente ab. Für mich war das ein Riesenschritt! In den letzten zwölf Jahren hatte sich mein Medikamentenkonsum drastisch erhöht. Ich war in ein tiefes Loch gefallen, aus dem ich keinen Ausweg sah. Ich steckte fest, war verzweifelt und griff nach jedem Strohhalm. Mir war klar, dass ich diesem depressiven Strudel nicht allein entkommen konnte.

Meiner Erfahrung nach findet der Schamane uns, nicht umgekehrt. Ganz am Anfang der Ausbildung, wenige Minuten vor Beginn seines Seminars kam Alberto zu mir und fragte, ob ich mich für die Demonstration des Illuminationsprozesses zur Verfügung stellen würde, das ist eine der wichtigsten schamanischen Heilmethoden. Ich war überrascht, machte mir sofort alle möglichen Gedanken und hatte den Impuls zu fliehen! *Ich?* Ein Gefühl von Unzulänglichkeit rang mit dem Gefühl, dass mir eine besondere Ehre zuteilwurde, bis die Antwort aus jenem klaffenden Loch in meinem Inneren kam, das sich verzweifelt nach Hilfe sehnte: »Ja, Alberto, natürlich.«

Alberto richtete noch ein paar Worte an die Gruppe, dann hieß er mich in seinem »Behelfsbüro« willkommen, und ich nahm ihm gegenüber Platz. Ich spielte die Rolle einer neuen Klientin. Die Sitzung begann mit einer einfachen Frage: »Was führt dich zu mir, Sandy?«

Wo soll ich anfangen? Nach und nach kam meine Geschichte heraus. Ich sprach von dem »depressiven Strudel«, der außer Kontrolle war. Und ich erzählte, was mir widerfahren war. Zuerst sprach ich stockend, aber dann war es fast so, als sei ich ein Beobachter, der jemand anderem zuhörte.

Es ist kalt in Alaska. Ich bin elf Jahre alt und kenne es nicht anders. Es ist klirrend kalt. Meine Mutter ist fort. Sie ist nicht da, um mich in den Arm zu nehmen und zu wärmen. Sie hatte gesagt: »Ich habe es satt«, und sich von meinem Vater, meinem kleinen Bruder und mir abgewandt. Sie will Rechtsanwältin werden und Menschen verteidigen. Ich überlege, was ich tun könnte, um ihre Aufmerksamkeit zu erregen und ihre Zuwendung zu spüren. Ich bin erst elf, aber wenn ich älter bin, werde ich zu ihr nach Kalifornien gehen. Ich brauche sie! Mein

Körper verrät mir, dass ich zur Frau werde, und sie kann mir dabei helfen. Ich schlinge meine kalten Arme um mich und wünschte, sie wäre hier, in diesem weiten, weißen Land.

Später lerne ich Dinge von ihr, auf die ich gerne verzichtet hätte. Mit fünfzehn lebe ich in Kalifornien. Ich stürze in ihr Zimmer, weil ich mich nach ihrer Wärme sehne. Aber ich muss feststellen, dass sie sie einem anderen schenkt. Sie sagt: »Das ist nur eine Affäre.« Aber für mich ist eine Welt zusammengebrochen, hat mich unter sich begraben und mir meine Unschuld geraubt. Dann warnt sie: »Sag bloß nichts deinem Vater!« Es war ein tödliches Geheimnis. Sonst wäre »die Hölle los« und ich hätte die Konsequenzen zu tragen. Die Sache mit der »Hölle« sollte ich schon bald verstehen.

Bald darauf ist mein Vater bei uns in Kalifornien zu Besuch. Er und meine Mutter sind immer noch »zusammen«. Wir essen zu Abend, wie eine richtige Familie. Vater fragt: »Wie war dein Tag, Sandy?« Er lächelt nicht, sieht nicht von seinem Teller auf. Ich brenne darauf, ihm zu sagen, dass etwas Wichtiges passiert ist – in der Hoffnung, dass er mich dann ansieht.

»Naja, ich wurde vom Unterricht suspendiert, weil ich gekifft habe. Das ist alles.« Ich erlaube mir ein unschuldiges Lächeln, das schwindet wie die Wintersonne in Alaska, als er aufblickt und ich den wütenden Ausdruck auf seinem Gesicht bemerke. Die Augen meines Vaters sprühen vor Zorn. Meine Gabel fällt klirrend auf meinen Teller. Plötzlich sind alle meine Sinne in Alarmbereitschaft. Wir springen im gleichen Augenblick auf, und ich kann gerade noch ins Badezimmer flüchten und die Tür hinter mir zusperren. Aber kein Schloss der Welt hält meinen Vater von der Tochter fern, die ihn hintergangen hat. »Du hast es gewusst, Sandy, nicht wahr? Du hast gewusst, was hier läuft?«

Nicht das Kiffen macht ihn so wütend, sondern das Geheimnis. Das Geheimnis, das ich bewahrt habe. Ich bin der Sünden-

bock. Wut fließt wie glühende Lava durch die Adern meines Vaters, und er tritt die Tür ein. Ich kaure auf dem kalten Boden, habe die Arme um mich geschlungen. Er packt mich an meiner langen, seidigen Mähne. Ich schreie vor Schmerz, als er mich ins Schlafzimmer zerrt und aufs Bett wirft. Er presst den Arm auf meinen Hals und drückt zu, bis meine Schreie verstummen und meine Seele im Dunkel versinkt.

Meine Geschichte ging zu Ende. Ich spürte, wie ich die Erinnerung hinter mir ließ und in die Gegenwart zurückkehrte. Ich sah Alberto an und sagte: »Meine Mutter und mein Bruder waren für mich da und sind dazwischengegangen. Sonst wäre ich nicht hier, um diese Geschichte zu erzählen.« Es war so still, dass man eine Stecknadel hätte fallen hören können, und plötzlich war es eiskalt im Raum.

Als die Demonstration vorüber war und die Gruppe sich zerstreut hatte, sagte Alberto: »Vielen Dank, Sandy. Ich weiß, das war nicht leicht für dich.«

Dann fügte er etwas leiser hinzu: »Komm in einem Vierteljahr zu mir.«

ALBERTO

Ich lebe in der alltäglichen Welt, aber ich »sehe« und funktioniere auch in der nichtalltäglichen Welt des Spirits. Ich bin in beiden Welten zu Hause, doch manchmal ist die Fähigkeit, dazwischen zu wechseln, eher Last als Lust. Zuweilen ist es sogar eine Qual. Mag sein, dass der Schamane den Klienten findet, dass er ihn erwählt – aber auch er ist auserwählt. Dabei muss ich an das Bibelzitat denken: »Denn viele sind berufen, aber wenige sind auserwählt.« Ich heiße alle Seelen zu dieser heiligen Arbeit willkommen, wenn sie es wollen. Auserwählt sind diejenigen, die dem Ruf folgen. Es sind Menschen, die sich selbst auserkoren haben, und sie sind nur deshalb auserwählt, weil sie *Ja* gesagt haben. Es sind die Suchenden, die in lauterer Absicht und mit offenem Herzen durchs Leben gehen – bereit, Freud und Leid der Menschen zu erfahren.

Ich bereite mich auf die erste Einzelsitzung mit Sandy vor. Dazu konzentriere ich mich, öffne einen heiligen Raum, rufe die Geister der vier Himmelsrichtungen und bitte sie, mit mir zu arbeiten. Auch ich muss mich an einen heiligen Ort in meinem Inneren begeben und tauche in diese nichtalltägliche Wirklichkeit ein. Ich sehe einen klaren, spiegelglatten Teich. Alle Gedankenwellen haben sich gelegt. Beim Blick nach unten sehe ich mein schimmerndes Spiegelbild auf der Oberfläche. Ich ergründe die Tiefen, denen meine Fähigkeiten entspringen. Ich muss durchlässig werden, mich von meinem Ego und meiner eigenen Identität befreien. Ich bin der Schamane, doch sollte der Spirit mich verlassen, bin ich nichts.

»Glaubst du, es ist genug, Sandy?« Drei Monate sind vergangen, und ich nehme den Faden ihrer Geschichte wieder auf.

Ein bestürzter Ausdruck huscht über ihr Gesicht: »Genug? ›Dann ist die Hölle los.‹ Du erinnerst dich? Ja, es war die Hölle. Wann ist es endlich *genug*, Alberto?«

»Sag du es mir. Welche Konsequenzen hatte das, was du erlebt hast? Wie ist es dir damit ergangen?«

Ich sehe Sandy fest in die Augen, die ein Kummer trübt, der schon ein Leben lang darin liegt. Zuerst wurde sie von der Mutter verlassen, die sie in Kälte, Einsamkeit und Angst zurückließ. Dann wurde sie vom Vater brutal angegriffen. Die Menschen, deren Aufgabe es gewesen wäre, sie zu nähren und zu beschützen, haben sie verraten. Zu ihrer Angst kamen die Schuldgefühle wegen der Lüge. *Sie war die Verräterin!* Sie war die Missetäterin, das böse Mädchen – der Sündenbock der Familie. Sie hatte als Ablenkung gedient, damit die Eltern den

Blick nicht auf den Kummer richten mussten, den sie einander bereiteten und verzweifelt zu ignorieren versuchten.

Ich beobachte Sandys Leuchtendes Energiefeld sehr genau. Es wird mir verraten, in welcher Form ihre schmerzliche Geschichte in ihr weiterlebt. In einem Meer aus Grau sehe ich es in ihrem zweiten Chakra rot aufblitzen.

»Ich kann nicht einmal mehr als Yogalehrerin arbeiten. Ich fühle mich völlig ausgelaugt.« Sandy schweigt und schlägt die Hände vor die Augen. »Ich weiß nicht, wie es ist, morgens aufzuwachen, ohne dass die Angst sich in mir breitmacht. Sie ist wie ein Fass ohne Boden, und ich bin darin gefangen. Und die Ärzte verschreiben nur noch mehr Medikamente.«

Sandy sieht zu mir auf und seufzt angewidert. »Du solltest meine Medikamentensammlung mal sehen. Vor ein paar Monaten war ich beim Psychiater, und jetzt darfst du raten, was er zu sagen hatte! ›Ach, Sie haben eine affektive Störung. Hier ist noch eine Pille.‹ Echt hilfreich.«

»Ich sehe, die Medikamente fordern bereits ihren Tribut von deinem Körper. Sie sind keine Lösung. Du hast einmal als Kind und dann ein weiteres Mal als Teenager einen Teil deiner Seele verloren. Wir müssen das Verlorene wiederfinden – jene Seelenteile, die untergetaucht sind und die du jetzt von anderen zu bekommen hoffst. Du kannst nur dann wieder ganz werden, kannst dich nur dann heilen, wenn du sie wiederbekommst. Du brauchst eine Seelenrückholung.«

»Ich weiß, dass ein Teil von mir verloren gegangen ist. Es fehlt ein Teil von mir, und ich habe keine Ahnung, wie ich ihn wiederbekommen kann. Aber ich will ihn zurück, Alberto.« Sandy stößt einen Seufzer der Erleichterung aus, denn sie sieht zumindest eine kleine Chance, an die sie sich klammern kann.

Ich erkläre ihr, dass sie für eine Seelenrückholung noch nicht ganz bereit ist. Eine schwere, toxische Energie – die roten Blitze, die ich gesehen habe – belastet ihr zweites Chakra, das

Kreuzbeinchakra. Es muss gereinigt werden, damit es den verlorenen Seelenanteil aufnehmen kann, so wie man ein Gartenbeet vorbereiten muss, damit die Samen angehen und wachsen. Um das vertrauensvolle, verletzliche Selbst wiedereingliedern zu können, muss Sandy ihm eine sichere Zuflucht bieten. Sonst wird der Seelenteil das vergiftete Chakra wieder verlassen. Also nahm ich eine Illumination vor.

Das zweite Chakra hat mit unserem Selbstwertgefühl, unserer Ursprungsfamilie, unserer Sinnlichkeit sowie unseren Kinder- und Jugendjahren zu tun – das ist die Zeit, als Sandy ihr Selbstgefühl verlor.

Während der Illumination arbeite ich mit Sandys zweitem Chakra. Ich beseitige die Gifte, die es verstopfen und seine Bewegung beeinflussen. Keine leichte Aufgabe. Normalerweise drehen sich die Chakras, die Lichtwirbel, im Uhrzeigersinn und nehmen dabei aus ihrer Umgebung Nahrung in ihrer feinstofflichsten Form auf. Aber Sandys zweites Chakra dreht gegen den Uhrzeigersinn und lässt Energie entweichen, was sie ihrer Lebenskraft beraubt.

Mit hohlen Händen schöpfe ich die alte, abgestandene Energie heraus, um das Chakra von diesen energetischen Ablagerungen zu säubern, drehe es im Uhrzeigersinn und bade es in himmlischem Licht. Sandy kennt das bereits von ihrer Ausbildung an der Light Body School, als eine Mitschülerin mit ihr arbeitete. Ich wusste, dass es auch nicht das letzte Mal sein würde. Die giftigen Ablagerungen eines ganzen Lebens lassen sich nicht in einer einzigen Sitzung beseitigen, obwohl sich der Prozess damit durchaus in Gang setzen lässt.

Wir müssen uns noch einer anderen Sache annehmen, die sich ebenfalls auf Sandys Nervosität und ihren Energiemangel auswirkt. »Deine Nebennieren sind geschwächt, Sandy. Sie sind vollkommen erschöpft! Der Angriff deines Vaters hat dich in Panik versetzt, dein Kampf-oder-Flucht-Mechanismus wurde aktiviert. Das war angesichts der Umstände auch richtig, aber du hattest keine Möglichkeit, dich zu verstecken oder davonzulaufen. In einer solchen Situation erstarren wir oft. Der Kampf-oder-Flucht-Mechanismus, der uns eigentlich helfen soll zu entkommen, schaltet nicht mehr ab. Deine Nebennieren sind ständig aktiv und halten dich weiter in diesem Zustand erhöhter Alarmbereitschaft, obwohl du längst erwachsen bist. Du sagtest, du lebst in ständiger Angst. Du lebst in einer Welt, in der es seit deiner Kindheit nicht sicher ist.«

Sandys Blick verrät mir, dass sie versteht. Sie hat Neurowissenschaften studiert und weiß, dass Cortisol und Adrenalin ihr Gehirn überschwemmen. Diese Stresshormone werden bei Kampf- oder Fluchtbereitschaft ausgeschüttet und haben im Laufe der Zeit die Funktionsfähigkeit ihrer Nebennieren geschwächt. Chronischer Stress ist eine enorme Belastung für den Körper.

Ich erkläre Sandy, dass wir das zweite Chakra neu einstellen können, mit einer Technik, die wir Entkopplung nennen. Dies bewirkt, dass die Nebennieren die Information bekommen, kein Adrenalin mehr ins Blut abzugeben, was die Produktion von Cortisol drosselt – das für Gehirnzellen tödlich ist. Das Zusammenspiel von Adrenalin und Cortisol wird als HHN-Achse bezeichnet. Es ist nach den drei körperlichen Strukturen benannt, die an der Produktion und der Ausschüttung dieser Hormone beteiligt sind: dem Hypothalamus, der Hypophyse und den Nebennieren. Dieses System schaukelt sich immer weiter auf, statt herunterzufahren oder abzuschalten. Aber wir können es entkoppeln und neu einstellen, damit der Betreffende wieder Sicherheit, Ruhe und Erholung erfahren kann.

Ich hätte damals im Seminar mehr zu dem sagen können, was Sandy widerfahren ist und welche emotionalen und energetischen Folgen es hatte. Aber nicht alles, was ich sehe oder verstehe, gebe ich auch an meine Klienten weiter. Es ist wichtig zu spüren, an welchem Punkt sie sich gerade befinden und wie viel sie – besonders im begrenzten zeitlichen Rahmen einer Sitzung – hören und aufnehmen können. Ich konnte Sandys Verletzlichkeit spüren und wollte behutsam mit ihr umgehen. Aber ihre Offenheit, Intelligenz und Entschlossenheit leisten ihr gute Dienste. Sie wird zu einem tieferen Verständnis der Dinge gelangen, die dafür gesorgt haben, dass sie in chronischer Angst erstarrte.

SANDY

Manchmal ist die schamanische Arbeit mir fremd – ich habe jedenfalls noch nie etwas Ähnliches erlebt. Aber mit Alberto fühle ich mich wohl. Am Ende läuft es auf Vertrauen und irgendein angeborenes Wissen hinaus, dass ich auf der richtigen Spur bin. Ich war bei Karen, der von Alberto empfohlenen Entkopplungsexpertin. Ich hatte keine Ahnung, was mich erwartet, und war mehr als nur ein wenig besorgt. Alberto hat recht. Ich bin nervlich immer angespannt. Ich rechne immer mit irgendeiner Katastrophe. Doch dann fand ich die Erfahrung sehr entspannend. Und das ist ja Sinn und Zweck der Sache – mich aus dem Zustand der ständigen Alarmbereitschaft zu befreien, in dem ich wie in einem Schraubstock gefangen bin.

Wie Alberto arbeitete auch Karen auf der Massageliege mit mir. Ich lag auf dem Rücken, und sie legte eine Hand unter mein Herz und die andere an meinen unteren Rücken. Ich glaube, sie schickte irgendeine Kraft in mein Nervensystem, die mich beruhigte. Sie sprach im Flüsterton liebevoll mit meinem Herzen und überredete es gleichsam, loszulassen und sich zu entspannen.

Endlich ließ meine Erschöpfung so weit nach, dass ich mich zumindest eine Stunde täglich meiner Yogapraxis widmen und stundenweise unterrichten konnte. Don sprang für mich ein, wenn es mir besonders schlecht ging, das hielt mein Geschäft am Laufen. Er wusste, wie viel es mir bedeutete. Ich hatte nicht nur finanziell, sondern auch persönlich sehr viel in das Yogastudio investiert. Es war aus meinem Heilungsprozess entstanden.

Allmählich ging es mit mir gesundheitlich aufwärts. Ich setzte die Antidepressiva ab, aber daraufhin ging auch mein Gewicht nach oben. Nicht viel, aber schon ein paar Pfund zu viel sind ein Problem für mich – vor allem in Anbetracht meiner Arbeit. Ich sprach die Sache in einer der Sitzungen mit Alberto an. Er schaute mit seinem schamanischen Auge in meinen Körper hinein und sagte: »Einer deiner Gallengänge ist verstopft. Ich werde die Blockade lösen.« Er ging die Sache auf energetischer Ebene an, und bald war mein Gewichtsproblem gelöst!

Die Einzelsitzungen bei Alberto und meine Ausbildung an der Light Body School ergänzten sich hervorragend, da die Sitzungen das Gelernte vertieften und mir tiefere Einsichten ermöglichten. Vor allem aber flossen die Lehren allmählich auf höchst konkrete Weise in mein Leben ein. Ich lernte, wie wichtig Liebe und Vergebung sind, um Sterbende bei einem friedlichen Übergang zu unterstützen.

Mein Vater und ich waren in Kontakt geblieben, aber unsere Beziehung war lange Zeit bestenfalls brüchig gewesen. Zwischen uns war so viel nicht geklärt. Ich fühlte mich in seiner Gegenwart nicht wohl, verkrampfte mich und spürte den Impuls, mich vor etwas Namenlosem zu schützen. Das änderte sich nun. Als ich stärker wurde, wurde ich auch belastbarer und hatte nicht mehr so sehr das Bedürfnis nach einer idealen Vater-Tochter-Beziehung.

Und noch etwas änderte die Dynamik zwischen uns. Mein Vater starb. Während sich meine Energie dem Leben zuwandte, baute mein Vater langsam ab und näherte sich dem Tod. Was früher ein Krebsgeschwür auf meiner Seele gewesen war, steckte nun in seinem Körper. Ein falsches Gleichgewicht war ins Wanken geraten. In den letzten Tagen seines Lebens sah ich auf sein Gesicht herab, das ich kaum wiedererkannte. Es wirkte geisterhaft, war von Schmerz und Leid tief gezeichnet. Unsere stürmische Beziehung blitzte vor meinem geistigen Auge auf, ich erinnerte mich daran, aber ohne Angst. Ich musste weder davonlaufen noch kämpfen. Ich empfand nichts. Nicht einmal Liebe ... nun, vielleicht einen Funken, ganz tief in mir.

Worte stiegen in mir auf, die wohl ungehört verhallen würden. *Vater, einst liebte ich dich mit der Leidenschaft der Jugend. Ich habe dich nie betrogen. Aber all das ist vorüber. Du sollst wissen, dass ich dir vergebe ... Ich hege keinen Groll gegen dich. Ich gebe dir meinen Segen und unterstütze dich auf deiner Reise ins Licht.*

ALBERTO

»Du siehst *was*?« Sandys Augen weiten sich ungläubig. »Die Stacheln eines Stachelschweins?«

»Ja«, erwidere ich lächelnd. Ich bin mit dieser Arbeit und den ungewöhnlichen Manifestationen der Energie so vertraut, dass ich vielleicht manchmal etwas zu beiläufig klinge. Ich sehe schmale, spindelförmige Objekte aus Sandys Nieren und dem Bereich rund um ihr zweites Chakra herausstehen. Sie müssen extrahiert werden. Ich erkläre ihr, dass diese eingedrungene Energie zum Gesamtbild gehört. Wie sie entstanden ist und was dazu geführt hat, dass sie sich in ihrem Energiefeld eingenistet hat, spielt im Augenblick keine Rolle. Das intellektuelle Verständnis kommt später, nach der Heilung.

Meiner Ansicht nach ist die Frage, wie die Stacheln dorthin gekommen sind, einfach ein Teil von Sandys Geschichte. Ich kümmere mich um ihre Heilung und lasse nicht zu, dass ich mich in Geschichten verheddere. Die Klientin kann später gemeinsam mit mir im Einzelnen ergründen, was dieses Ungleichgewicht verursacht hat.

»Würdest du mir bitte mehr über diese Stacheln erzählen, Alberto?« Ich verstehe Sandys Bedürfnis, sich einen Reim auf meine Worte zu machen. Der Verstand verlangt Erklärungen, also beantworte ich ihre Frage: »Nun, so etwas kommt häufiger vor, als du vielleicht denkst. Wut, Neid und Negativität sind Gift für das menschliche Energiefeld und können eine symbolische Form annehmen wie diese Stacheln. Es handelt sich um kristallisierte Energien, die in unseren Körper eingedrungen sind, und sie verursachen Kummer und Schmerz. Energetisch betrachtet sieht dein Rücken aus wie ein Nadelkissen. Diese Energie kann auch die Form eines Messers oder eines Pfeils annehmen. Wenn jemand von Kummer spricht, sagt er manchmal, er sei wie ein ›Messer im Herzen‹. Oder wenn er verraten wurde, beschreibt er dieses Gefühl als ›Messer im Rücken‹.«

Ich halte kurz inne. »In deinem Fall denke ich, dass die Stacheln dorthin gekommen sind, als dein Vater dich in seinem Zorn beschimpfte.«

Sie nickt zustimmend, und ich fühle mich ermuntert, der Sache weiter auf den Grund zu gehen.

»Hast du Probleme mit Intimität?« Noch während ich die Frage stelle, spüre ich, wie sich ihre Energie zurückzieht und sich in ihrem Inneren zusammenrollt wie eine Schlange in einem Loch.

Nach einer kurzen Pause seufzt Sandy und sagt: »Ja … ich

bin jetzt zum dritten Mal verheiratet, Alberto. Das sagt einiges, oder? Ich traue eigentlich niemandem.«

»Das ist angesichts deiner Geschichte verständlich. Du hast gelernt, dich vor weiteren Verletzungen zu schützen. Diese Stacheln erfüllen ihren Zweck! Aber vergiss nicht, dass du nicht in deiner Geschichte gefangen bist. Vielleicht brauchst du dieses Verteidigungssystem ja jetzt nicht mehr. Ich denke, du bist bereit, die Stacheln loszuwerden.«

Ich bereite mich auf die Extraktion vor, indem ich eine Art spirituelle Rüstung anlege, damit sich die Stacheln bei der Entfernung aus ihrem Energiefeld nicht in meinem festsetzen. »Ich werde die Stacheln beim Herausziehen drehen«, erkläre ich Sandy. Sie wird vermutlich nichts davon merken, aber ich mache sie darauf aufmerksam, falls sie doch etwas spürt. Sie kann die Stacheln zwar nicht sehen und glaubt wahrscheinlich noch nicht einmal so recht an ihre Existenz, aber sie vertraut ganz klar darauf, dass ich sie entferne. Später wird sie vielleicht eine gewisse Einsicht gewinnen, auf welche Weise die Stacheln sie geschützt haben und zu welchem Preis. Möglicherweise werden ihre Träume ihr helfen, mit der Zeit etwas klarer zu sehen.

Ich bin zwar froh darüber, dass meine Klienten mir vertrauen. Doch ich weiß auch, wie wichtig es ist, ihnen zu vermitteln, dass sie eine gewisse Kontrolle über die Vorgänge haben. Deshalb frage ich Sandy, wie sie sich fühlt und ob ich die Extraktion beenden soll. Sie verneint aufrichtig.

Alle schamanischen Techniken unterstützen Sandys Heilung, aber die Extraktion ist für sie besonders wichtig. Ich habe das Gefühl, dass sie bei ihrem nächsten Besuch bereit sein wird, den Teil ihrer Seele zu empfangen, der in ihrer Jugend verloren gegangen ist.

SANDY

Gestern war es endlich so weit. Ich habe die verlorenen Seelenteile zurückgeholt. Worte können nicht beschreiben, welche Gefühle mein Sein erfüllen. Stell dir vor, wie es wäre, wenn du eine Tür öffnen und dich selbst auf der Schwelle stehen sehen würdest. Die Arbeit mit Alberto war eine solche Tür. Sie machte es mir möglich, das Selbst in die Arme zu schließen, das Mutter frierend und hilflos zurückgelassen hatte, um sich Höherem zu widmen, genau wie das Selbst, an dem Vater so wütend gezweifelt hatte. Wie kann ich in Worte fassen, was ich fühlte, als ich das Mädchen umarmte, das auf der Schwelle meiner Seele stand … strahlend wie der Tag, das ein Leben lang gewartet hatte? Diese Umarmung war geradezu eine heilige Vereinigung. Ich brachte das Mädchen in die innerste Kammer meines Herzens. Jetzt sind die Luft, die ich atme, und der Boden, auf dem ich stehe, von Frieden erfüllt. *Mutter Erde*. Ja, jetzt fühle ich mich tief mit der Erde, mit ihrer lebensspendenden Kraft verbunden.

Nachdem ich zwei Jahre mit Alberto gearbeitet habe, habe ich nun das Gefühl, dass der Schamane mich in die Welt entlässt. Warum auch nicht? So soll es schließlich sein: Man heilt und zieht weiter. Ich habe das seelische und spirituelle »Handwerkszeug« erworben. Ich weiß, was zu tun ist. Es kann durchaus vorkommen, dass ich in ein Loch falle, dass ich ab und zu niedergeschlagen bin. Aber die endlosen Tage, als ich in dem gähnenden Strudel gefangen war, sind vorüber. Ich fasse auch wieder Vertrauen.

Dons Geschenk entpuppte sich als Brot, das über das Wasser gefahren und tausendfach zurückgekehrt ist, so wie es in der Bibel steht. Ich würde sagen, meine Reise war nichts Geringeres als eine Transformation. *Ich bin froh, dass du mich gefunden hast, Alberto.*

4

Die Reise über den Tod hinaus

Der Schamane lernt, geliebten Menschen bei der größten Reise von allen beizustehen – der Reise über den Tod hinaus. So, wie uns Hebammen und Ärzte bei der Geburt empfangen, helfen uns spirituelle Hebammen, Verwandte und leuchtende Wesen bei der Rückkehr in die spirituelle Welt. Sie sagen, geboren zu werden sei sehr viel schwieriger, als zu sterben! Wenn wir einem geliebten Menschen beim Übergang in die unsichtbare Welt helfen, werden auch wir reich beschenkt. Denn in dem kurzen Augenblick, in dem die Pforte zwischen den Welten offen steht, strömt große Schönheit und Gnade in unsere Welt der Materie und der Form.

Richard ist Chiropraktiker und wurde von archetypischen Träumen auf den Weg des Schamanen geführt. Er hatte keine Ahnung, dass seine Reise ins Tal des Todes gehen würde. Von Liebe getragen und von Visionen beflügelt erfuhr er eine große Initiation. Aber sie hatte ihren Preis.

RICHARD

Drei weiße Rosen lagen auf seiner Brust. Reinheit. Göttlichkeit. Leben. Mein Geschenk. »Dein Sterbegeschenk«, hatte ich gesagt. Er wurde in ein Leben hineingeboren, das jenseits von diesem lag. Ich flüsterte die Worte, und wahrscheinlich konnten sie den Nebel seines Komas nicht durchdringen. Meine Stimme war kaum zu hören – geraubt von einer Trauer, die mir die Kehle zuschnürte. Drei weiße Rosen sprechen für mich. Sie sagen: »Ich liebe dich, Loren.«

Loren ist mein Lebensgefährte. Ich hatte vergessen, wie es ist, allein zu sein und niemanden zu haben, dem man erzählen kann, was los ist – was wirklich los ist. Ich will die Leere, die sich ohne Loren vor mir ausbreitet, nicht sehen. Das muss ich im Moment auch nicht. *Einen Tag ... nein, eine Stunde, einen Augenblick nach dem anderen.* Ich habe ja meine Arbeit, um mich abzulenken. Ich werde mich in meine Arbeit stürzen.

Ich kann jetzt so viel mehr für meine Patienten tun. Die Erfahrung von Lorens Krankheit hat mich zu einem viel mitfühlenderen Menschen gemacht. Ich sage nicht mehr so schnell: »Kein Grund zur Besorgnis!« Denn damit gebe ich zu verstehen, dass es nicht allzu ernst sein kann. Als Chiropraktiker behandle ich die Schmerzen der Menschen und weiß, dass sie sehr stark sein können, meist aber nicht tödlich sind. *Tödlich.* Loren ist am Leben. Aber wie lange noch?

Die Arbeit mit dem Schamanen hilft mir, durch all das hindurchzufinden. Ich habe das Gefühl, Lorens Sterbeprozess, den ich begleite, mit Leben zu erfüllen. Als ich Alberto das erste Mal aufsuchte, war ich unruhig. Ich befand mich im Zentrum übernatürlicher Phänomene, die nichts Gutes verhießen. Träume explodierten in mir und verstreuten meine Sinne in alle Winde – alle vier Winde, um genau zu sein. Die vier Himmelsrichtungen der schamanischen Überlieferungen. In den Träumen bekam ich Anweisungen, als hätte jemand seine Hand auf meine Schulter gelegt und eine prophetische Stimme würde mir eine Bestimmung ins Ohr flüstern. Ich protestierte: *Ich bin doch Chiropraktiker!* Ich war überwältigt. Die Stimme befahl mir, die Archetypen der vier Himmelsrichtungen einzufangen: Schlange, Jaguar, Kolibri und Kondor. Ich erwachte und dachte: *Was hat das zu bedeuten?*

ALBERTO

Richard hatte meine volle Aufmerksamkeit. Er sollte ein Buch schreiben! Ich wusste nicht, woher er sein Material – oder vielleicht sollte ich sagen, seine »Inspiration« – bezieht. Aber es würde bestimmt interessant werden, das herauszufinden. Ich leerte meinen Geist und öffnete mich dem eifrigen, aber besorgten Klienten, der mir gegenübersaß, um mir seine Träume anzuhören und herauszufinden, was ihn zu mir geführt hat. Ein Traum wie der, die Archetypen der vier Himmelsrichtungen einzufangen, kann eine Berufung zum Schamanen sein.

»Ich war in einer Höhle, Alberto. Ich ging jeden Morgen zum Meditieren dorthin. Ein alter Indio blies Rauch über mich, immer und immer wieder, jeden Morgen, etwa einen Monat lang! Und eines Tages bekam ich die Anweisungen, von denen ich dir erzählt habe. Du erinnerst dich?« Richard lehnte sich in seinem Sessel nach vorne, als wolle er mich einladen, ihn auf seine Erkundungsreise zu begleiten.

»Ja, ich erinnere mich. Und was hast du gemacht?« Ich wollte wissen, wie er an diese scheinbar unmögliche Aufgabe herangegangen war.

Richard sagte: »Das hat sich alles in meinen Träumen abgespielt. Ich denke nicht, dass es mir gelungen wäre, solche Bilder heraufzubeschwören. Ich begab mich in alle vier Himmelsrichtungen und fing sie alle ein – ich fing alle Archetypen ein! Nun ja, fast alle.«

»Sagtest du *einfangen*?« Ich war beeindruckt! Aus eigener Erfahrung wusste ich, dass diese mächtigen Archetypen respekteinflößende Lehrer und Gegner sein konnten. Es sind keine reinen Symbole; es sind die Urenergien der Schöpfung. In der modernen Physik würden sie als die vier Grundkräfte der Natur bezeichnet: die Gravitation, die elektromagnetische Kraft, die starke und die schwache Kernkraft. Einstein hatte vergeblich versucht, sie in seiner einheitlichen Feldtheorie zusammenzufassen.

»Ja, *einfangen*«, erwiderte Richard, ohne zu zögern. »Ich bin mir nicht sicher, ob es sich um einen Traum oder um die Erinnerung an ein früheres Leben handelt, aber ich war ein Maya-Schamane und lief mit einem Leguan auf jeder Schulter durch den Dschungel!«

»Zwei Leguane? Faszinierend.« Ich unterdrückte ein Lächeln angesichts des bizarren Bilds, das vor meinem geistigen Auge stand.

Richard sprach weiter, und in seinen Augen brannte ein merkwürdiges Feuer. »Die Leguane flüsterten mir Geheimnisse zu und waren wesentlicher Bestandteil meiner Macht. Ich fürchtete die Schlange, aber ich beugte mich einfach nach unten und packte sie! Den Jaguar ... fing ich mit einem tollen Trick: Der Leguan auf meiner linken Schulter schleuderte ihn mit einem Hieb seines mächtigen Schwanzes zu Boden, und schon gehörte er mir. Dann war da noch der gewaltige Kondor! Als er die Leguane entdeckte, stieß er herab, um sie sich zu holen ... schon hatte ich auch ihn in meinen Krallen!«

Ich nickte und drängte ihn weiterzusprechen. »Und was war mit dem Kolibri?«

Richard lehnte sich zurück und sah in all seiner Herrlichkeit ein wenig niedergeschlagen aus. »Der ist mir leider entwischt. Komisch, nicht wahr? Es ist mir nicht gelungen, das kleinste Geschöpf von allen zu fangen.« Er zögerte, dann fügte er lächelnd hinzu: »Dabei sollte man meinen, dass der kleine Kolibri am einfachsten zu erwischen sei!«

»Nun, man *fängt* den Kolibri nicht einfach. Er wartet, bis deine Seele erblüht und du zu einem interessanten, gewissermaßen zu einem mächtigen Menschen wirst. Wie in der Natur wird er dann von deinem Nektar angezogen. Dein ›Honig‹ lockt ihn an. Der übliche Müll des Alltags stößt ihn ab. Ich denke, dieser Archetyp hat dir etwas zu geben. Aber im Gegenzug wird auch von dir etwas verlangt werden.«

Keiner von uns ahnte etwas von dem Leid, das bald in Richards Leben treten würde. Der Kolibri ist das Symbol des Reisens. Er trinkt aus unzähligen Blüten, ehe er sich auf den Weg macht und viele Kilometer übers Meer fliegt. Er fragt nie, ob er sein fernes Ziel auch erreichen wird, denn der Weg selbst ist das Ziel.

Richard und sein Lebensgefährte, mit dem er seit siebzehn Jahren zusammen war, standen kurz vor der Reise ihres Lebens, die sie in das Reich des Todes führen würde.

RICHARD

Ich arbeitete schon seit dreiundzwanzig Jahren mit archetypischen Energien und machte mich deshalb mit einem gewissen Vorwissen an die Lektüre von Albertos Buch *Das geheime Wissen der Schamanen*. Mit einem Mal wurde alles klar! Mein Herz fühlte sich mit dem Geist der schamanischen Arbeit verbunden, die Alberto beschrieb. Ich glaube wirklich, dass sein Buch mich zu diesen schrecklichen, aber mächtigen Träumen geführt hatte. Im Augenblick erschließen sich mir so viele Dinge ... ehrlich gesagt habe ich Alberto längst nicht alles erzählt. Aber ich denke, er hat verstanden, in welche Richtung es geht. Ebenso wichtig war mir, dass Loren sich alles anhörte, dass er sich wirklich anhörte, was ich so dringend loswerden musste.

Er fragte: »Was hat Alberto nur mit dir *gemacht*?« Er wusste von meinen Träumen.

Ich sah meinen Partner an, der sich auf dem Sofa ausstreckte, und bemerkte die dunklen Schatten unter seinen blauen Augen. *Gemacht?* Ich holte tief Luft und hob den Blick zur Decke. Es ist wirklich schwer, jemandem zu erklären, was Alberto *macht* – sogar Loren. Er wartete geduldig.

»Naja, Alberto hat zugehört. Ich meine, *wirklich* zugehört. Er schien sich für meine Träume zu interessieren, fand sie spirituell bedeutsam. Er nickte verständnisvoll und ermunterte mich zum Weiterreden. Als ich sie erzählte, klangen die Geschichten sogar in meinen Ohren merkwürdig!«

Loren lachte: »Das glaube ich gerne!« Ich wusste, er dachte an die Leguane, und verkniff mir den Hinweis, wie wichtig diese beiden ursprünglichen Geschöpfe für mich geworden waren. Sie waren Totems – spirituelle Wesen, die mir Führung und Schutz gaben.

»Der Schamane gab mir, was ich brauchte: Bestätigung und Unterstützung. Ich wollte sicher sein, dass ich noch auf Kurs bin; dass ich geerdet bin; dass diese Erlebnisse real sind – und ich nicht totale Wahnvorstellungen habe.« Ich war so aufgewühlt, dass meine Stimme zitterte, und Tränen stiegen mir in die Augen.

Bald nach meinem ersten Termin mit Alberto geriet mein Leben ins Trudeln. Der Schamane hatte recht. Ich brauchte den Beistand des Kolibris auf einer Reise, die ich nicht vorhergesehen hatte. Ganz im Geiste dieses Archetyps musste ich daran glauben, musste ich darauf vertrauen, dass meine Kraft ausreichen würde. Ich würde dieses kleine Geschöpf allerdings nicht *einfangen*, Alberto hatte mich gewarnt. Meine Aufgabe bestand darin zu warten. Der Kolibri würde zu mir kommen, wann und wie es ihm passte. Er kam genau zur rechten Zeit. Er kam, als ich erfuhr, das Loren sterben würde.

»Ich bin hier, Richard.«

Summmmmmmm ... die zarten Flügel schwirren voller Kraft, streichen sanft über meine Wange, mein Auge, meine Stirn. Ich habe das Gefühl, meine Tränen werden getrocknet.

»Die Reise wird lang, aber es wird dir an nichts fehlen. Das weiß ich, denn ich bin der Geist des Reisens. Blumen voll der Gnade warten auf dich. Nimm kräftige Schlucke daraus. Liebe, Kraft ... das Leben wird fließen und deinen Geist nähren. Richte Loren aus, dass ich auch für ihn da bin.«

Die Reise war lang. Ich beschäftigte mich intensiv mit dem Buch *Das geheime Wissen der Schamanen* und konzentrierte mich dabei auf die Kapitel über das Sterben und den Tod, denn ich sehnte mich nach süßem Trost. *Es war eine riesige Blume!* Ich studierte Albertos Worte über das Sterben und nahm sie mir zu Herzen. Ich wusste, dass ich mich auf den Tod vorbereitete – auf Lorens Tod, nicht auf meinen.

Nach mehreren Monaten, die er noch zu Hause sein konnte, kam Loren in ein Hospiz. In den langen, heißen Sommermonaten war ich ständig dort. Ich wollte so viel Zeit wie möglich mit ihm verbringen. Manchmal fühlte ich mich so hilflos, dass ich am liebsten geheult oder geschrien hätte. Manchmal tat ich beides. Und manchmal setzte ich das Gelernte um und wandte die schamanischen Techniken bei ihm an. Gemeinsam fanden wir einen Rhythmus. Zwei Mal wöchentlich nahm ich eine Illumination bei Loren vor, der vor meinen Augen dahinschwand. Ich reinigte alle sieben Chakras, damit er energetisch so gut wie möglich auf seine letzte Reise vorbereitet war. Er sollte einen reibungslosen Übergang haben. Ich versuchte, ihn nicht festzuhalten. Das wollte keiner von uns. Auch er bat mit schwacher Stimme: »Hilf mir loszulassen, Richard.« Er war es, der diese Reise antreten würde. Aber ihm »helfen« – konnte ich das? Ja. Wenn wir in den langen Stunden, in denen ich über ihn wachte, im Dunkel der Nacht alleine waren, gab ich ihm die Erlaubnis zu sterben: »Ja, Loren, es ist Zeit.«

Als Ende September allmählich die Blätter fielen, bemerkte ich, dass in der nichtalltäglichen Wirklichkeit etwas vor sich ging. Aber es war nicht greifbar. Ich konnte leuchtende Wesen sehen, die sich um Loren scharten, und wusste, dass wir uns dem Ende näherten. Auch Loren konnte sie jetzt sehen. Und dann musste ich wieder ins Büro zurück, weil ich Termine hatte. Lorens Zustand verschlechterte sich. Er fiel immer wieder ins Koma. Es war, als wandelten wir beide zwischen den Welten. Die Hospizschwester sagte: »Heute könnte es so weit sein, Richard.« Dann saß ich am Bett, hielt Lorens leichenkalte Hand und verbrachte einen langen, qualvollen Tag mit Warten. Aber jeden Tag war es doch noch nicht »so weit«. Erst Ende Oktober baten die Wesen um drei weiße Rosen für Loren: Reinheit ... Göttlichkeit ... Geburt. *Es ist so weit ...*

Am frühen Morgen kam ich mit drei weißen Rosen in der Hand ins Hospiz. Loren konnte nicht sprechen. Der Tod nahte. Ich legte die Rosen auf seine Brust und verabschiedete mich still. Was wir einander zu sagen gehabt hatten, war längst gesagt. Die Arbeit mit einem Patienten riss mich von seiner Seite, und ich hoffte, rechtzeitig zurück zu sein. Am späten Nachmittag kam der Anruf: »Es ist so weit, Richard. Er geht.« Ich würde eine Stunde brauchen, um ins Hospiz zu kommen. Ich kämpfte gegen die schiere Erschöpfung. Dann fiel mir die Botschaft des Kolibris wieder ein ... *es wird dir an nichts fehlen ... nimm tiefe Schlucke.* Minuten später war ich zur Tür hinaus und sprang in den ersten Zug. Ich ließ mich auf einen Platz am Fenster fallen und war froh, dass sich niemand neben mich setzte. Ich sank nach vorn, legte das Gesicht in die Hände und konzentrierte mich darauf, tief und regelmäßig zu atmen. Langsam wurde ich ruhig, und dann geschah es.

Loren war da, in Gestalt einer vollkommenen goldenen Sonne, die in einen wolkenlosen Himmel stieg und den Zug und alles Irdische auslöschte. Seine warmen Strahlen durchdrangen mein ganzes Sein – Kopf, Herz und alles, was ich war. Loren befand sich in dieser strahlenden, leuchtenden Kugel, und seine Stimme klang fest und klar. Er verabschiedete sich mit vier Worten: »Es ist so einfach.«

Loren hat diese Erde verlassen, frei und transzendent. Was für ein Geschenk! Er gab mir, was ich brauchte, damit ich meine Trauer bewältigen konnte. Ich werde darüber nachdenken und Nektar daraus schöpfen müssen für den Rest meines Lebens.

Es war *so weit* gewesen, aber ich war nicht da. Die Schwester sagte später, die drei weißen Rosen seien meinem geliebten Freund und Partner ein großer Trost gewesen. »Er hatte mir sogar gesagt, dass du sie bringen würdest, Richard.«

ALBERTO

Ein Blick in den Terminkalender verriet, dass es ein langer Tag werden würde. Richard war mein erster Klient. Ich dachte daran, dass er sich auf einer herzzerreißenden Reise befand und der Kolibri ihm Mut gemacht hatte.

Im Stehen wandte ich mich nach Norden, die Himmelsrichtung des Kolibris, und bat diesen Archetypen mit einem stummen Gebet, die Sitzung mit Richard zu unterstützen. Ich kann einem Patienten nur geben, was aus meiner eigenen Seele und meiner eigenen Praxis kommt. Ich muss von den Blumen vor mir kosten, um sie denen anbieten zu können, die auf der Suche nach Heilung zu mir kommen. Auch ich erlebe Zeiten völliger Dürre, in denen der Proviant für meine Reise zu fehlen scheint. Ach, da ist sie wieder, *die zarte Berührung eines*

Flügels ... es ist alles so einfach. Der Kolibri weist mir den Weg zum süßen Saft der Blüte. Dieser Archetyp ist mir wohl bekannt. Er ist der große Reisende und folgt dem Ruf, ohne zu fragen, ob die Kraft seiner Flügel, seine Nahrung oder seine Vorräte ausreichen. Er fragt nicht, wo die nächste Blumenwiese sein wird.

Der Kolibri weist den schnellen Weg zum Spirit. Ohne Umwege. Wenn du ihm folgen willst, brauchst du viel Mut. Irgendwann wirst du deinen eigenen Vorrat an »Nektar« erzeugen müssen, um auch andere damit nähren zu können.

»Loren hat dir eine überwältigende Botschaft hinterlassen, Richard: *Es ist so einfach.*« Richard wirkte körperlich erschöpft, aber seine Augen strahlten. Sein ganzes Energiefeld war leuchtend und kraftvoll. Sein Gesicht war von Schmerz gezeichnet, doch manchmal ist der Geist stark, wenn der Körper schwach ist. Der Schmerz hatte seine Seele stark gemacht.

»Allmählich habe ich das Gefühl, dass er recht hatte. Ich mache mich frei von dem ganzen Theater in meinem Leben.« Richard breitete die Arme aus, als wollte er die ganze Welt umarmen. Sogar seine Stimme hatte sich verändert. Sie zeugte von seinem Verlust, war tief und voll. Ich sagte nichts, wollte ihm die Führung überlassen.

»Hatte ich schon erwähnt, dass ich Loren noch einmal gesehen habe?« Er warf mir einen schnellen Blick zu, aber er wartete nicht auf eine Antwort. Ich hörte zu. Ich wusste, er wollte damit sagen, dass ihm Lorens Geist erschienen war.

»Es war ungefähr einen Monat nach seinem Tod. Es wirkte ganz natürlich – es war so wie jetzt hier mit dir, Alberto. Aber die Stimmung war ganz anders als beim ersten Mal, als er mir im Zug erschien.«

Ich erinnerte mich an die Geschichte. Die kurze, intensive Begegnung mit dem Geist seines Partners hatte Richard getröstet.

»Dieses Mal war seine Gegenwart nicht tröstend«, sagte er. »Dieses Mal hat er mich zutiefst erschreckt!«

Ich konnte Richard seine Angst ansehen. Ich wollte, dass er sich damit auseinandersetzte, dass er begriff, was seine Angst ihn lehren konnte. »Was hat dich so sehr erschreckt?«

Die Worte blieben ihm im Halse stecken, aber das erste konnte ich deutlich verstehen: »Nackt ...«

»Sprich weiter.«

Er schluckte. »Es war nichts mehr übrig. Er war völlig entblößt, Alberto! Aller Dinge, alles Irdischen entledigt! Aller Schichten, wie ich sage. Es haftete nichts mehr von diesem Leben an ihm, keinerlei Körperlichkeit. Da war nur noch ... strahlende Wahrheit.«

»Und das hat dich beunruhigt?«

»Als ich darüber nachdachte, wurde mir klar, dass genau das von mir verlangt wurde – alles Vertraute abzustreifen. Natürlich ist das beunruhigend! Ist das in diesem Leben überhaupt zu schaffen?«

»Ja. Es ist ganz einfach.«

»Wie kannst du das sagen?« Richard klang ein wenig wehleidig.

»Das hängt davon ab, wie man es sieht. Wir können unsere weltliche Identität nicht ins Jenseits mitnehmen. Wenn wir sie nicht ablegen, wird sie uns genommen. Also, woran möchtest du im Augenblick festhalten?« Ich erhielt keine Antwort auf meine Frage. Richard starrte mit gerunzelter Stirn schweigend auf den Boden.

Manche Fragen lassen sich erst beantworten, wenn man die Antworten lebt. Hin und wieder muss ich einen Klienten konfrontieren und ihn zwingen, sich den Dingen zu stellen, gegen die er sich so heftig sträubt. In diesem Fall war das nicht nötig. Ich wusste, Richard würde mit dieser Frage ringen, bis er auf seine eigene Weise und in seinem eigenen Tempo die Antwort fand.

Kurze Zeit später ergriff er noch einmal das Wort. Aber ich wusste, dass seine Frage nicht an mich gerichtet war und er keine Antwort von mir erwartete.

»Wird es mir je gelingen, einfach nur ›strahlende Wahrheit‹ zu sein?«

RICHARD

Meine Gedanken treiben mich in den Wahnsinn. Es ist interessant, wie deutlich mir bewusst ist, dass ich die Wahrheit meide, auch wenn ich nach ihr suche. Albertos Frage brennt in meinem Bewusstsein: *Woran halte ich so verzweifelt fest?* Wieder einmal sind meine Träume der Kanal für Führung und Licht.

Ich bin ein Schamane! Ich bin ein amerikanischer Ureinwohner und stolz auf dieses Erbe. Ich richte mich zu meiner vollen Größe auf und lege die Hand um den kleinen Medizinbeutel mit dem Stein der Macht, den ich um den Hals trage. Sogar unter den Schamanen gelte ich als »der mit der Macht«. So außergewöhnlich ist das Talent, das mir geschenkt wurde! Ich genieße es – und nutze es für meine eigenen Zwecke. Ich werde eher gefürchtet als respektiert. Ich bin stolz und aufgeblasen.

Als ich erwache, wird mir klar: In einem früheren Leben hatte ich meine Gabe – meine Macht – missbraucht. Ich hatte mich daran geklammert und tue es noch. Ich hatte sie genossen und wollte sie deshalb nicht loslassen. Ich war ein Schamane, aber meine Macht hatte nichts Spirituelles. Sie existierte nur um ihrer selbst willen, diente ausschließlich meiner persönlichen Erhöhung. Damals wie heute wurde meine Gabe zu einem Klotz an meinem Bein – denn dieses Thema steht auch jetzt wieder im Mittelpunkt. Ich erkenne das Muster. Ich weiß um meine Macht, kann sie aber offenbar nicht auf einer wirklich spirituellen Ebene einsetzen. Ich habe Angst davor, wie ich sie nutzen werde, und Angst davor, sie zu verlieren. *Da hast du meine Antwort, Alberto.*

Seit diesem Traum hat meine Arbeit als Chiropraktiker eine neue, eine spirituelle Dimension. Ich höre auf, den »Herrn Doktor« herauszukehren, frei nach dem Motto: *Schau mich an! Siehst du, wie wichtig ich bin?* Das Ego klammert sich daran. Natürlich muss ich mit Selbstvertrauen und Hingabe praktizieren. Aber das ist nicht genug. Ich brauche den Spirit! Alleine schaffe ich es nicht! Ich brauchte den Mut des Kolibris nicht nur, als ich Loren beim Sterben beistand. Ich brauche ihn jetzt! Das wahre Wesen der Heilung übersteigt das rein technische Können. Ich bin jetzt mit ganzem Herzen dabei. Meine Patienten merken das. Wenn ein Patient offen ist und ich in meiner Mitte bin, entsteht etwas Undefinierbares – ein Fluss heilender Energie. Es gibt keine Formel, um ihn zu aktivieren. Ich muss es fließen lassen. Gerade entdecke ich einen Garten voll mit Blumen der Gnade. *Es ist tatsächlich so einfach.*

ALBERTO

Es ist faszinierend, dass Klienten wegen Krisen zu mir kommen, die dann im Laufe der Zeit in andere, in größere und bedeutsamere Herausforderungen übergehen. Dass dies auch bei Richard der Fall war, wurde mir klar, als er auf das Thema Macht zu sprechen kam. Seine Antwort auf meine Frage: »Woran hältst du fest?«, traf bei mir ins Schwarze. Ich darf nicht vergessen, mir diese Frage selbst öfter zu stellen.

Wenn es eine Lektion gibt, die der Schamane lernen muss, dann ist es diese: Macht ohne Integrität kann gefährlich sein.

Es geschieht nur allzu leicht, dass ein Schamane der Verlockung der Macht um ihrer selbst willen erliegt. Als ich Richard zuhörte, erinnerte ich mich daran, dass ich häufiger beten und fasten muss, um mich mit dem Spirit verbunden zu fühlen und mir die Quelle meiner Macht und meiner heiligen Pflicht bewusst zu machen. *Vergiss niemals, wer du bist!* Auch an den Tagen der Dürre, wenn ich mich von der Quelle isoliert fühle, ist der Spirit immer in der Zuflucht meines Herzens gegenwärtig. Ich weiß es, aber ich kann seine Gegenwart nicht immer spüren. Doch ich weiß, wie ich die Verbindung wiederherstellen kann, und ich tue es immer dann, wenn ich merke, dass es mir an Nahrung fehlt. Am Abend nach der Unterhaltung mit Richard ertappte ich mich dabei, dass ich auf meinem inneren Berggipfel stand und den Schutz und die Unterstützung meiner schamanischen Ahnen in Anspruch nahm, die ihrer Bestimmung treu geblieben waren.

Ich dachte nicht, dass es irgendetwas gab, womit ich Richard wirklich überraschen oder erschüttern konnte, bis er mich eines Tages um Hilfe bat, weil er Schmerzen in der linken Schulter hatte und keines seiner chiropraktischen Mittel geholfen hatte. Der Schmerz sollte ihn auf fremdes, sogar beunruhigendes Terrain führen.

»Hmmm ... deine linke Schulter ist steif und schmerzhaft? Gab es da nicht einen Leguan, der auf dieser Schulter saß?«

Er lächelt trotz der Schmerzen.

Ich sage: »Lehn dich zurück, entspann dich ... atme tief durch.«

Richard glitt in einen Zustand der Ruhe, und das Problem war schnell gefunden. Eine fremde Energie hatte sich auf seiner Schulter niedergelassen. Ein verwirrter Geist hatte sich an ihn gehängt. Da ich wusste, dass Richard so gut wie nichts schrecken konnte, sagte ich schlicht: »Es hat sich ein Wesen an dich gehängt. Ich kann es sehen, dort, in deiner linken Schulter.«

»Ein was?!« Richard wäre beinahe aus dem Sessel gesprungen.

Ich wandte mich ab. Er sollte nicht merken, dass seine Reaktion mich überraschte. Er sollte sich von seiner Angst lösen, und ich wollte ihr mit meinem Gesichtsausdruck keine Nahrung geben. »Ein Wesen. Du bist ihnen doch schon begegnet, oder? In deiner Ausbildung?«

Er antwortete nicht, und die Frage blieb im Raum hängen. Ich ahnte, dass er wie viele Schülerinnen und Schüler der Four Winds Society einige der beunruhigenderen Aspekte der Energiearbeit zwar intellektuell erfasst hatte, aber nicht wirklich an das Gelernte glaubte. Viele Wesen sind harmlos, solange sie nicht an einem Menschen haften, aber dieses zapfte Lebenskraft aus seinem Energiefeld.

»Vielleicht ist es die physische Manifestation deiner emotionalen Last«, erklärte ich. »Ich spreche nicht nur von dem, was du mit Loren durchgemacht hast. Ich möchte auch noch einmal auf den Schamanen aus deiner Vergangenheit zurückkommen. Er trug eine andere Art von Last, die sogar seine Seele bedrohte.«

»Aber – ein Wesen!« Richards Reaktion verriet mir, dass ihm diese Vorstellung missfiel und er sich dagegen wehrte. »Das haut mich völlig um! Ich will damit nichts zu schaffen haben, Alberto!«

Ich glaube, da sprach der Chiropraktiker aus ihm. Ich hätte wohl Salzbäder, Salben und Sport verordnen sollen. Stattdessen griff ich zu meinem Extraktionskristall. Ich wusste, dass das eingedrungene Wesen automatisch von seinem Licht angezogen werden würde. Ich arbeite mit einem fehlerlosen dreizehnseitigen Quarz. Obwohl Richard empört war, dass ihm so etwas hatte passieren können, arbeitete er mit und sah sogar zu. Er war sprachlos. Das war sehr ungewöhnlich für ihn, aber später sagte er, er hätte das Wesen und seinen Abschied gesehen, während ich die Extraktion vornahm. Die Ausbildung hatte seine Fähigkeit geweckt, wie ein Schamane zu sehen.

Der Leguan in Richards Träumen war das Symbol einer alten Macht, die er missbraucht hatte. War die Erinnerung an diesen Machtmissbrauch in einem früheren Leben als Schamane echt, oder war es einfach eine Geschichte, die er in sich trug? Ich weiß es nicht. Aber ich weiß, dass diese Macht schal und schädlich geworden war und ich sie aus seinem Energiefeld entfernen konnte. Ich mache diese Arbeit lange genug, um zu wissen, dass ich nicht immer verstehen muss, was ich tue.

Inzwischen setzt Richard viele schamanische Techniken in seinem Beruf als Chiropraktiker ein. Erst neulich erhielt ich von ihm einige Zeilen, in denen er scherzte: »Ich bin wirklich froh, den Leguan los zu sein! Die Schmerzen sind weg!« Dann fuhr er etwas ernster fort:

> *Ich denke, dass sich mir noch viele weitere Dinge erschließen werden. Ich bin schon sehr gespannt. Diese Arbeit hat mir ein ganz neues Leben geschenkt. Ich habe das Gefühl, vor einer neuen Tür zu stehen! Ich habe keine Angst und brenne darauf hindurchzutreten. Wir machen es uns so schwer, dabei ist es genau, wie du sagst: »Es ist so einfach.« Die drei weißen Rosen sind für mich zum Symbol für Lorens Vermächtnis geworden.*

Als Richard zu mir kam, wusste er nicht, wohin der Spirit ihn führen würde. Mit seelischer und geistiger Aufgeschlossenheit folgte er ihm auf seine eigene unnachahmliche Weise. Die Reise führte ihn zu spirituellen Einsichten und schamanischen Gaben. Der Preis war hoch. Doch nach dem zu urteilen, was ich bislang gesehen habe, wird er sie so lange fortsetzen, bis er zu jener *strahlenden Wahrheit* geworden ist, die er mitangesehen hat und zu verkörpern hofft. Dies ist ein bekanntes Motiv der Legenden über die schamanische Einweihung, bei der man sich dem Tod stellt und Verluste überwindet, um seiner Berufung auf eine neue und bessere Weise zu folgen, bis sie zur Wahrheit wird.

5

Das Herz im Jenseits heilen

Es ist nicht leicht, einen geliebten Menschen zu verlieren – erst recht nicht, wenn es sich dabei um das eigene Kind handelt, wie es David widerfahren ist. Ich weiß nicht, ob man einen solchen Verlust je wirklich überwinden kann. Als Schamane versuche ich, nicht nur den trauernden Hinterbliebenen, sondern auch der Seele des Verstorbenen beim Übergang zu helfen. Ich wusste, wenn ich David helfen wollte, würde ich auch seinem Sohn helfen müssen, in die spirituelle Welt hineingeboren zu werden. Der Junge war mit zwei weiteren Menschen bei einem schrecklichen Autounfall ums Leben gekommen, und nun waren drei Seelen zwischen den Welten in einem Albtraum gefangen, aus dem sie nicht erwachen konnten – ohne zu ahnen, dass sie körperlich nicht mehr am Leben waren. Ich würde David davon erzählen und ihm auch erklären müssen, was das mit seinem Herzleiden zu tun hatte. Oder sollte ich sagen, mit seinem leidenden Herzen?

David war Kardiologe und kam mit einem von Trauer zerfetzten Herzen zu mir. In seinem Kampf um Heilung musste er die Lehren und Überzeugungen seines Berufsstandes transzendieren.

David kam zu mir in der Hoffnung, die schamanische Medizin könne seinen Gesundheitszustand verbessern. Er hatte wie alle Ärzte unerklärliche Genesungen erlebt. Warum sollte er diese Möglichkeit ausschließen? Ich wusste, dass er sich auch von seinem Verlust erholen musste. Seine Frau Mary hatte angedeutet, dass ich helfen könne. David stand meiner Arbeit skeptisch gegenüber, aber sein Schmerz war so groß, dass er zu allem bereit war, um ihn zu lindern.

Ich habe gelernt, mit den Geistern zu sprechen. Zwar habe ich eine wissenschaftliche Ausbildung, aber ich wurde von einem afro-kubanischen Kindermädchen großgezogen, das regelmäßig mit dem Spirit und den Geistführern ihrer afrikanischen Tradition kommunizierte. Auf diese Weise lernte ich die geistige Welt kennen, bevor ich in ganzen Sätzen sprach. Manche Menschen können die Botschaften von Geistern wie Davids Sohn Tim sehen oder hören. Ich erlebe die Kommunikation als das Gefühl, etwas mit Sicherheit zu wissen, obwohl es keine logische Erklärung dafür gibt. Tim wusste, dass er keinen physischen Körper mehr hatte, und er war damit versöhnt. Er ließ es mich wissen, als ich das erste Mal mit seinem Vater arbeitete.

Davids Frau sprach stille Gebete, um sich von Tim zu verabschieden und seinen Tod zu akzeptieren. Doch Davids Trauer fesselte seinen Sohn an die Erde und an eine Welt, von der er kein Teil mehr war.

Im Laufe der Sitzungen mit David wuchs mir Tim, der seinen Vater zu allen Behandlungen in mein Büro begleitete, sehr ans Herz. Anfangs unterstützte ich David vor allem um seines Sohnes willen bei der Trauerbewältigung, damit Tim seine Reise in die geistige Welt fortsetzen konnte.

DAVID

Der Monitor taucht das dunkle Arbeitszimmer in ein unheimliches Licht. Ich tue das, was ich abends häufig tue: Ich sehe mir Videos von kaputten Herzen an. Ich mag diese ruhigen Momente, in denen ich mich ganz einem einzigen Patienten widmen, mich auf ihn konzentrieren und darüber nachdenken kann, was zu tun ist – wenn überhaupt etwas zu tun ist. Hoffentlich werde ich dabei nicht gestört. Es geht schließlich um Leben und Tod.

Ich starre auf ein Herz, bei dem eine schwere Mitralklappeninsuffizienz festgestellt wurde. Ohne Operation wird es der Kerl wohl nicht schaffen. Ich sehe zu, wie die verschlungenen blauen und roten Lichtströme stockend versuchen, die Klappe zu passieren, wie sie rückwärts und dann wieder vorwärtsfließen. Ich kehre zum Anfang des Videos zurück und spiegle damit die Rückwärtsbewegung auf dem Bildschirm. Ich sehe mir die Aufzeichnung immer wieder an und spüre eine Synchronizität mit dem Klopfen in meiner Brust.

Dieses Herz ist für mich von besonderem Interesse. Ich empfinde Vertrautheit, kann aber keine Verbindung zu ihm herstellen. Dabei ist es mein eigenes Herz, das ich betrachte. Ich dachte, ich hätte einen Zugang zu diesem lebenswichtigen Organ. Schließlich bin ich Kardiologe, und Herzen sind mein Leben. Ich hätte merken müssen, dass etwas nicht stimmt. Aber es gab keine Warnung, keinerlei Anzeichen für ein Herzproblem. Alles schien in Ordnung. Doch das war, *bevor* ich erfuhr, dass mein Sohn – mein einziger Sohn – vor zweiundsiebzig Stunden bei einem Autounfall gestorben ist.

Allein der Gedanke an Tim bringt mir mein Herz deutlich zu Bewusstsein. Das Pochen in meinen Ohren ist wie das Läuten der Totenglocke. Läutet sie für Tim oder für mich? Wir stehen – *standen* uns so nahe. Die Last erdrückt mich, ich sacke nach vorne und strecke die Arme aus, um mit den Händen das Licht des Bildschirms zu verdecken. Ein Schluchzen dringt aus meiner Kehle und durchbricht die Stille. Die Nacht ist so tief, tief wie die Seele. Ich verliere mich in unendlicher Trauer.

Ich spüre eine Hand auf meiner Schulter, die mit stummem Druck Mitgefühl zum Ausdruck bringt. Ich erkenne die Berührung. Es ist meine Frau Mary. Ich lege meine Hand auf ihre. Auch Mary trauert, sie kennt die Trauer, wie nur Eltern sie kennen können. Ich will sie in den Arm nehmen, will ihr sagen, dass ich sie verstehe und wie sehr ich mit ihr fühle. Doch ich schweige. Kein Wort durchdringt die Mauern, mit denen ich mich umgebe. Ich muss den unerträglichen Schmerz des Verlusts fest an meine Brust drücken. Aber Mary ist stärker als ich. Sie wagt es, mit ihrer Gegenwart und ihrer sanften Stimme die Dunkelheit zu durchdringen: »Geh zu ihm, David! Geh zu dem Schamanen.«

Es sollten Monate vergehen, bis ich in der Lage bin, mit den Spitzenkardiologen des Landes zu sprechen – von einem Schamanen ganz zu schweigen. Die medizinischen Fachleute bestätigen lediglich, was ich ohnehin weiß. *Ich muss operiert werden – und zwar sofort!* Wenn ich es aufschiebe, könnte es zu spät sein. Der Herzmuskel wird sich mit Sicherheit vergrößert und die Pumpleistung verschlechtert haben. Am Ende entscheide ich mich fürs Abwarten. Das ist der Feigling in mir! Vielleicht wissen Ärzte einfach mehr, als gut für sie ist. Wenn mein Herz mitmacht, wunderbar. Wenn Anzeichen von Insuffizienz auftauchen, werde ich mich wohl operieren lassen.

Ich habe bei einem großen Pharmaunternehmen das Sagen. An der Studie, an der wir zurzeit arbeiten, sind zwanzigtausend Patienten und achthundert Ärzte in aller Welt beteiligt. Es geht um Millionen von Dollar, der Druck ist unvorstellbar. Aber nichts ist schlimmer als der Verlust eines Kindes. Mein

Herz ruft mit Hiob: *Wenn man doch meinen Kummer wägen und mein Leiden zugleich auf die Waage legen wollte! Denn nun ist es schwerer als Sand am Meer.*

Ich strample weiter, um nicht unterzugehen. Ich bin erschöpft – ausgelaugt. *Mach einfach weiter, alter Junge. Bleib in Bewegung* ... Als könnte ich der Trauer entfliehen, die mich zerreißt ... Meine Forschung ist meine Rettung, aber wie lange kann ich den Kopf noch über Wasser halten, wenn die Tränen weiter fließen?

Es ist schwer, sich Mary zu widersetzen, aber ausgerechnet ein *Schamane*? Sie beschäftigt sich seit einigen Jahren mit dem Schamanismus und sagt, ich könne etwas »Energiemedizin« brauchen. Im Medizinstudium haben wir bestimmt nichts dergleichen gelernt! Eines Tages liegt das Buch *Das geheime Wissen der Schamanen* auf meinem Schreibtisch – Marys zarter Hinweis an mich.

ALBERTO

Die Berglandschaft, in der ich lebe, hat etwas Erhabenes, das die Seele nährt: Die schiere Schönheit, Einsamkeit, Stille und der feste Boden unter den Füßen schenken mir neue Kraft. Und genau das brauche ich jetzt. Heiler sind besonders anfällig für Erschöpfung, daher ist es wichtig, eng mit der Natur verbunden zu bleiben. Ich genieße den Luxus, im Wald spazieren zu gehen, zu meditieren und einfach zu *sein*. Sogar der Lebensmitteleinkauf ist eine erdende Erfahrung. Um mit dem Alltäglichen in Kontakt zu kommen, gibt es nichts Besseres, als einen Einkaufswagen zu schieben.

Ihre Heilung veranlasst meine Patienten, sich mit ihrer Bestimmung auseinanderzusetzen und sich zu fragen, was die Zukunft bringen wird. Das gilt auch für mich: Auch ich muss standhaft bleiben und weiter tun, was von mir verlangt wird. Es ist immer Arbeit da und wartet auf mich. Ich könnte jeden wachen Moment mit Arbeit verbringen, und es gäbe doch immer noch mehr zu tun. Der Strom der Heilungssuchenden reißt nicht ab, und meine Berufung ist es zu helfen.

Das war nicht immer so. Lange Zeit verstand ich mich als medizinischer Anthropologe, der die Arbeit der Schamanen, die ihn unterrichteten, dokumentierte. Später erkannte ich, dass ich mich für dieses Forschungsgebiet interessierte, um mich und meine Vergangenheit zu heilen. Schließlich wurde mir klar, dass meine Heilung erst abgeschlossen sein würde, wenn auch ich zum Heiler wurde und lernte, anderen zu helfen.

Ich darf nicht daran denken, was ich alles tun könnte, statt über eine Bergwiese zu laufen oder einen Einkaufswagen durch einen Gang im Supermarkt zu schieben. Ich muss mir ins Gedächtnis rufen, dass all unser Tun spirituell ist. In der schamanischen Welt gibt es keine Schubladen mit der Aufschrift »weltlich« oder »spirituell«. Gelegenheiten, Verbindung mit dem Spirit aufzunehmen, gibt es überall, und wenn wir sein stetes Wirken vergessen, kann die erhabenste Arbeit banal werden.

Ich bereite mich gerade auf einen Vortrag in Phoenix vor, als mich ein merkwürdiges, aber vertrautes Gefühl überkommt. Es ist eine Art spirituelles Anklopfen. Zuweilen durchbricht die Kommunikation die Grenzen des Raums. *Irgendetwas, irgendjemand versucht mit mir Kontakt aufzunehmen.*

Als ich dann in Phoenix bin, fahre ich die Antennen aus und halte Ausschau nach der Kraft, die bei mir angeklopft hat. Sofort, als ich den Vortragssaal betrete und zum Podium gehe, kommt ein Mann auf mich zu. Er stellt sich als Dr. David Epstein vor, Kardiologe. Sein Händedruck ist fest, aber seine Hand ist kalt. Er schildert seine Situation in knappen, nüchternen Worten. Trotzdem spüre ich eine gewisse Dringlichkeit.

Sein ganzer Körper strahlt nackten Schmerz aus, als rufe er laut um Hilfe. Ich spüre seinen Wunsch nach Heilung, als er fragt, ob ich eventuell etwas für ihn tun könne. »Komm zu mir, möglichst bald«, erwidere ich.

Die Zeit wird zeigen, ob ich ihn wiedersehen werde. Manchmal treten dringend hilfsbedürftige Menschen an mich heran, von denen ich nie wieder etwas höre. Aber bei David habe ich irgendwie das Gefühl, dass er sich tatsächlich melden wird. Vielleicht war es die Art, wie er mich »Doktor« nannte. Es war weniger eine Respektsbezeugung als vielmehr der Versuch, sich vom Wert meiner Arbeit zu überzeugen.

DAVID

Zufälligerweise war der Saal, in dem Dr. Villoldo seinen Vortrag hielt, nur acht Kilometer von unserem Haus entfernt. Ich entschloss mich hinzugehen – Mary zuliebe. Im Augenblick würde ich alles für sie tun, und sie hatte gesagt: »Geh besser, sonst ist was los!« Als ich dort war, spürte ich sofort eine Verbindung zu dem Schamanen und hatte das starke Gefühl, dass er mir helfen konnte. Er war ein guter Redner, aber es war die Kraft hinter seinen Worten, die mein dickes medizinisches Fell durchdrang.

Nach längeren inneren Debatten vereinbarte ich einen Termin mit Dr. Villoldo in seinem Büro in Los Angeles. Doch bis dahin war ich an einem Ort lähmender Trauer gefangen, die mich verschlang.

Kein Wunder, dass ich Herzprobleme hatte. Mein Herz war entzweigebrochen! Ich hatte meinen einzigen Sohn verloren, einen wunderbaren jungen Mann von zweiundzwanzig Jahren, der gerade erst das Studium an der University of California in Los Angeles mit Auszeichnung abgeschlossen hatte.

Mein Herz war gebrochen. Es lief aus, ließ buchstäblich mein Herzblut entweichen, wollte meine körperliche Existenz nicht mehr nähren, bedrohte meine Bindung an diese Welt. Ich wusste, dass zwischen meinem Sohn und meinem Herzen ein Zusammenhang bestand. Aber wie spricht man als Kardiologe darüber?

ALBERTO

»*Was* soll ich tun?«

Diese Frage sollte ich von David immer wieder hören. Stets wurde sie in einem ungläubigen Tonfall vorgebracht, der besagte: »Vergiss nicht, du sprichst mit einem Arzt! Ich fordere wissenschaftliche Forschungen und Beweise!« Mein neuer Klient, der bei unserer ersten Begegnung vor zwei Wochen so respektvoll gewesen war, der meinen Lehren gegenüber so offen gewirkt hatte, war entsetzt.

Davids Medizinerverstand wehrte sich gegen meine Worte. Er konnte nicht über seinen Sohn sprechen, ohne zu weinen. Seine Tränen waren wie eine rituelle Waschung. Vielleicht steckte mehr als Trauer dahinter. Vielleicht hatten sie ihre Wurzeln in unbegründeten Schuldgefühlen. Ich wollte ihm die Möglichkeit geben, etwas zu *tun*, wollte ihm mit erdenden Übungen durch diese Zeit nackter Trauer helfen. Die von mir beschriebenen schamanischen Übungen kamen ihm fremd vor, und ich wusste, es würde ein Weilchen dauern, die Kluft zwischen der westlichen Schulmedizin, in die er so viel Vertrauen setzte, und dem Schamanismus zu überbrücken.

Vor allem in der ersten Sitzung mit einem neuen Klienten gibt es Momente, in denen wir einfach reden. Ich lasse den Menschen so viel Zeit, wie sie brauchen, um ihre Geschichte zu erzählen. David ist ein redseliger Mensch, aber damit die

Worte wie eine erlösende Flut aus ihm herausströmen konnten, musste er den Damm aus Angst und Isolation brechen. Ich hörte zu, während er die Probleme schilderte, von denen er sich bedrückt fühlte. Ich wusste, es war ein wichtiger Aspekt der Heilung, die Worte fließen zu lassen. Aber als ihr Fluss sich verlangsamte, kam ich sofort zum Punkt.

»Deine Trauer lähmt dich, David. Es findet keine Heilung statt. Ich weiß, du hast das Gefühl, in einer Sackgasse zu stecken. Aber es gibt durchaus etwas, was du tun kannst.« Damit appellierte ich sowohl an den Mann als auch an den Wissenschaftler in ihm. Jede vermeintlich noch so kleine Handlung kann in der Lage sein, Energie in Bewegung zu bringen und sogar die emotionalen Schleusen zu öffnen. Genau das brauchte David in diesem Augenblick. Ich erklärte ihm einige Übungen. Ich hatte vor, mich in erster Linie auf die Heilung seiner Trauer zu konzentrieren – in der Hoffnung, dass die Heilung seines Herzens folgen würde.

Ich versuche stets, die Weltanschauung meiner Klienten zu respektieren und mich einer Sprache zu bedienen, die sie verstehen, mit Metaphern, die ihnen etwas sagen. Da David Jude ist, beschloss ich, jüdische Elemente in eine schamanische Übung einzubauen. Ich schlug ihm vor, zu Hause einen Altar zum Andenken an seinen Sohn zu errichten. Ich sagte: »Zünde dort jeden Freitagabend die Sabbatkerzen an«, und ermutigte ihn so zu einer Zeremonie der Erinnerung und der Liebe. Angesichts dieses vertrauten Elements, das ihm helfen würde, sich seinem Sohn verbunden zu fühlen, erhellte sich Davids Gesicht. Ich spürte, wie sein Widerstand gegen meine Methoden schwand. Immerhin besteht der erste Schritt der schamanischen Heilung darin, sich tief in den Patienten einzufühlen und ein Gefühl von Zusammengehörigkeit zu erzeugen.

Wir dachten über weitere Möglichkeiten nach, seine Trauer zu lindern. Denn solange sein Herz darin gefangen war, konnte es nicht heilen. Ich machte ihm klar, dass er die Trauer loslassen musste: »Du musst sie ›veräußerlichen‹, von deiner Person trennen.« Ich wusste, dass er sich dagegen wehrte. Einem Teil von ihm war klar, dass ihn nur seine Trauer noch mit seinem Sohn verband.

»Wie soll ich das anstellen?«

Ich erklärte ihm eine weitere Übung, die er machen konnte, um sich daran zu erinnern, dass er durchaus Veränderungen bewirken konnte. »Lass deinen ganzen Schmerz heraus. Geh in den Garten und such dir ein kleines Stöckchen. Halte es behutsam und liebevoll in deinen Händen, während du die Trauer sammelst, die jede Zelle deines Körpers durchdringt und dein Herz tränkt. Hauche den ganzen Schmerz in das Stöckchen. Fühle, wie leicht dein Herz nun ist – frei von all der Traurigkeit. Übergib das Stöckchen dem Feuer. Du kannst es im Freien verbrennen oder in deinem Kamin. Lass zu, dass das Feuer deine Trauer ganz und gar verschlingt und aus der Wunde in deinem Herzen einen Quell der Gnade macht. Diese Übung hat nur den einen Zweck, dich zu wandeln. Halte an diesem Vorsatz fest!«

Dies war die Beschreibung einer klassischen schamanischen Feuerzeremonie. David verstand sie als Erweiterung der vorangegangenen Übung und konnte sich davon befreien, immer zuerst für alles eine Erklärung haben zu müssen, ehe er einwilligte, die Übungen auszuprobieren. Ich hatte ihm eine Aufgabe gegeben, von der ich wusste, dass er sie erfüllen würde. Wir machten Fortschritte. Schmerz ist eine starke Motivation.

Die Sitzung mit Alberto war anders, als ich erwartet hatte. Ich war auf alles vorbereitet – das Exotische, das Dramatische, ein paar Federn vielleicht, egal. Aber wir unterhielten uns nur. Andererseits war das genau das, was ich brauchte. Es war eine große Erleichterung, mir alles von der Seele reden zu können! Albertos Worte waren weise und trafen ins Schwarze. Er schien mehr über mich zu wissen als das, was ich ihm erzählte. Als ich ging, drang zum ersten Mal ein Lichtschimmer in diese schreckliche Dunkelheit. Und ich konnte etwas *tun*, was mich vielleicht von diesem schrecklichen Gefühl völliger Ohnmacht befreien würde.

Ich machte die Feuerübung, aber eine andere von Alberto empfohlene schamanische Technik sprach mich noch mehr an. Ich sollte mir einen Ort im Freien suchen, an dem ich mich hinstellen und Mutter Erde meine Tränen zum Geschenk machen konnte. Alberto hatte eindringlich gemahnt: »Verschwende sie nicht! Nutze die Fülle deiner Tränen, die zurzeit wie ein steter Quell in deinem Leben sprudeln. Betrachte sie als Sakrament. Als *heilig*. Hauche deine Trauer in einen Gegenstand, der dir etwas bedeutet, sodass er die Essenz dieser Tränen in sich trägt.«

Ich stand im goldenen Licht des Sonnenuntergangs auf dem gepflegten Rasen in unserem Garten, die Füße fest auf dem Boden, die Hände liebevoll und zärtlich um einen Baseball gelegt. Meine Tränen ließen die harte Kugel vor meinen Augen verschwimmen, die einige der teuersten Erinnerungen an meinen Sohn in sich barg. Am liebsten wäre ich ins Haus gelaufen, hätte den Baseball in seinem alten Zimmer versteckt und den Fernseher angemacht, um mich von meinen Gefühlen abzulenken. *Lauf!* Ich tat es nicht. Ich spürte, dass ich bereits Kurs auf mein Ziel genommen hatte und es kein Zurück mehr gab. Es stand zu viel auf dem Spiel.

Genau an dieser Stelle hatten Tim und ich zum letzten Mal mit diesem Ball gespielt. Wir hatten ihn langsam hin- und hergeworfen, ohne uns zu messen, und dabei über die alltäglichen Dinge gesprochen, über die Väter und Söhne eben miteinander sprechen. Nichts Wichtiges. Tim hatte den Ball gefangen, kurz innegehalten und gestanden, dass er darüber nachdachte, nach Abschluss seines Studiums ein Probetraining für die Aufnahme in eine der unteren Profiligen zu absolvieren. Er wollte wissen, wie gut er wirklich war. *Was hältst du davon, Dad?*

Die Erinnerung durchbohrte mich wie ein Messer, und meine Hände schlossen sich noch fester um den Ball. Ich spürte Tims Gegenwart so stark, als stünde er dort. Mit seinen breiten Wangenknochen, seinem kräftigen Kinn, dem dichten Schopf schwarzer Haare und dem ratsuchenden Blick aus Augen, die verrieten, dass er eine alte Seele und weiser war, als seine Jahre es vermuten ließen – und trotzdem auf Ermutigung von seinem Vater hoffte. Die ganze Welt lag ihm zu Füßen.

Als ich jetzt im Garten stand, empfand ich die Freude, die er mir geschenkt hatte. Ich konnte die Tränen nicht zurückhalten, die meinen Blick trübten, über meine Wangen liefen und auf Mutter Erde herabtropften. Ich war verloren. *Verloren.*

Wie gelähmt stand ich da. *Herr steh mir bei! Was hat Alberto gesagt? Ach ja … hauche dem Gegenstand deine Trauer, deine Angst, den ganzen Schmerz ein.* Ich hob den Baseball an meine Lippen und holte Splitter nackten Schmerzes aus den Sohlen meiner Füße, aus meinem Oberkörper, meiner Brust und meinem Herzen empor. Mit der Präzision eines Chirurgen durchsuchte ich meine Seele und sammelte all diese Emotionen ein, um sie an meine Lippen zu führen. Dann blies ich den brennenden Schmerz in den Baseball, der nun ein Kelch randvoll mit konzentriertem Kummer war. Ich verspürte den Impuls, ihn an mein Herz zu drücken, aber stattdessen schleuderte ich ihn und mit ihm meinen Kummer ins Dunkel der Nacht.

Du kannst dich auch an deinen Sohn erinnern, ohne ein gebrochenes Herz zu haben. Die Worte des Schamanen brannten mir im Gedächtnis. Ich sehe dem Tag entgegen, an dem ich den Baseball zurückholen werde und er die Freude, nicht den Schmerz der Erinnerung in sich trägt.

ALBERTO

Im letzten Jahr war David einmal im Quartal bei mir. Die Schamanen glauben, wir seien keine körperlichen Wesen, die eine spirituelle Erfahrung machen, sondern spirituelle Wesen, die eine körperliche Erfahrung machen. Dementsprechend hatte bislang eher Davids Geist als sein Körper im Mittelpunkt meiner Arbeit gestanden. Die schamanischen Techniken zielen eher auf sein trauerndes als auf sein physisches Herz. Ich weiß, dass die Heilung des Ersteren auch Letzteres beeinflussen wird. Inzwischen hat sich sein Widerstand gegen diese Vorstellung etwas gelegt.

Da allmählich ein Gefühl von Frieden in seiner Seele einkehrt, ist meiner Ansicht nach die Zeit gekommen, auch das physische Herz anzugehen. David sagte von Anfang an, er würde eine Verbindung zwischen seinem Sohn und seinem Herzen spüren. Er hat diese Erkenntnis in die Arbeit eingebracht. Er kann die Verbindung nicht genau beschreiben; er weiß einfach, dass es sie gibt. Ich bin mir sicher, dass er nun für den nächsten Schritt seiner Selbstheilung bereit ist.

»Dein Herz ist wie ein stehender Tümpel – und stehende Gewässer sind faulig und leblos. Wir müssen den Fluss des Lebens wieder in Gang bringen. Bislang haben wir bei deiner Heilung die Mauer der Trauer eingerissen, um dein Herz von allen Blockaden zu befreien. Jetzt wird es Zeit, uns auf ein neues Aufbranden des Lebens zu konzentrieren.«

Ich bitte David, die Augen zu schließen. Dann halte ich kurz inne.

»Atme tief und langsam ein und aus. Atme langsam ein und aus. Spüre, wie die Spannung von dir abfällt, während du auf deinen Atem achtest. Ein und aus, ein und aus. Sieh vor deinem inneren Auge das Bild eines stillen Teichs. Sieh, wie der Strom des Blutes in den Teich deines Herzens fließt und ruhig weitergepumpt wird – ohne stillzustehen, ohne zu stagnieren.«

David sitzt reglos da und visualisiert die Zirkulation des Blutes, den genauen Weg durch Gefäße und Arterien. Dank seiner kardiologischen Ausbildung verfügt er über einen genauen Plan, und ich vermute, er wird die Konzentration mühelos auf diesem geistigen Bild halten können.

»Und wenn du schon dabei bist, dann sprich auch mit deinem Herzen! Jedes Organ, jede Zelle deines Körpers verfügt über eine eigene Intelligenz. Gib deinem Herzen die Erlaubnis zu heilen. Es muss diese Worte von dir hören. Und hör ihm zu. Du wirst überrascht sein, was es dir zu sagen hat.«

Von David, dem Wissenschaftler, ist das vielleicht etwas viel verlangt. Aber er spürt, dass es in seiner Macht steht, sein Herz zu verändern. Ich glaube, er weiß inzwischen, dass es viel mehr ist als ein lebenswichtiger Muskel. Es ist ein lebendiges Organ, mit dem er kommunizieren kann. So, wie wir unsere Einstellung verändern können, können wir auch unser Herz verändern.

Ich hatte mit Davids Herzchakra gearbeitet. Es hatte seine symmetrische Kegelform verloren und sich zu einer Ellipse verformt. Wenn jemand ein so starkes Trauma erleidet wie David, ist es nicht ungewöhnlich, dass ein Chakra in Mitleidenschaft gezogen wird und seine natürliche Form verliert. Bei jeder unserer Sitzungen musste ich sein Herzchakra aufbauen, da es seit der letzten Behandlung wieder seine Form verloren hatte. Und David konnte Tim erst loslassen, wenn die Struktur seines Herzchakras wieder stark und wenn sein »energetisches« Herz genesen war.

Aber David war nicht mein einziger Patient. Nach – und manchmal sogar während – der Sitzung arbeitete ich auch mit Tim und löste die energetische Verbindung zu seinem Vater. Schamanen interessieren sich mehr für Energie als für Emotionen. Davids Gefühle für seinen Sohn konnte ich als energetisches Band wahrnehmen, das von seinem Herzchakra zum Geist seines Sohnes verlief. Es war ein Kommunikationskanal, der Vater und Sohn noch immer verband – allerdings auf ungesunde und schmerzliche Weise. Es steckt sehr viel Wahres in der Redensart, dass wir lernen müssen zu lieben, ohne Bedingungen daran zu knüpfen. In diesem Fall waren die Fesseln so dick wie mein Handgelenk. Die verschlungenen Lichtfäden ketteten David an seine Trauer und hinderten Tim daran, mit seinem neuen Leben in der unsichtbaren Welt zu beginnen. Diese Fäden können Geister an Orte binden, an denen sie einmal gelebt haben, und an Menschen, die sie einmal geliebt oder verletzt haben.

DAVID

Es geschah auf dem Weg vom Wagen zu Albertos Büro. Es war einer dieser typischen sonnendurchfluteten Tage, und ich dachte an das, was ich in der Sitzung sagen wollte. Mit einem Mal spürte ich etwas in meiner Brust, eine Art Schwingung. Sie war schwach, aber deutlich. Es fühlte sich an, als würde sich etwas öffnen! Ich weiß nicht, wie ich es sonst beschreiben soll. Ich wusste, es war keine Herzrhythmusstörung. Trotzdem wuchs meine Besorgnis, da ich keine Ahnung hatte, was vor sich ging. Ich sprach sofort mit Alberto darüber. Ich suchte nach Worten, da diese Erfahrung nicht so leicht zu beschreiben ist.

»Man könnte sagen, dass dir das Herz aufgegangen ist«, erwiderte Alberto. »Dieser Vorgang betrifft nicht das physische Herz, da hast du recht. Du hast dein Herzchakra, den Energiewirbel in der Mitte deiner Brust gespürt, hast seine Energie und seine Bewegung wahrgenommen. Das Herzchakra kannst du dir wie eine Sonnenblume vorstellen, die sich zum Licht dreht und sich öffnet, um es aufzunehmen. Dein Herzchakra öffnet sich gerade. Ich kann sehen, wie es sich im Uhrzeigersinn dreht. Zum ersten Mal sind seine Ränder glatt und rund, ist es in Form und Funktion perfekt.«

Bei Albertos Worten zog der Kardiologe in mir spöttisch die Augenbraue hoch. Ein rotierendes Chakra? Aber ich drängte den Skeptiker zurück, wurde zum Schüler und hörte aufmerksam weiter zu.

»Konzentriere dich jeden Tag mindestens zwei Minuten auf dein Herz, reinige es von alten, abgestandenen Energien und fülle es mit Licht.«

Er demonstrierte diesen Vorgang Schritt für Schritt, und ich wiederholte die Bewegungen, anfangs noch etwas unbeholfen. »Es funktioniert wie das Reinigen einer Wunde. Du weißt, wie das geht, also nutze deine medizinischen Kenntnisse.« Ich nickte, denn ich verstand den Zusammenhang und fand Gefallen an der Vorstellung, mein medizinisches Fachwissen in die schamanische Arbeit einbringen zu können.

Am Ende der Sitzung kam Alberto noch einmal auf das Thema Trauer zurück. »Tims Verlust ermöglicht dir eine intensive Begegnung mit dem Spirit. Du kannst enorme Fortschritte machen, große Gnade finden und deinem Leben mehr Breite und Tiefe verleihen. Ein so großer Verlust verändert dich. Was Tim angeht, so spüre ich seine Sorge um dich und deine Unfähigkeit, den Verlust zu bewältigen – und um das Ausmaß deiner Trauer.«

Ich wusste nicht genau, wie ich auf diese nüchternen Ausführungen über den Geist meines Sohnes reagieren sollte, den Alberto im Raum wahrnehmen konnte, wie er mir versicherte.

»Was dich betrifft«, fuhr er fort, »so stehst du vor der Schwierigkeit, dass du ihn ausgerechnet an der Schwelle zum Leben loslassen und den schieren Schmerz des Verlusts bewältigen musst. Er hat Frieden gefunden und ist bereit, seine Reise fortzusetzen, die nun durch die geistige Welt führt. Soviel ist klar. Aber dass du so an ihm hängst, hält ihn zurück. Die Verbindung zu kappen war hilfreich, aber wir werden es noch ein paar Mal wiederholen müssen. Das Band ist sehr stark. Du musst ihm beim Übergang in seine spirituelle Heimat helfen, und ich kann dich dabei unterstützen. Da ist auch ein großes leuchtendes Wesen, das dir dabei zur Seite stehen wird.«

Rotierende Chakras, Geister und leuchtende Wesen ... der Chirurg in mir wehrte sich gegen Albertos Worte, aber ich hörte weiter zu. Dass ich Tim loslassen, unsere Verbindung lösen musste, war hart. Aber der Glaube, dass ich eine Aufgabe hatte, dass ich mich selbst heilen und Tim bei dem helfen musste, was er zu tun hatte, ermöglichte es mir, das, was ich gerade durchmachte, von einer erhöhten Perspektive zu betrachten. Vielleicht würde mir der schreckliche Schmerz des Verlusts eine ganz neue Lebensaufgabe, einen ganz neuen Lebenssinn bescheren.

Ich durfte mich nicht mehr so sehr mit meinem gebrochenen Herzen oder mit Tims Tod identifizieren. Da ich jede Hilfe brauchen würde, besann ich mich auf meine religiösen Wurzeln, wie Alberto mir geraten hatte. Mit Hilfe des Schamanen fand ich Zugang zu den höheren Bewusstseinszuständen, die für die Heilung nötig sind, was sich als Wendepunkt meiner Reise erweisen sollte.

Freitagabend. Sabbat. Ruhe. *Ruhe in Frieden.* Als die Sonne hinter dem Horizont verschwand, stand ich an dem Altar, den ich in einer Ecke meines Arbeitszimmers errichtet hatte. Ich hatte ihn mit persönlichen Gegenständen aus Tims Leben geschmückt: seinem Baseballhandschuh, dem kostbaren Baseball und seinem Collegering. Es waren nur ein paar Dinge, um seiner zu gedenken. Ich entzündete die große weiße Kerze auf dem Altar und musste lächeln, weil mir klar wurde, dass die beiden Traditionen miteinander verschmolzen. *Spirit kennt keine Grenzen!*, dachte ich. Das markante Gesicht meines Sohnes erstrahlte in dem feierlichen Licht. Er schaute aus einem Bilderrahmen, den ich auf den Altar gestellt hatte. Es war das letzte Foto von ihm. Wir hatten es bei seiner Abschlussfeier an der Universität gemacht. Es fing seine Lebensfreude, seine innere Stärke ein. Es erzählte mir von einem Leben, das voll ausgekostet wurde, aber leider auch von einer ungelebten Zukunft.

Ich hob die Arme, um meinen jüdischen Glauben zu feiern, in dem Vertrauen darauf, dass er mir die Kraft geben würde, die ich so dringend benötigte, und begann zu beten. *Schenke seiner Seele Zuflucht im Schatten deiner Flügel. Tu ihm den Weg des Lebens kund …*

Ein Leben bemisst sich nicht nach der Länge der Tage oder Jahre.

Alberto hatte mich darauf aufmerksam gemacht, dass ich meinen Weg unabhängig von Mary gehen musste. Sie befand sich auf ihrem Genesungsweg, ich auf meinem. Dennoch konnten wir einander unterstützen und Mut schenken. In diesem Sinne ließen wir uns an jenem Freitagabend mit dem Abendessen Zeit und unterhielten uns lange. Ich erzählte ihr, was Alberto mir bei meiner letzten Sitzung mitgeteilt hatte. »Tim hat Frieden gefunden, Mary. Er ist bereit, seine Reise in die …« Die Worte blieben mir im Halse stecken. »… in die geistige, die leuchtende Welt fortzusetzen, aber die Verbindung zu mir hält ihn zurück.« Mein gesenkter Kopf, mein auf den Boden fixierter Blick verrieten mein Bedauern, vielleicht auch meine Beschämung darüber.

»Alberto hat recht. Lass ihn gehen … lass ihn gehen«, sagte Mary. In ihren Augen glitzerten ungeweinte Tränen. Ich wusste, sie sprach nicht nur zu mir, sondern auch zu sich selbst.

Wir trauern immer noch um unseren Sohn. Alberto hat niemals angedeutet, dass wir es nicht tun sollten. Indem wir trauerten, konnten wir Tim sogar helfen, seinen Weg fortzusetzen und Ruhe zu finden. Albertos Worte gelangten in die tiefsten Winkel meines Herzens: *Lass ihn zu seinem Ursprung zurückkehren!*

Allmählich wird mir klar, dass Tims Reise nicht zu Ende ist, sondern auf ungeahnte Weise weitergeht. *Da hast du mir ein schönes Schnippchen geschlagen, mein Sohn!*

ALBERTO

Davids Gelächter war der wunderbare Klang der Heilung. Ich hatte gesagt, er sei zwar ein guter Arzt, aber noch kein Heiler. Das schien ihm wohl etwas weit hergeholt. Er war noch zu sehr damit beschäftigt, seine Trauer und sein Herz zu heilen, um an seine Zukunft zu denken. Das war verständlich. Die Gegenwart ist für ihn noch zu schmerzhaft. Er wollte mir wohl erklären, warum er gelacht hatte, denn er sagte augenzwinkernd: »Ein Heiler? Dafür bin ich nicht alt genug! Lass mich dir eine Geschichte erzählen …

Sie hat sich vor zwanzig Jahren zugetragen. Tim war gerade zwei Jahre alt, wir machten Urlaub in der Dominikanischen Republik. Es war brütend heiß! Das kommt jetzt vielleicht überraschend, aber du bist nicht der erste Schamane in meinem Leben.

Die Behausung des Schamanen befand sich auf einer Anhöhe, und man konnte sie nur als Verschlag bezeichnen. Mary und ich erklommen den steilen Hang im Geiste einer Pilgerreise. Ich trug Tim auf dem Rücken, der mit seinen zwei Jahren kein Leichtgewicht war. Er war glücklich und zufrieden, während mir der Schweiß übers Gesicht lief.

Der Schamane hieß uns mit der typischen Herzlichkeit der Inselbewohner willkommen. Vielleicht trug auch die mitgebrachte Schnapsflasche ihren Teil dazu bei! Er bat uns herein, und wir staunten über die vielen Fotos an den Wänden, auf denen er mit großen Führern der damaligen Zeit zu sehen war, unter anderem mit Rafael Trujillo, dem Diktator des Landes. Offenkundig hatten auch sie den Hügel erklommen, um diesen weithin bekannten Heiler um seinen weisen Rat zu bitten. Wir waren gebührend beeindruckt.

Der Schamane beäugte mich immer wieder und forderte mich schließlich auf, mich auf den Tisch zu legen, den er für seine Zeremonien verwendete. Ich dachte: »Ich habe ja nichts zu verlieren«, und streckte mich auf dem harten, ramponierten und abgenutzten Holzbrett aus. Da ich die Augen geschlossen hatte, weiß ich nicht genau, was er tat. Aber ich wurde allmählich ruhig und spürte, wie sich viele Spannungen in meinem Körper lösten.

›Du bist Arzt, aber kein Heiler‹, sagte er zu mir, als ich in seine wässrigen Augen schaute. Dann mit etwas mehr Nachdruck: ›Du bist dazu bestimmt, ein Heiler zu sein! Vielleicht, wenn du alt bist, so wie ich.‹ Er grinste mich zahnlos an.

›Spiel einfach mit‹, dachte ich.

Beim Abschied nahm der Schamane meine Hand, und sein Lächeln wurde noch eine Spur breiter: ›Ich bin übrigens hundertdreißig Jahre alt, Doktor!‹

Wie du dir vorstellen kannst, habe ich innerlich gestöhnt.«

Wir lachten. Ich hatte Davids Blick gesehen, der sagte: »Du weißt, dass ich das nicht glaube, oder?«, und ihn wie der andere Schamane ignoriert.

»Es ist kein Zufall, dass du im Leben nicht nur einem, sondern gleich zwei Schamanen begegnet bist«, erklärte ich. »Der Spirit überwindet Zeit und Raum. Und es hat den Anschein, als würdest du immer noch stöhnen!« Ich konnte es mir einfach nicht verkneifen, noch ein wenig zu sticheln.

»Ja genau …«, sagte er und lächelte.

Davids Geschichte passte perfekt zu dem, was mir vorschwebte. »Es wird allmählich Zeit«, sagte ich mit einem Lächeln, das bis zu jener Anhöhe zurückreichte. »Für deine Ausbildung.«

Er verzog das Gesicht. »Ich soll die Ausbildung machen? Ich bin natürlich Arzt – aber Heiler?«

»Nun, es ist deine Geschichte, David. Du schreibst das nächste Kapitel. Ich glaube, du bist bereit für eine Visionssuche, um herauszufinden, was zu diesem Zeitpunkt deines Lebens von dir verlangt wird. Du wirst ohne die vielen Annehmlichkeiten, die dich an diese Welt und an deine Identität hier fesseln, in die Natur hinausgehen müssen. Das wird kein netter kleiner Campingausflug. Aber es bietet dir die Chance, deine Berufung zu finden. Und wenn du sie findest, wirst du reagieren müssen.«

Er dachte darüber nach und ließ die Worte einsinken. Viele meiner Klienten wollen gerade so viel tun, wie es nötig ist, um sich zu heilen. Dann nehmen sie ihr gewohntes Leben wieder auf, als würden sie in die Zeit vor dem Trauma oder der Krise zurückkehren, die sie zu mir geführt hat. Dabei können sie so viel mehr erreichen als ihre Heilung. Sie können ihre Lebensaufgabe finden – sofern sie bereit sind, die schamanische Arbeit fortzusetzen.

»Als du zu mir kamst, warst du verwundet. Hinter deinen Wunden verbargen sich Lektionen, und als du sie lerntest, verschwanden sie und verwandelten sich in eine Quelle des Mutes und der Kraft. Du hast gute Arbeit geleistet! Du bist den Weg des verwundeten Heilers gegangen. Deine leidvollen Erfahrungen werden anderen Menschen bei ihrer Heilung helfen. Der Schamane, bei dem du vor vielen Jahren warst, hat einen Samen gesät. Willst du ihn wachsen sehen?«

David rutschte tiefer in seinen Sessel. Er war wohl etwas überwältigt von den Möglichkeiten, die sich ihm boten. Ich ließ nicht locker. Oder wie die alten Schamanen sagen: *Warum nicht gleich heute Nacht?*

»Darum sage ich es noch einmal: Denk darüber nach, an der Light Body School die Heilkunst zu erlernen. Mach dich auf den Weg. Und da ist noch etwas ...«

Ich schwieg und sah in Davids erwartungsvolles Gesicht.

»Als du zu mir kamst, war dein Herz hart wie Beton. Es war alles andere als entspannt. Inzwischen sehe ich sehr viel Bewegung. Ich sehe, dass es sich körperlich erholt ... Ja, du wirst lange leben.«

David wusste nicht genau, was er davon halten sollte. Sein Gesichtsausdruck schwankte zwischen Euphorie und Verwirrung. Ob er wohl dachte: *Hundertdreißig Jahre?*

DAVID

Meine eigene Erfahrung hat mich davon überzeugt, dass die schamanische Arbeit sehr viel bewirkt und dass Heilung stattgefunden hat – nicht nur auf einer Ebene. Das lässt sich nicht an einem einzigen Punkt festmachen. Es war das Zusammenspiel vieler Dinge. Von entscheidender Bedeutung war der Augenblick, in dem ich wirklich anfing zu glauben, dass es wieder aufwärtsgehen konnte. Dies war der Beginn meiner Genesung von der völligen Verzweiflung. Ich wusste schon in der ersten Sitzung mit Alberto, dass sich mein Leben verändern würde. Ich würde nicht für immer im Klammergriff dieses unerträglichen Schmerzes bleiben.

Solange ich darin gefangen war, konnte ich niemandem helfen. Inzwischen engagiere ich mich für Zwecke, an die ich glaube: Ich helfe tibetischen Buddhisten sowie den Bönpa, die fern von ihrer Heimat Tibet im Exil leben. Es handelt sich dabei zwar um unterschiedliche Religionen, aber ihre Einflüsse vermischen sich. Bön ist die älteste spirituelle Tradition Tibets, und ich sehe eine Verbindung zwischen den Bönpa und meinem eigenen schamanischen Weg. Sie haben tiefen Respekt vor der Natur, dienen der Erde und heilen die Umwelt. Sie repräsentieren die uralte Wurzel des universellen schamanischen Erbes, dem ich so viel zu verdanken habe. Da ist es selbstverständlich, dass ich diesen Menschen helfen will, die um ihr Überleben kämpfen. Es ist mir ein Leichtes, einen Scheck auszustellen, aber das ist nicht genug. Praktische Hilfe tut not. Deshalb bin ich im Vorstand mehrerer Unterstützerkreise tätig, die sowohl politische als auch humanitäre Hilfe bieten. Außerdem beteilige ich mich auf die verschiedenste Art und Weise aktiv an der Unterstützung eines Bön-Klosters und Waisenhauses in Nordindien. Alberto würde sagen, dass ich »Mais anbaue«, dass ich meine Energie verströme, um anderen zu helfen und positive Veränderungen zu bewirken.

Mary und ich haben im Hinblick auf unsere Heilung viel erreicht. Trotzdem gibt es immer noch Momente, in denen uns der Verlust unseres Sohnes überwältigt. Das geschieht zum Beispiel an Jahrestagen, wenn die Wunden wieder aufbrechen, und manchmal auch ganz ohne Grund. Wir vermissen ihn einfach, und das wird immer so sein. Es vergeht kein Tag, an dem wir nicht an ihn denken. Was meine körperliche Verfassung angeht, verraten mir die Lichtströme auf dem Bildschirm, dass sich mein Herz tapfer behauptet. Eine Operation konnte ich zumindest fürs Erste vermeiden – wie Alberto vorhergesagt hat.

Ich bin weit davon entfernt, ein verwundeter Heiler zu sein. Vielleicht bin ich wirklich noch nicht alt genug! Aber meine Sicht auf die Welt hat sich verändert. Ich schäme mich, zugeben zu müssen, dass der Umgang mit mir nicht immer leicht war. Inzwischen bemühe ich mich aufrichtig um einen mitfühlenden, respektvollen und freundlichen Umgang mit allen Menschen – auch, wenn das nicht immer gelingt.

Wissenschaftlich gesprochen kann ich nicht hundertprozentig sicher sein, dass die Veränderungen in mir auf die schamanische Arbeit zurückgehen. Fallberichte sind kein wissenschaftlicher oder schlüssiger Beweis. Alberto und ich diskutieren die Möglichkeit eines gemeinsamen Forschungsprojekts über die schamanischen Heiltechniken mit dem Ziel, messbare Ergebnisse zu bekommen und unsere persönlichen Erfahrungen wissenschaftlich zu untermauern.

Ich halte es für wichtig hinzuzufügen, dass bei jeder Art von Medizin auch der Heiler selbst mit seiner Präsenz, seinen Gefühlen und Techniken zu den Heilungsphänomenen beiträgt. Ich bin mir sicher, dass dies auf meine eigene medizinische Tätigkeit zutrifft, und ich konnte es bei meinen Kollegen beobachten. Ich zweifle nicht daran, dass es auch für Alberto gilt. Er ist ein Meister der Heilkunst.

ALBERTO

David ist zum Heiler geworden. Er praktiziert keine Energiemedizin, wie ich es mir vorgestellt hatte, sondern engagiert sich sozial und politisch in Organisationen, die etwas verändern. Er erzählte mir von dem indischen Waisenhaus, dessen

Bau er unterstützt und womit er das Leben von Kindern berühren kann, die andernfalls keine Zukunft hätten und auf der Straße betteln gehen müssten. Es ist ihm gelungen, seine Trauer in einen Quell des Mitgefühls zu verwandeln, und er lässt die Welt an seinen Gaben teilhaben. Wir brauchen mehr Heiler wie ihn, die bereit sind, sich sozialer Missstände anzunehmen, aber ich weiß auch um sein besonderes Talent für die Heilung, das noch immer brachliegt. Er weigert sich hartnäckig, die energiemedizinischen Techniken zu erlernen, aber ich drängle weiter. Irgendwann wird er seine Meinung schon ändern. Aber sooft ich es erwähne, erwidert er lächelnd: »Lass mich in Ruhe, Alberto!«

Davids Ruf ist immer noch laut und deutlich vernehmbar, aber das Tempo seiner Reise bestimmt er selbst. Die Begegnung mit dem Schamanen in der Dominikanischen Republik gibt ihm nach wie vor sehr zu denken – gerade angesichts der Dinge, die er seither erlebt hat. Seine Bestimmung wartet schon seit geraumer Zeit. Meiner Ansicht nach wird David auf dem Weg der Heilung in Bereiche des Möglichen gelangen, die sich erst jetzt allmählich zeigen. Ich sehe, dass ihn dieser erste spirituelle Anstoß, den er vor so vielen Jahren bekam, noch immer beeinflusst und einen Pfad entlangführt, der weit in die Zukunft weist.

6

Illumination – Entfernen von Abdrücken aus dem Leuchtenden Energiefeld

Unsere psychische, genetische und karmische Geschichte kann Spuren in unserem Leuchtenden Energiefeld (LEF) hinterlassen, welche mit der Zeit körperliche und emotionale Erkrankungen verursachen. Der Illuminationsprozess beseitigt die schädlichen Abdrücke, die sich im Laufe eines Lebens (oder auch mehrerer) ansammeln und den Energiefluss in den Meridianen und Chakras unterbrechen. Danach kann das Feld das körperliche und seelische Wohlbefinden wiederherstellen.

Abdrücke sind Informationspakete in unserem Leuchtenden Energiefeld, die uns für eine bestimmte Art zu leben, zu heilen, zu leiden und zu sterben empfänglich machen. Das Leuchtende Energiefeld ist die Software. Es erteilt unserer DNS – also der Hardware – die Anweisung, Gene für Gesundheit oder Krankheit auszudrücken. Abdrücke sind wie fehlerhafte Codeabschnitte. Sie aktivieren die Gene für körperliche Erkrankungen und emotionale Dramen in unserem Leben. Abdrücke werden holographisch gespeichert, sind also im gesamten Leuchtenden Energiefeld verteilt und schwer zu finden – bis sie kurz davor sind, sich als Krankheit zu manifestieren. Sie schweben dann als dunkle Energie über dem

Organ, in dem sie ein körperliches Leiden auslösen, oder über einem Chakra, falls die Erkrankung psychischer Natur ist.

ALBERTO

Viel zu oft schieben wir das kreative Selbst beiseite, weil wir nach vermeintlich wichtigeren Aufgaben streben. So wartet es auf den Moment, in dem wir seinen Wert erkennen und es voll und ganz annehmen können. Für Cecilia kam dieser Moment – allerdings erst nach langer und schmerzlicher Suche. Ihre Heilung hing von dieser Entdeckung ab.

Cecilia war eine neue Klientin. Als sie mein Büro betrat, fiel mir auf, dass sie nicht allein war. Ihr folgte eine durchsichtige Kugel, die rötlich grün leuchtete und über ihrer linken Schulter schwebte. Ich erkannte, dass es sich um ein Geistwesen handelte. Wortlos teilte es mir mit, dass es Cecilias Vater war. Die Haare an meinen Armen stellten sich auf, denn obwohl ich Geister nicht »hören« kann, kommunizieren sie mit mir und umgekehrt. Es ist eine Art telepathische Verbindung. Ich spürte, dass diese Energie aufgewühlt war, und fragte mich, was sie hier wollte.

»Herzlich willkommen, Cecilia.« Ich nahm ihre Hand und wusste sofort, dass diese neue Klientin bereits mehr als nur flüchtig Bekanntschaft mit der spirituellen Welt gemacht hatte. Ihre Berührung war sehr lebendig und klar, was mir verriet, dass sie in Bereiche vorgedrungen war, die nur wenige Menschen erforscht haben. Diese Lebendigkeit stand in krassem Gegensatz zu ihrer körperlichen Erscheinung. Ihr Gesicht zeigte Anzeichen chronischer Erkrankung und Erschöpfung. Das ergab einen Sinn, denn sie hatte am Telefon erzählt, dass bei ihr Brustkrebs festgestellt worden war und sie eine Behandlung hinter sich hatte. Es gab viel zu besprechen, aber die leuchtende Kugel war eine Ablenkung, gegen die etwas getan werden musste.

»Du bist nicht allein, Cecilia. Dein Vater ist bei dir.«

»Ja, ich weiß«, sagte sie nüchtern. »Er ist im zweiten Weltkrieg ums Leben gekommen, als ich zwei Jahre alt war. Ich habe schon immer das Gefühl, dass er bei mir ist.«

»Es ist ein wenig mehr als das. Ich meine damit, dass er mit dir zur Tür hereingekommen ist. Dein Vater ist *tatsächlich* bei dir – er ist jetzt genau neben dir.« Ich deutete mit dem Finger in ihre Richtung, um meine Worte zu unterstreichen.

»Du kannst ihn tatsächlich sehen?« Cecilia riss die Augen auf und sah sich im Zimmer um.

»Er lässt mich wissen, dass er sich große Sorgen um dich macht und helfen will. Aber er muss seine eigene Reise fortsetzen.«

Cecilia brauchte eine Weile, um das zu verdauen. »Nun, ich will ihn keineswegs aufhalten …« Sie tat sich sichtlich schwer mit der Vorstellung, dass er tatsächlich in energetischer Gestalt bei ihr war, aber wieder gehen musste. Meine Worte hatten sie überrascht und verwirrt. Dann konzentrierte sie sich wieder auf den Grund ihres Besuches und sagte: »Aber ich habe eine so große Heilung vor mir!« Sie breitete die Arme aus, um den Umfang der Aufgabe zu verdeutlichen, die vor ihr lag. Dann legte sie die Hände auf ihren Bauch. »Ich weiß ja kaum, wo ich anfangen soll. Du weißt wahrscheinlich …«

Ich unterbrach sie: »Mach das noch mal!«

»Was?«

»Diese Geste mit deinen Händen. Mach sie noch mal.« Zögernd und ein wenig unsicher, was genau sie gemacht hatte, kam Cecilia meiner Aufforderung nach. Der Körper sagt immer die Wahrheit, ich wusste sofort, was sie mir mitteilen wollte. »Es ist dein zweites Chakra«, sagte ich.

»Was soll das heißen?«

»Dein zweites Chakra rotiert mit tausend Stundenkilometern. Du bist völlig überdreht, und das macht der Körper nicht lange mit, irgendwann bricht er zusammen. Irgendetwas ist dir zugestoßen – irgendein Trauma hat dich in Angst und Schrecken versetzt und zwingt dein zweites Chakra, bis zur Erschöpfung zu arbeiten, um dich mit Energie zu versorgen, damit du zumindest eine gewisse Orientierung im Leben oder eine Ahnung hast, wer du bist und wie du dich fühlst. Weißt du, was dazu geführt haben könnte, dass du so aufgedreht hast und nicht mehr herunterschalten kannst? Was hat dich so sehr erschreckt, dass dein Körper sich nicht mehr entspannen kann?«

Cecilia schwieg ein Weilchen, während sie im Geiste die Möglichkeiten durchging.

»Nun, da fällt mir zuerst die Scheidung ein, die ich hinter mir habe. Ich war so unsicher und ängstlich. Die ganze Welt schien über mir zusammenzubrechen. Damals fingen die Herzprobleme an. Aber das ist nichts, womit ich nicht leben könnte.« Cecilia legte schützend die Hand aufs Herz, als sie die schwachen, aber beunruhigenden Signale ihres Herzens schilderte. Sie sagte, es schlage unregelmäßig, und die Ärzte könnten sich nicht erklären weshalb.

Ich lauschte ihrer Erklärung, aber ich wollte, dass sie sich auf ihr – wie ich wusste – größtes Problem konzentrierte. »Bevor wir irgendeine andere Sache angehen, müssen wir dein zweites Chakra ins Gleichgewicht bringen, damit es dich nähren und dir Kraft geben kann. Wenn das zweite Chakra ausfällt, kommt der ganze Magen-Darm-Trakt durcheinander. Du isst, aber du kannst die Nährstoffe nicht aufnehmen. Und du verlierst dein Selbstverständnis, deine Identität. In deinem Fall bedeutet das, dass du anfängst, dich mit deiner Diagnose zu identifizieren«, sagte ich mit Nachdruck. Cecilia sollte verstehen, dass sie das nicht ignorieren konnte.

»Das wäre schön! Aber am meisten Sorgen bereiten mir der Brustkrebs und die Möglichkeit, dass er sich auf die Eierstöcke ausgebreitet haben könnte. Die Ärzte sagen, bei mir bestünde ein hohes genetisches Risiko dafür.« Cecilia schwieg, und ein Schatten huschte über ihr Gesicht. »Meine Großmutter und meine Mutter sind beide an Krebs gestorben. Da frage ich mich natürlich zwangsläufig, wie meine Chancen stehen. Ich habe mich den üblichen medizinischen Behandlungen unterzogen, einschließlich der Operation. Aber ich will sicher sein, dass der Krebs nicht gestreut hat.«

»In Ordnung, dann fangen wir damit an. Lehn dich einfach zurück, Cecilia, schließ die Augen und entspann dich, so gut es geht. Entspann dich.« Ich begann leise zu singen, zu pfeifen und zu rasseln – also die Geräusche zu machen, die mich in eine tiefe Trance versetzen. Ich bat auch die Geister, vor allem den Jaguar, den großen Jäger, mich bei der Arbeit mit Cecilia zu unterstützen. Ich bat um ihre Hilfe beim Aufspüren aller Anzeichen in ihrem Leuchtenden Körper, die auf eine mögliche Rückkehr oder Ausbreitung der Erkrankung hindeuteten. Nach etwa zwanzig Minuten legte ich die Rassel beiseite und war bereit zu sprechen.

»Du kannst die Augen jetzt wieder aufmachen.« Ich wartete, bis Cecilia aus ihrer tiefen inneren Stille zurückgekehrt war.

»Ich sehe keine Abdrücke von Eierstockkrebs«, sagte ich. »Über deiner linken Brust befindet sich eine dunkle Masse«, erklärte ich weiter. Cecilia fuhr zusammen, und ich sprach so mitfühlend wie möglich weiter: »Aber noch bohren sich keine Ausläufer in deinen Körper. Das sind gute Neuigkeiten. Da deine Gesundheit noch nicht beeinträchtigt ist, sollte es möglich sein, die dunkle Masse zu entfernen, bevor sich erneut eine Krebserkrankung manifestiert.« Cecilia wirkte erleichtert. Dann fügte ich hinzu: »Ich möchte trotzdem, dass du einen

Onkologen zu Rate ziehst.« Ich habe nichts gegen die Schulmedizin und spreche eine Empfehlung aus, wenn die Situation es erfordert. Genau genommen unternehme ich nur dann etwas gegen die körperliche Erkrankung eines Klienten, wenn er auch zum Arzt geht.

»Ich würde gerne glauben, dass ich eine weitere Krebserkrankung verhindern kann«, sagte sie. »Ich habe noch so viel zu tun. Ich bin Mitte fünfzig und möchte keine Zeit verschwenden! Deshalb habe ich mich an dich gewandt.« Das war eine sehr wichtige Information für mich. Es ist von großer Bedeutung für die Heilung eines Menschen, dass er einen Grund zum Leben hat.

Aber ich hatte noch mehr herausgefunden. Schamanen heilen lieber, statt Diagnosen zu stellen, trotzdem habe ich mich stets dazu verpflichtet gefühlt, es den Patienten mitzuteilen, wenn ich etwas sehe. Und ich hatte dunkle Wolken über Cecilias Herz entdeckt. Sie sahen aus wie eine Gewitterfront, wie massige, geballte dunkle Wolken, und sie sprühten Funken, die wie Glühwürmchen aussahen. »Du solltest auch wissen, dass über dem ganzen Bereich deines Herzens Gewitter toben.«

Cecilia nickte. »Das überrascht mich nicht. Die Herzrhythmusstörungen waren eine Komplikation meiner Operation, und bevor ich mit der Chemotherapie anfangen konnte, musste ich mich einer Ablation am Herzen unterziehen. Das war beängstigend.«

»Das kann ich mir denken!«, erwiderte ich. Bei einer Ablation wird das für den unregelmäßigen Herzschlag verantwortliche Gewebe zerstört. »Kein Wunder, dass ich in deinem Herzen so viele Wunden sehen kann!« *Kein Wunder, dass ihr Vater keine Ruhe findet!*

Wir schwiegen beide eine Weile, als die Bedeutung meiner Entdeckungen einsank. Schließlich sagte ich: »Ich möchte, dass du in der nächsten Zeit einmal im Monat zu mir kommst.«

Cecilia sah bekümmert drein und erwiderte: »Aber das kann ich mir nicht leisten!«

»Du kannst es dir nicht leisten, es nicht zu tun. Es geht um dein Leben, Cecilia.«

»Ja, natürlich. Mir wird schon etwas einfallen.« Ich wusste, sie würde es schaffen. Hin und wieder arbeite ich auch für eine ermäßigte Gebühr oder unentgeltlich mit Klienten. Aber ich weiß, wie wichtig es ist, dass sie ihrer Heilung einen hohen Wert beimessen. Trotzdem schicke ich niemanden weg, nur weil das Geld knapp ist.

Ich hatte das Gefühl, dass wir nun genug geredet hatten, es war Zeit für Energiemedizin. Zuerst würde ich Cecilias Kampf-oder-Flucht-Mechanismus zurücksetzen, damit sie nicht mehr chronisch gestresst, nicht mehr ständig in höchster Alarmbereitschaft war. Danach würde ich mit der Illumination fortfahren. Bei lebensbedrohlichen Problemen sind diese Heiltechniken unerlässlich.

Wenn der für Kampf und Flucht zuständige Mechanismus zurückgesetzt wird, wird die Welt wieder zu einem sicheren Ort. Dann lauern nicht mehr überall Gefahren, es pirschen sich weder Tiger noch Tumorzellen an. Es ist allerdings sehr schwierig, diesen Mechanismus neu einzustellen, da er über kein System zur Rückkopplung verfügt, sondern nur über eine Vorwärtsregelung: Das System weiß also nicht, wann es abschalten muss. Je mehr Adrenalin produziert wird, desto größer werden die Schäden an der Hirnregion, die diese Reaktion steuert – und desto mehr Adrenalin und Cortisol werden von den Nebennieren ausgeschüttet. Irgendwann sind die Nebennieren erschöpft, und die Müdigkeit wird so groß, dass man nicht einmal mehr im Schlaf zur Ruhe kommt.

Die Schamanen lernten vor langer Zeit, das für Kampf und

Flucht zuständige System neu einzustellen. Sie wandten immer erst diese Technik an, ehe sie zu anderen Heilmethoden übergingen. Wer sich sicher fühlt, kann sich entspannen, und dann wird Heilung möglich.

CECILIA

Alberto forderte mich auf, mich auf die Massageliege zu legen, die er für die Energiearbeit verwendet. Anfangs war ich abgelenkt, es ging mir noch einmal alles durch den Kopf, was wir besprochen hatten. *Nebennieren … Abdruck von Brustkrebs … Vater findet keine Ruhe … Bist du jetzt bei mir, Papa? Hilf mir!* Starke Gefühle durchströmten mich. Als Alberto mit der Illumination begann, begab ich mich in meine eigene Welt.

Ich fühle mich mutterseelenallein. Es geht alles zu schnell. Im Augenblick will einfach nichts klappen. Ich fühle mich leer … und – gib es zu, Cecilia – ich habe Angst. Ich denke gerne, ich sei darüber erhaben. Schließlich bin ich eine berufstätige Frau, die in der Welt vorankommt – oder vermeintlich vorankommt, wie ich wohl sagen sollte. Ich bin so müde. Die Müdigkeit kriecht bis in meine Knochen. Bitte hilf mir! Dann sehe ich sie am Fuße der Behandlungsliege stehen. Sie betrachtet mich mitfühlend und besorgt, streckt mir die Arme entgegen und breitet sie aus. Genau wie damals, als ich klein war. Mutter! Mutter! Ich wusste, du würdest kommen. Ich brauche dich so sehr. Ich weiß, dass du es verstehst … Krebs. Großmutter hatte ihn, du hattest ihn – und jetzt bin ich an der Reihe. Was für eine Spur des Leids! Der Krebs ist uns vertraut, aber da ist noch so viel Unbekanntes, Altes … Eine abgrundtiefe Traurigkeit. Hinter den geschlossenen Lidern füllen sich meine Augen mit Tränen. Mutter ist so schön, wie sie dort steht, umgeben von dem goldenen Licht, das aus ihrem Inneren strömt, über mich hinwegfließt und mich umhüllt. So schön, so warm – Mutter!

»Was ist los, Cecilia?« Es war Albertos Stimme. Sie kam von weit her.

»Mutter?« Ich wollte nicht, dass sie ging.

»Was ist mit deiner Mutter? Ist sie hier?« Er legte eine Hand auf meine Schulter, und ich spürte, dass er mich zurückholen wollte.

»Sie war hier.« Das Sprechen fiel mir schwer. Ich öffnete die Augen und sah mich um. Ich rechnete fast damit, den Operationsaal zu sehen, denn danach hatte es sich gerade noch angefühlt. Ich seufzte erleichtert, als ich mich erinnerte, dass dies eine Illumination und keine Operation war, und sah den Schamanen an. »Meine Mutter … sie stand am Fuße dieser Liege, umstrahlt von wunderschönem Licht! Sie ist vor ein paar Jahren gestorben. Ich habe auch andere Lichtwesen gesehen. Es war wie damals bei der Operation. Damals habe ich eine unglaublich große Liebe und Einheit gespürt – so wie heute.«

»Ich weiß. Ich habe sie ebenfalls gesehen. Du hast viel Unterstützung! Du kannst dich jetzt aufsetzen. Lass dir Zeit.«

Der Schamane hatte sie ebenfalls gesehen? Da ich mich ziemlich wackelig fühlte und am ganzen Körper zitterte, blieb ich eine Weile am Rand der Liege sitzen. Alberto stand neben mir und wartete. Dann sagte er mit sonorer Stimme: »Lass nicht zu, dass dir das Finanzielle in die Quere kommt, Cecilia.« Wir sahen uns an und wechselten einen vielsagenden Blick, der die ganze Ernsthaftigkeit meiner Lage zum Ausdruck brachte.

Ich schaue auf die Uhr. *Es ist Mitternacht, und ich finde keinen Schlaf.* Immer wieder durchlebe ich im Geist das, was bei der Energiearbeit mit Alberto geschehen ist. Inzwischen steht fest, dass ich den spirituellen Weg mit dem Schamanen fortsetzen werde. Die Illumination war ein einschneidendes Erlebnis. Ich erinnere mich vor allem an den einen Moment, als Alberto den Medizinbeutel auf mein Herzchakra legte und meine Hände darüber faltete. Ich wusste, der bunte Stoff barg Gegenstände der Kraft, die seinen eigenen Heilungsprozess symbolisierten. Der Beutel war ein heiliger Altar, der vor Leben sprühte. Die Kraft war überwältigend, genau wie die Liebe und die Verbindung zum Spirit. Ich war hingerissen und fühlte mich so unwürdig zugleich. Ich kann die tröstliche Wärme dieser Erfahrung, die energetische Präsenz von Albertos Medizinbeutel noch immer spüren. Wie ich inzwischen weiß, wird er *mesa* genannt. Ich verschränke die Arme über meinem Herzen, als wollte ich die Mesa ganz fest an mich drücken und nie wieder loslassen. In diesem heilenden Raum fällt langsam alles von mir ab, und ich sinke in einen traumlosen Schlaf.

ALBERTO

Cecilia kam wieder, und es überraschte mich nicht, dass sie nun bereit war, sich auch den Rest der Landschaft ihres Lebens anzuschauen. Die Genesung von ihrer Krebserkrankung brachte sie dazu, in andere, tiefere Bereiche vorzudringen, um verborgene Wahrheiten und eine neue Lebensaufgabe zu finden.

»Dies ist nicht die Zeit, um dich auf deine Projekte und auf deine Ziele zu konzentrieren, Cecilia. Dir fehlt die körperliche Kraft, sie zu vollenden. Die Dinge werden nicht so laufen, wie du es gerne hättest. Du kannst sie weder beeinflussen noch managen. Ich weiß, das ist nicht das, was du hören willst. Aber ich denke, das Universum tut dir einen Gefallen, wenn es dich zwingt, einen Gang zurückzuschalten und dich vollständig zu erholen. Entspann dich! Wie wäre es, wenn du die Genesung von deiner Krebserkrankung einfach genießt? Freu dich darüber.«

Cecilia befand sich auf einer Reise, genau wie ich. Gemeinsam folgten wir einem Ruf und entdeckten diese herrliche spirituelle Landschaft, brachten sie mit ihrer Bestimmung in Einklang. Sie ging voraus, als wir die Schluchten und Gipfel erforschten und uns überall dorthin wandten, wo sie an ihrer Seele arbeiten musste. Ich folgte ihr, wartete, sah und hörte zu. Ich hatte lediglich die Aufgabe, ein verlässlicher Kompass zu sein und ihr die Richtungen zu weisen, die sie erkunden sollte.

»Ich sehne mich so sehr danach, allem Ausdruck zu verleihen, was ich in mir trage. Ich wurde so reich beschenkt und möchte meine Gaben auf konkrete Weise in die Welt einfließen lassen.« Cecilia sah mich an und zögerte, als überlege sie, wie viel sie sagen wollte. Ich nickte aufmunternd. Sie holte tief Luft und platzte heraus: »Ich will zu den Heilern dieser Welt gehören.« Schnell senkte sie den Blick, als sei ihr Ehrgeiz ihr peinlich. Sie schwieg und wartete. Auch ich sagte nichts. Dann verkündete sie leise: »Jetzt ist es raus.«

»Und du wurdest nicht vom Blitz getroffen.«

Sie lachte, als ihr klar wurde, dass diese Enthüllung gar nicht so weltbewegend war.

Ich hielt ihrem Blick stand und bemerkte: »Indem du dein Potenzial verwirklichst, erfüllst du deine Bestimmung. Du könntest auch den Planeten heilen. Warum solltest du deine Vision einschränken? Aber denk daran, dass du zuerst dich selbst heilen musst, sonst kannst du niemandem helfen – und dem Planeten schon gar nicht. An dieser Aufgabe führt kein Weg vorbei. Indem du dich selbst heilst, heilst du auch die Erde.«

»Du hast recht«, sagte sie. »Es läuft nicht gut, und ich bin so frustriert! Ich stelle mir vor, wie ich heile, lehre, Seminare leite – und es geht nichts voran.« Man konnte ihr ansehen, wie erfolglos sie sich fühlte.

»Ich kann sehen, wie du alle diese Dinge tust – möglicherweise sogar in größerem Umfang, als du dir vorstellen kannst.« Ich schwieg, um ihr Zeit zu geben, sich an den Gedanken zu gewöhnen. Dann bestärkte ich sie mit den Worten: »Alles zu seiner Zeit, Cecilia!«

»Zeit! Und wenn ich keine habe?«

Ich verstand ihre Frustration. »Stell dir vor, es ist wie beim Kochen, wenn ein Eintopf leise vor sich hin köchelt.«

Das Beispiel zauberte ein flüchtiges Lächeln auf ihr Gesicht. »Aber da ist noch etwas anderes, Alberto.« Cecilia beugte sich vor und sah mir direkt in die Augen. »Ich schreibe ein Buch – meine Memoiren. Ich bin mit dem ersten Entwurf schon ziemlich weit. Glaubst du, ich bin bereit, anderen meine Geschichte zu erzählen?« Sie wandte den Blick nicht ab, aber sie runzelte besorgt die Stirn. Meine Bestätigung war ihr wichtig, und ich war gerne bereit, sie ihr zu geben.

»Das bist du. Ich kann sogar sehen, dass Schreiben ein Weg der Heilung für dich ist. Wenn es dir leichtfällt, deine Geschichte aufzuschreiben, solltest du es tun.« Cecilia schien erfreut. »Ich würde mir gerne die mögliche Zukunft deines Buches ansehen, ihr nachspüren.«

»Das wäre schön«, erwiderte sie.

Ich griff zur Rassel. Ihr rhythmischer Klang füllte den Raum und brachte den Geist zur Ruhe. Ich bat den Spirit um Führung und begann, Cecilias Buch nachzuspüren, indem ich dem Kurs folgte, den es nehmen würde. Es macht keinen Unterschied, ob ich ein Buch, ein Projekt oder künftige Möglichkeiten für einen Klienten aufspüre. Ich folge auch der Spur meiner eigenen Bücher, um einen Eindruck vom fertigen Manuskript zu bekommen. Erst danach beginne ich, die Worte zu Papier zu bringen. Einige Minuten später war ich zufrieden mit dem, was ich gesehen hatte, und legte die Rassel weg. Wir saßen einen Moment schweigend da, die Verschmelzung von Welten und Vision war beinahe greifbar.

»Halte an diesem Projekt fest, Cecilia. Das Buch gehört zu deinem Plan, lange zu leben, du musst dich diesem kreativen Prozess hingeben. Alles andere entfernt dich von deiner Bestimmung. Denn darum geht es – um deine Bestimmung! Ich kann sehen, dass deine Ahnen dich unterstützen. Ich habe sogar das fertige Buch gesehen, die mutige Geschichte einer Überlebenden.«

Sie war erfreut und erleichtert. Jetzt konnte sie etwas tun, das nicht in Fehlschlägen und Frustration enden würde. »Ich habe meine Vorfahren um Hilfe gebeten, vor allem meine Mutter. Ich hoffe natürlich darauf, dass mein Buch veröffentlicht wird. Das wäre toll.« Der Gedanke brachte sie zum Strahlen.

Ich erinnerte sie schnell: »Trotzdem darfst du dich nicht an ein bestimmtes Ergebnis klammern. Du musst dich von weltlichem Ehrgeiz, Erfolg, allen diesen Dingen lösen. Es kommt ausschließlich auf den kreativen, den heilenden Prozess des Erzählens an. Was von dir verlangt wird, Cecilia, ist völlige Hingabe.« Ich kannte ihr starkes Bedürfnis nach Leistung und Erfolg und wusste, dass es ihr schwerfallen würde, sich nicht auf das Ziel der Veröffentlichung zu konzentrieren.

»Ich soll mich nicht an ein bestimmtes Ergebnis klammern! Das ist eine harte Nuss, Alberto!« Sie klang etwas weinerlich, aber ich blieb hart.

»Und noch etwas: Ich sehe einen Rest von Angst in deinem Herzen. Was es auch ist und woher es auch kommt, das Schreiben deiner Memoiren wird dir helfen, diese Angst zu bewältigen. Denn das ist unerlässlich. Sie schwächt dein Immunsystem.«

Das Thema Krebs hatten wir inzwischen zwar abgehakt,

aber ich wusste, dass noch mehr Energiearbeit nötig war, wenn sie seine Rückkehr verhindern wollte. Da sie körperlich längst noch nicht über den Berg war, nahm ich erneut eine Illumination vor. Ich entfernte die verdichteten Energien und Ablagerungen dieses Restes ihrer Angst aus dem Herzchakra und beseitigte alle verbliebenen Abdrücke der Krankheit aus ihrem Leuchtenden Energiefeld.

CECILIA

Der gleichmäßige, geschmeidige Rhythmus meines Pferdes Lady Jane trug mich durch das weite Tal. Ich spürte, wie das Blut durch meine Adern strömte und das Leben zurückkehrte ... *Freu dich, dass du lebst*, hatte der Schamane gesagt. Meine Gedanken schweiften ab. *Ich darf mich nicht an ein bestimmtes Ergebnis klammern! Hingabe, völlige Hing- autsch!* Meine Unaufmerksamkeit kam mich teuer zu stehen. Ich hatte einen Felsbrocken auf dem Weg übersehen. In dem Versuch auszuweichen hatte Lady Jane sich aufgebäumt und mir einen heftigen Schlag gegen den Hals versetzt. Ich musste kämpfen, um im Sattel zu bleiben. Ich wusste, dass ich mir ordentlich den Hals verdreht hatte, als ich den Aufprall hatte verhindern wollen. Stechende Schmerzen verrieten mir, dass es wohl etwas Größeres war, das mich nicht nur in die Notaufnahme, sondern auch auf eine weitere Stufe der schamanischen Arbeit führen würde.

Später saß ich, den Kopf von einer Halskrause gestützt, aufrecht auf einem Stuhl mit gerader Rückenlehne in Albertos Büro statt wie üblich gemütlich auf dem Sofa. »Ach, Alberto, da bin ich endlich wieder fit genug, dass ich reiten kann, und dann passiert so was!« Ich verzog das Gesicht, zeigte mit der Hand auf die schmerzende Stelle und schilderte den Unfall in allen Einzelheiten. Ich sagte: »Ein Wirbel wurde gestaucht, und die anschließende Entzündung drückt auf einen Nerv.«

»Nun, wir können das Pferd oder deine Unaufmerksamkeit dafür verantwortlich machen – aber könnte hier noch etwas anderes am Werk sein?« Alberto schwieg, um die Frage wirken zu lassen, und beobachtete meine Reaktion. Dann kam er direkt auf den Punkt. »Kannst du dir vorstellen, Cecilia, dass irgendetwas deine Aufmerksamkeit erregen will?«

Ich konnte. Ich war mir ziemlich sicher, es war das Kind. Ich konnte die Kleine nicht mehr ignorieren. Bald nach der ersten Sitzung bei Alberto hatte ich mich zur Light Body School angemeldet. Erst vor Kurzem hatte ich die Arbeit des Nordens abgeschlossen, der Himmelsrichtung des Kolibris. Dabei steht die Seelenrückholung im Mittelpunkt. Bei dieser Technik geht es darum, verloren gegangene Teile des Selbst zurückzuholen und zu heilen. Während der Arbeit war mir klar geworden, dass ich einen Teil von mir verleugnet hatte. »Eine kleine Seele«, wie ich sagte. Es war die Dreijährige, das verlorene Kind, der Teil von mir, den ich im Stich gelassen hatte. Damit meine Bestimmung sich erfüllte, musste ich sie bedingungslos akzeptieren und in mein Leben zurückholen. Sie hatte mir zugesetzt und meine Aufmerksamkeit zu erregen versucht, damit ich genau das tat.

Ich erzählte Alberto davon und schloss mit den Worten: »Ich habe das Gefühl, dass noch etwas zu erledigen ist.«

Der Schamane hörte aufmerksam zu, und ich wusste, dass er auch mein Energiefeld betrachtete. Er hatte so einen Ausdruck in den Augen ... »Was ist passiert, als du drei warst, Cecilia?«

»Damals starb mein Großvater – recht unerwartet, wie mir gesagt wurde. Ich stand ihm sehr nahe, weil ich keinen Vater hatte. Ich weiß nur noch, dass ich weinte.« Zu meiner Überraschung brannten Tränen in meinen Augen.

»Ich denke, dieser Seelenteil muss sich sicherer fühlen, damit er zu dir zurückkommt. Diese Kleine wurde nicht nur einmal verlassen. Stell dir vor, sie säße auf deinem Schoß und sähe dir in die Augen. Sprich mit ihr, Cecilia. Jetzt.«

Ich sah ihn etwas unsicher an. Dann schloss ich die Augen, atmete tief durch, begab mich an den ruhigen Ort in meinem Inneren und umarmte die Dreijährige. *Was gibt's, Kleine?*

»Also, du weißt mich wirklich nicht zu schätzen«, erwiderte das Kind und wand sich aus meinen Armen.

»Ich versuche es ... deshalb bin ich hier!« Ich breitete die Arme aus in der Hoffnung, sie würde wieder zu mir kommen. Aber sie weigerte sich und rührte sich nicht von der Stelle.

»Jedenfalls«, sagte sie, »stehe ich immer noch hier im Dunkeln, mit all meinen Stiften. Ich habe sogar ein paar rote, schau.« Sie hielt sie mir unter die Nase und fragte: »Magst du Rot, Cecilia?«

»Ja, ich mag Rot ...« Die Kleine warf mir einen schnellen, koketten und amüsierten Blick zu, dann wurde sie wieder ernst. »Ich warte immer noch ...«

»Und was soll ich tun?« Ich war wirklich ratlos.

»Hier, nimm diese Stifte und schreib!« Sie kam näher – allerdings nur, um mir die Stifte in die Hand zu drücken, und sagte: »Ohne mich wird dieses Buch niemals fertig! Ich bin dein kreatives Selbst.«

»Ich weiß, dass ich dich vernachlässigt habe. Aber damit ist es jetzt vorbei. Ich brauche dich, meine Kleine.«

»Ja, und zwar dringender, als du glaubst. Immer ist alles andere wichtiger als ich, Cecilia. Die Arbeit, der Erfolg, das Geld ... Ich stehe immer an letzter Stelle.«

»Das wird sich ändern, kleine Seele.« Ich empfand Reue und eine neue Entschlossenheit.

»Na, hoffentlich! Deshalb musste ich dich auch auf diese

Weise auf mich aufmerksam machen.« Die Kleine lachte. Ihr Lachen hatte einen entzückenden hellen Klang. »Ich war's! Ich war's!«, sang sie spöttisch mit ihrem Kinderstimmchen.

»Du warst was?«, fragte ich ehrlich verwundert.

»Ich habe dir den Schlag gegen den Hals verpasst!«

»Du? Du warst das?«, fragte ich noch einmal und musste in ihr Lachen einstimmen. Ich breitete die Arme weit aus, und sie lief in den wartenden Raum der Liebe direkt in mein Herz.

Dieser Dialog machte mir bewusst, wie leicht ich meine Kreativität beiseitegeschoben hatte – und wie hoch der Preis dafür war. Ich war entschlossen, dies zu ändern. Alberto ermunterte mich auf seine humorvolle Art mit den Worten: »Geh einkaufen, Cecilia! Zeig der Welt mit deiner Kleidung, dass du eine Künstlerin bist! Eine Schriftstellerin! Trag Rot!« Und das tat ich auch. Die kleine Seele hätte mir sonst sicher keine Ruhe gelassen. Da war ich mir sicher.

ALBERTO

Die Arbeit mit Cecilia hat sich zu einer Suche nach einer neuen Richtung in ihrem Leben entwickelt. Ja, sie hat den Brustkrebs überlebt, aber diese Identität ist nicht groß genug für sie. Wir haben die Abdrücke über ihrer Brust und ihrem Herzen entfernt, und sie lernt, in einer sicheren Welt zu leben, die sie unterstützt. Die Angst in all ihren Ausprägungen – Angst vor einem Rückfall, vor dem Scheitern, davor, dass ihr die Zeit davonläuft – ist in ihrer Welt nun nicht mehr so präsent. Sie hat mehr Vertrauen in sich und das Leben. Sie widmet sich intensiv dem kreativen Schreiben, wie sie es der »kleinen Seele« versprochen hat. Cecilias Weg fordert die Hingabe an das kreative Selbst, an das kleine Mädchen, das sie zurückgeholt hat. Das fällt ihr nicht leicht. Ausreden, um die eigene Kreativität nicht würdigen zu müssen, sind schnell gefunden. Aber wie Cecilia inzwischen weiß, sind manchmal körperliche Schmerzen und Krankheiten die Quittung dafür.

Cecilias Gesundheitszustand besserte sich dramatisch, und sie konnte mich auf eine Reise in die Anden begleiten. Derartige Reisen sind schon für gesunde Menschen schwierig, und Cecilia hatte ihre Grenzen. Ihr Herz sehnte sich danach, den heiligen Berg Ausangate in Peru zu besteigen – *wenigstens zu Pferde, Alberto!* Aber der Gedanke hatte mich erschauern lassen. Schließlich akzeptierte sie nur unter Tränen und nach langem Klagen über ihre mangelnde Kraft, dass ich sie nicht mitnehmen konnte. Stattdessen bat ich sie, an unserer alljährlichen Reise in das Heilige Tal der Inka teilzunehmen.

»Ach, Cecilia«, hatte ich lächelnd gerügt. »Stell dir nur vor, welcher Ruhm dir entgeht: *Frau überlebt Brustkrebs und erklimmt höchsten Gipfel Perus!*« Dass sie das Bedürfnis loslassen musste, ihre Stärke zu beweisen, war eine Herausforderung für sie, aber Hingabe ist ein wichtiges Thema ihres Lebenswegs.

CECILIA

Die wunderbare goldene Sonne spielt im Land der Inka. Sie springt von Steinen und Ruinen zurück, hüpft über die Hänge, streift die Berge und wirft dunkle Schatten in das darunterliegende grüne Tal. Sie ist in Höchstform, wenn sie dem Dunkel der Nacht entflieht, um über der Erde aufzugehen, und das Land in geheimnisvolle Farben taucht.

Ich stehe auf dem heiligen Boden der uralten Ruinen der Terrassen von Moray, dem Kraftort des Weiblichen. Ich bin genau dort, wo ich sein soll. Das weibliche Prinzip wird mir die Kraft geben zu tun, was von mir verlangt wird: Einen Berg zu erklimmen, der respekteinflößender ist als jeder Gipfel auf Erden – den Berg meiner Seele. Stolz und Eigensinn zu überwinden. Ich breite die Arme aus und schöpfe Kraft aus dem Geist von Mutter Erde, die zu einer greifbaren Präsenz geworden ist. Ich vergesse die Welt um mich herum, verliere mich in der Energie des Weiblichen. Sie ist von Licht umhüllt, das sie verschlingt, bis nur noch eine brennende Flamme übrig ist, die sich mir nähert. Ich öffne mein Herz, um sie in einem Akt der Hingabe zu empfangen. In diesem Sinne werfe ich mich nieder, presse die Stirn auf den Boden. In mir reift das Verständnis, dass der Weg an diesen Ort der Hingabe über das Weibliche führt.

Ich rufe es von den Dächern: Ich bin geheilt! (Nun ja, bis auf diesen Schlag gegen den Hals.) Mir ist klar, dass es bei Krebs keine Garantie gibt. Trotzdem gibt es meiner Ansicht nach keinen Grund, weshalb ich nicht weit über neunzig Jahre alt werden sollte. Andererseits bin ich auch nur ein Mensch, und von Zeit zu Zeit statten die Ängste mir einen Besuch ab. Entscheidend aber ist, dass sie mein Leben nicht beherrschen.

Ich werde mein Buch in die Welt hinaustragen, wenn die Welt dafür bereit ist. Noch wichtiger aber ist, dass ich mich auf das Schreiben konzentriere – ganz gleich, was dabei herauskommt. Und wie Alberto vorhergesagt hat, fasse ich auch mit meiner Lehr- und Heiltätigkeit Fuß. Der Weg des Schamanen hat mein Leben nicht nur gerettet, er hat es auch verändert. Jeden Tag verneige ich mich vor dem Berg, an dem ich lebe. Ich erinnere mich daran, was für ein großes Glück es ist, am Leben zu sein, und gebe mich aufs Neue der Berufung meiner Seele hin. *Ruhe in Frieden, lieber Vater.*

7

Seelenrückholung und der Verbund der Kraft

Die Seelenrückholung hilft, Seelenanteile wiederzubekommen, die infolge von Traumata verloren gegangen sind. Bei einem Seelenverlust flieht das unschuldige, fröhliche, vertrauensvolle Selbst. Das verletzte Selbst bleibt zurück und sucht nach einer Möglichkeit, wieder heil zu werden. Der Schamane bereist die vier Kammern der Seele, um die Urverletzung zu finden, die zu dem Seelenverlust geführt und dafür gesorgt hat, dass ein Mensch seine Bestimmung verloren hat. Er verhandelt neu, falls grausame Seelenverträge bestehen, die wir in Zeiten der Trauer und unter Zwang geschlossen haben. Anschließend holt er den wartenden Seelenteil mit all seinen Begabungen zurück. Das ist kein reines Gedankenspiel. Der Schamane muss die gefährlichen Landschaften der Seele und des kollektiven Unbewussten durchqueren, bis er das verlorene Seelenfragment gefunden und unversehrt zu seinem Klienten zurückgebracht hat.

SIENNA

Wenn ich mir vorstellte, wie mein Kind zum Mann heranwuchs, war meine Freude grenzenlos. Die Vision erstrahlte in leuchtenden Farben und kleinsten Details. »Ach, mein Sohn«, flüsterte ich dann im einsamen Dunkel der Nacht. »Ich will dich immer bei mir haben.« Ich konnte spüren, wie er mich anlächelte und mein »Ich liebe dich« auf seine lautlose Art erwiderte. Er sollte mich niemals ansehen, mit seinen Babyaugen, die bestimmt blau gewesen wären, wie die meinen. Aber ich weiß, und ich weiß es mit meinem ganzen Sein, dass er mich erkannt und »Mama!« gesagt hätte. Was fange ich nur an mit dieser Trauer um einen Sohn, der nie ein Leben jenseits der behaglichen Wärme meines Schoßes kennenlernen durfte? Der nie von meinen Armen umfangen wurde, die nun öd und leer sind – eine gähnende Leere, die nichts je füllen wird, genau wie in meinem Herzen.

Ich war immer noch völlig erschüttert von dem Geschenk, das George [ein weiterer Kursteilnehmer] mir bei einer schamanischen Übung in die ausgestreckten Hände gelegt hatte. Er hatte es vorsichtig, liebevoll getan. Die Lebensenergie war stark gewesen, war durch meine Arme und meinen ganzen Körper geströmt. Ich war nicht darauf gefasst gewesen, ich hatte eigentlich nichts erwartet. Schließlich war ich bei dieser Übung nicht mit dem Herzen dabei gewesen. Ich glaubte nicht an so etwas. Aber der Schmerz war so groß gewesen, dass ich zu allem bereit war. Deshalb hatte ich mich zu dem Seminar angemeldet.

»Es ist ein Fötus!«, beharrte ich. Ich konnte nicht erklären, woher ich das wusste. Aber ich wusste es.

George warf mir einen merkwürdigen Blick zu. »Es ist nur ein Ball. Ein Symbol – für ein neues Leben, einen Neuanfang oder eine Reise.« George war sich seiner selbst so sicher und schaute so selbstzufrieden drein, dass ich noch gereizter wurde. Die Heftigkeit meiner Reaktion überraschte mich. Schließlich kannte ich George überhaupt nicht, wir waren nur rein zufällig Partner bei dieser Übung.

»Ein Symbol? Nein.« Mein Ton war barsch, aber ich konnte nicht anders. Ich wusste, was mir widerfahren war. »Dieser Ball ist der Fötus einer Fehlgeburt, die ich vor vier Jahren hatte.« Trauer umfing mich. Die Erinnerung ließ Tränen über meine glühenden Wangen strömen. Die Welt verschwamm, aber ich wandte den Blick nicht ab.

»Puh«, sagte er leise. »Vier Jahre sind eine lange Zeit …«

Urteilte er etwa über mich? Ich war Psychologin! Und *er* tat herablassend? »Wie kannst du es …« Ich spürte eine Hand auf meiner Schulter. Jemand war von hinten an mich herangetreten.

»Lass dir Zeit. Trauere … lass es fließen.« Die sanft und mitfühlend geäußerten Worte waren Balsam für mein Herz. Ich drehte mich um und sah, dass der Seminarleiter Dr. Villoldo hinter mir stand. Ich wusste nicht, was ich sagen sollte. *Wie konnte er das wissen?*

ALBERTO

Ich gab ein Tagesseminar in Los Angeles. Ich biete diese kurzen Workshops an, um den Menschen eine Einführung in den Schamanismus und die Möglichkeit zu geben, erste Erfahrungen mit den Heilmethoden zu machen. Ich habe die Hoffnung, dass ein Vorgeschmack auf die schamanische Arbeit sie dazu bewegen wird, diesen Weg im Rahmen der Light Body School weiter zu erkunden. Ich habe keinen Einfluss darauf, wer von den Einsichten und Übungen bewegt oder verändert wird. Ich bin einfach da und arbeite mit allem, was der Spirit in die Erfahrung einbringen möchte.

Wir machten gerade eine Partnerübung, und die Teilnehmer saßen auf dem Boden einander gegenüber. Während ich durch den Raum ging, spülten Wellen von Schmerz über mich hinweg. Ich tastete den Saal mit mehreren hundert Menschen ab und spürte, dass sie vom anderen Ende des Raumes kamen. Die Wellen schlugen mit einer solchen Kraft über mir zusammen, dass sie einen inneren Alarm auslösten. Mein Bewusstsein surfte auf diesen Wellen, bis ich ihre Quelle gefunden hatte – einen emotionalen Tsunami, der von zwei Teilnehmern ausging, einem Mann und einer Frau. Funken der Wut, der Angst und des Unverständnisses blitzten zwischen ihnen auf.

Wir befanden uns am Ende der Vormittagsveranstaltung, deren Thema die Seelenrückholung gewesen war. Ich hatte die Teilnehmer durch den Prozess der Rückholung eines verlorenen Seelenteils geführt und die vier Kammern der Seele erklärt: die Kammer der Wunden, die Kammer der Seelenverträge, die Kammer der Gnade und die Kammer der Schätze. Die Teilnehmer waren aufgefordert gewesen, einen neuen Vertrag mit dem Spirit auszuhandeln, eine neue heilige Vereinbarung für ihr Leben zu treffen. Zum Abschluss ihrer Reise sollten sie ihrem Partner ein »Geschenk« machen, das die Essenz dieses verlorenen Seelenteils symbolisierte. Ein spirituelles Geschenk. Ich hatte sie zum Klang meiner Trommel durch die Schritte geführt, um ihnen die Erfahrung dieser schamanischen Technik zu ermöglichen.

Wir waren soeben aus der Kammer der Schätze zurückgekehrt, und irgendetwas war dort mit einer der Teilnehmerinnen geschehen. Langsam bahnte ich mir meinen Weg in den hinteren Teil des Raumes. Der Frau liefen Tränen übers Gesicht. George kannte ich bereits von einem anderen Seminar. Ich hatte das Gefühl, dass er wohlmeinend, aber vielleicht nicht besonders einfühlsam war.

Ich beruhigte seine Übungspartnerin Sienna. Ich spürte, dass ihre Trauer nicht so leicht zu lindern war. In diesem Augenblick vernahm ich die Stimme des Spirits: *Bitte Sienna, sich für die Demonstration zur Verfügung zu stellen.*

»Es wird dir eine gewisse Erleichterung bringen«, erklärte ich, als ich Sienna bat, nach dem Mittagessen bei einer Demonstration mitzumachen. Ziemlich zaghaft willigte sie ein.

SIENNA

Die Mittagspause gab mir Zeit, meine Fassung wiederzufinden. Ich hatte nicht mit intensiven Erfahrungen gerechnet. Alberto hatte auf einer Psychologenkonferenz zum Thema Körper und Geist einen Vortrag gehalten, und ich war von der Energie im Raum so angetan gewesen, dass ich mich trotz meiner Skepsis zu diesem Seminar angemeldet hatte. Alberto hatte Begriffe wie »Chakras« und »Lichtkörper« verwendet, die mir fremd waren, und ich war – nun ja – neugierig gewesen. Und dann war da noch der Schmerz, der einfach nicht vergehen wollte.

Nun saß ich auf der Bühne auf einem Stuhl mit gerader Lehne und schaute in das Meer von Gesichtern. *Ich habe mich zwar für diese Demonstration zur Verfügung gestellt. Aber das heißt noch lange nicht, dass ich daran glaube!* Alberto sprach, und ich wünschte, er würde endlich anfangen. Meine Gedanken verselbständigten sich: *Es ist sein Seminar, lass ihn sein Ding machen. Er scheint ein netter Kerl zu sein, aber ich glaube nicht an so was. Wenn wir mit der Demonstration fertig sind, werde ich ... mal sehen, ja, ich werde Dick anrufen. Er ist von allen Seelenklempnern der beste. Er kann mir bestimmt helfen, meine Traurigkeit loszuwerden.*

Ich spürte den Impuls, die Bühne zu verlassen, aber ausgerechnet in diesem Augenblick unterbrach Albertos Stimme meine Gedanken. Er sprach von Illumination und davon, dass ich mich auf die Liege legen solle und er mich mit seinem Leuchtenden Energiefeld einhüllen würde. *Seinem was? Ich weiß ja noch nicht einmal, was das ist!* Ich saß da und hatte das Gefühl, wie ein Versuchskaninchen in der Falle zu sitzen, aber mir blieb nichts anderes übrig, als mich auf die Liege zu legen.

Der Schamane hielt meinen Kopf in seinen Händen. Ich konnte einen leichten Druck an der Schädelbasis spüren. Ich war stocksteif, aber als ich seine Anweisungen befolgte und tief durchatmete, wurde ich allmählich lockerer. »Lass alles los, Sienna. Lass die ganze Spannung los.« Seine beruhigende Stimme und der gleichmäßige Fluss meines Atems ließen mich nicht in den Schlaf, sondern auf eine andere Bewusstseinsebene gleiten.

Eine Welle brandet auf, hebt mich hoch, und mit einem Mal schwimme ich im Wasser. Es ist warm, angenehm und trägt mich immer weiter empor. Ich spüre die Geschwindigkeit, lasse den physischen Körper hinter mir, erreiche einen Ort des Lichts, an dem es nur noch Lichtwesen … an dem es keine physischen Körper mehr gibt. Ich bin ringsum von kleinen Lichtkugeln umgeben. Es ist ein endlos weites Lichtermeer, wie Millionen von Leuchtfischen in den Korallenriffen, wunderschön. Wortlos teilen die kleinen Kugeln mir mit: »Alles ist so, wie es sein soll. Mach dir keine Sorgen. Keine Sorgen.« Ich bin von ihnen umgeben, schwimme in dem Lichtermeer. Eine kleine Kugel nähert sich und findet den Weg in mein Herz. Endlich ist das Loch gestopft, die Leere gefüllt. Ist Liebe da. Kleine Kugel … liebe kleine Kugel, ich kenne dich, wir sprachen in der Nacht, meine Liebe.

Ich zweifle nicht daran, dass die kleine Kugel – ein Teil meiner Seele – zu mir kam, damit ich sie in diese Welt zurückbrachte. Im Laufe der Jahre hatte ich alles ausprobiert, was mir eingefallen war. Ich hatte mit Freunden geweint und psychotherapeutische Sitzungen absolviert. Nichts hatte etwas gebracht. Und nun hatte etwas geholfen: die schamanische Technik der Illumination. Der Schamane hatte die Hände über den Kopf gehoben, sie in den Ursprung des Heiligen oder das *wiracocha* getaucht, wie er sagte, und mich mit dieser strahlenden Sonne umhüllt. Licht durchflutete mich in einem heiligen Raum, den ich nicht beschworen hatte. Ich kann es nicht erklären. Ich weiß es einfach.

Zum ersten Mal seit der Fehlgeburt herrscht Frieden in meinem Herzen – und das spiegelt sich in meinem Leben. Ich habe eine wunderschöne Tochter namens Aimee. Wenn wir einen Tag oder auch nur eine Stunde getrennt sind, sage ich zu ihr: »Ich trage dich immer in meinem Herzen.« Jetzt sind sie dort zu zweit. Mein Sohn hat seinen rechtmäßigen Platz eingenommen. *Fehlgeburt?* Ich würde das gern anders formulieren: *Ich trage dich in mir! Ich trage dich wirklich in mir!*

ALBERTO

Nach dem Ende des Seminars beeilte ich mich, ein Taxi zum Flughafen zu erwischen, als eine dieser Energiewellen über mich hinwegschwappte, die meine Aufmerksamkeit erregen. Ich verlangsamte meinen Schritt.

»Alberto! Bei der Demonstration ist so viel geschehen!« Ich musste zweimal hinsehen. Sienna wirkte strahlend, lebendig. Wir unterhielten uns nur kurz, denn sie hatte es ebenfalls eilig.

Ich hatte das Lichtermeer gespürt, in dem sie geschwommen war. Eine der kleinen Kugeln konnte ich nun sogar im Energiefeld dieser Frau leuchten sehen, die noch am Vormittag in Tränen aufgelöst gewesen war.

»Ich möchte weiter mit dir arbeiten. Das, was heute geschehen ist, war erst der Anfang. Ich habe das Gefühl, dass etwas in Gang gekommen ist, das ich nicht ignorieren kann.« Sienna war zu einer neuen Reise aufgebrochen, als sie am wenigsten damit gerechnet hatte. Die Skeptikerin war auf der Strecke geblieben.

Ich begegnete Sienna von Zeit zu Zeit in Seminaren, und dabei fiel mir auf, dass sie ihrem eigenen inneren Kompass folgte. Es ist eine große Befriedigung zu sehen, wenn eine Schülerin nicht mehr auf Heilung von außen, durch eine Autoritätsfigur wartet, sondern auf die heilende Stimme in ihrem Inneren hört. Genau das war an jenem Tag bei einer Demonstration vor dreihundert Menschen geschehen! Aber Sienna war bereit gewesen. Sie hatte ihre emotionale Arbeit getan. Sie hatte sich einer Therapie unterzogen. Die Demo, wie ich sie nenne, war das letzte Puzzleteil. Ich wünschte, alle Klienten wären so einfach!

Bei einem anderen Seminar kam Sienna zu mir und bat um ein Gespräch unter vier Augen. Ich arrangierte ein Treffen in einem kleinen Konferenzraum.

»Es geht um meine Tochter Aimee. Sie war immer ein reizendes Kind und hat ihrem Vater und mir nie Probleme gemacht. Sie war eine gute Schülerin, hatte viele Freunde, aber jetzt …« Sienna zögerte und wandte den Blick ab. »Irgendetwas passiert mit ihr.«

Sienna runzelte die Stirn. Es fiel ihr offensichtlich nicht leicht, die richtigen Worte zu finden. Ich merkte, dass die Psychologin von der Mutter in den Hintergrund gedrängt wurde, was in diesem Fall auch angebracht war. »Sie ist gerade vierzehn geworden, und es ist, als wäre sie über Nacht ein anderer Mensch geworden! Sie war immer glücklich, aber jetzt steckt sie in einer tiefen Depression. Und das liegt nicht nur daran, dass sie in der Pubertät ist, Alberto. Da ist mehr, viel mehr. Wir wissen nicht, wie wir ihr helfen können. Sie schreibt schlechte

Noten. Sie isst und spricht kaum noch.« Sienna erhob sich aus ihrem tiefen Sessel und begann, im Zimmer hin und her zu laufen.

Ich folgte ihr mit meinem Blick, dann fragte ich: »Was noch?«

»Sie … sie hat angefangen, sich zu ritzen. Der Kinderpsychologe nennt das ›selbstverletzendes Verhalten‹!« Jetzt liefen Sienna die Tränen über die Wangen. »Wir sind verzweifelt. Ich dachte, du könntest vielleicht helfen.«

»Weiß sie, dass du mich zu Rate ziehst?« Nach Möglichkeit sollte der Patient immer seine Einwilligung geben – selbst, wenn es sich um eine Jugendliche handelt und ich mit ihrer Mutter spreche.

»Ja. Ich habe gefragt, ob ich mit dir darüber reden darf. Sie hat ja gesagt. Aber sie ist nicht in der Verfassung, hier zu sein, Alberto.«

»Das ist auch nicht nötig.« Ich forderte Sienna auf, sich zu setzen, zur Ruhe zu kommen und den Spirit um seine Gegenwart zu bitten. Ich sagte: »Ich möchte, dass du während der Arbeit den heiligen Raum aufrecht hältst.«

Weil ein Schamane außerhalb des normalen Raum-Zeit-Gefüges arbeitet, muss die Patientin nicht persönlich anwesend sein. Ich brauche lediglich die Erlaubnis, ihre Spur verfolgen und eingreifen zu dürfen. Ich versetzte mich in den Bewusstseinszustand, den die Schamanen zum Aufspüren von Energie verwenden, um Aimees Leuchtendes Energiefeld abzutasten. Der Lichtkörper reift parallel zum physischen Körper, und Farbe und Schwingung der Chakras verändern sich in den einzelnen Lebensabschnitten. Der Beginn der Pubertät ist eine turbulente Zeit, und Jugendliche sind besonders empfänglich für die Energien anderer. Chakras können Schaden nehmen, was ich auch bei Aimee sehen konnte. Ihr siebtes Chakra oder Kronenchakra hatte einen tiefen Riss, sodass sie verwirrende Emotionen von aufgewühlten Altersgenossen aufnahm. Ich konzentrierte mich darauf, das beschädigte Chakra von den energetischen Ablagerungen zu reinigen, die Aimee dazu veranlassten, sich selbst zu verletzen. Was für ein merkwürdiges Paradox. Aimee fügte sich körperliche Verletzungen zu, um den emotionalen Schmerz in Schach zu halten. Ich reinigte das Chakra mehrere Male und badete es in reinem Licht aus meinem Wiracocha.

Ich teilte Sienna mit, was ich gesehen und getan hatte. »Ich finde es erstaunlich, Alberto, dass Aimee dafür nicht hier sein muss.«

»Da wir alle über die universelle Matrix verbunden sind, kann ich mit ihr arbeiten, wo immer sie ist.«

Sienna fuhr fort. »Du hast ihre Altersgenossen erwähnt. Sie ist sehr viel am Telefon und hört ihren Freundinnen und Freunden zu, die von ihren Problemen erzählen. Sie kann sehr gut zuhören. Aber könnte das ein Teil des Problems sein?«

»Ja, sie muss Grenzen setzen«, sagte ich. »Und sie muss vor den schädlichen Emotionen ihrer Freunde geschützt werden! Sie wollen ihr natürlich nicht schaden, aber sie kann nicht die gesamte Trauer und Unzufriedenheit ihres Umfelds bewältigen.«

Um Aimee vor allem in ihrer Jugend vor den schädlichen emotionalen Energien anderer Menschen zu bewahren, stattete ich sie mit dem Verbund der Kraft aus. Diese unsichtbaren Bänder bieten einen Schutz, der uns helfen kann, unbeschadet auf dieser Welt zu leben. Sie stehen für die Elementarenergien und haben die Farben des Regenbogens. Die leuchtenden Bänder werden über die Chakras gelegt und schützen sie wie ein Anzug oder ein Schal: Schwarz steht für die Erde und wird über das erste Chakra oder Wurzelchakra gewebt. Rot steht für das Wasser und wird über das zweite und dritte, also über Kreuzbein- und Solarplexuschakra gewebt. Gold steht für das

Feuer und wird über das Herzchakra gewebt. Silber steht für den Wind und wird über das Kehlchakra gewebt. Reines weißes Licht steht für den Spirit und wird über das sechste Chakra gewebt. Das Licht erstrahlt wie ein Regenbogen, steigt zum siebten Chakra oder Kronenchakra empor, fließt aus ihm heraus und wieder in die Erde zurück, wo sich der Kreislauf schließt und wiederholt, sodass ein regelrechter Springbrunnen aus Regenbogenenergie entsteht. Die leuchtenden Bänder liegen wie ein Anzug über den Chakras, die in ihrer eigenen Frequenz und Farbe schwingen.

Obwohl Aimee die Details meiner Arbeit nicht kannte und ihre Mutter sich möglicherweise dazu entschließen würde, nicht mit ihr darüber zu sprechen, wusste ich, dass der Verbund der Kraft einen Unterschied machen würde.

SIENNA

Es stand außer Zweifel, dass meine Tochter sich verändert hatte. Eines Tages kam sie ganz aufgeregt die Treppe heruntergesprungen. So hatte ich sie schon lange nicht mehr gesehen. »Mama! Mama! Schau dir das an!« In der Hand hielt sie das Geburtstagsgeschenk einer Freundin – eine Anstecknadel mit zarten farbigen Bögen. Einen Regenbogen.

Ich wusste, dass das kein Zufall war. Und es war erst der Anfang. Von da an drehte sich in ihrem Leben alles um Regenbogen. Sie hatte Regenbogen im Haar, auf der Kleidung, den Schulbüchern und an den Wänden ihres Zimmers – Regenbogen, wohin ich sah. Ich war natürlich überglücklich. Das war eines der Dinge, für die man besser keine Erklärung suchen sollte.

Bald hatte ich die Aimee zurück, die ich kannte. Sie hörte auf, sich zu ritzen, und wechselte langsam den Freundeskreis.

Jetzt war ich an der Reihe. Obwohl mir die Erfahrung mit Aimee großen Respekt vor der nichtlokalen Arbeit der Schamanen eingeflößt hatte, lehnte ich sie für mich selbst ab. Ich sitze Alberto gerne Auge in Auge gegenüber. Ich will ihn ebenfalls beobachten können! Doch das war nicht immer möglich. So auch in diesem Fall, als der schiere Schmerz einer neuen Verletzung mich zwang, sein Angebot zu einer telefonischen Sitzung anzunehmen. Zur vereinbarten Zeit war ich ohnehin wegen einer Konferenz in einer anderen Stadt.

Ich machte es mir in meinem Hotelzimmer gemütlich, hängte das »Bitte nicht stören«-Schild an die Tür und bereitete mich auf die Arbeit mit dem Schamanen vor. Ich wusste inzwischen, wie wichtig es war, in einem heiligen Raum zu arbeiten, um jenen inneren Ort der Stille zu finden, an dem sich die Heilung vollzieht. Ich rief die Urenergien der vier Himmelsrichtungen, Mutter Erde sowie den Großen Geist an. Dann öffnete ich meine Mesa, den Altar der Schamanen. Sie enthielt auch die Steine, die jene Wunden symbolisieren, um deren Heilung ich mich bemühte. Ich war bereit. Ich befand mich in meinem heiligen Raum, ich war in meiner Mitte und ganz auf die bevorstehende Arbeit konzentriert. Ich saß aufrecht auf dem Bett, lehnte mich in die Kissen und wartete darauf, dass das Telefon klingelte.

ALBERTO

»Ich habe eine Sportverletzung, Alberto!«, klagte Sienna. »Ich habe mir beim Tennisspielen die Rotatorenmanschette verletzt.« Ich konnte die Besorgnis in ihrer Stimme hören.

»Was sagt dein Mann dazu?«, wollte ich wissen. Siennas Mann war orthopädischer Chirurg und arbeitete an der amerikanischen Westküste, weshalb mich seine Einschätzung interessierte.

»Gerry hat seine Beziehungen spielen lassen, und ich war bei den besten Ärzten, aber gebracht hat es nichts. Zum einen hat mir keiner zugehört! Ich habe mich auf Empfehlung der Spezialisten insgesamt dreimal operieren lassen, aber Schulterprobleme habe ich nach wie vor. Der Schmerz ist gnadenlos! Ich habe alle schulmedizinischen Möglichkeiten ausgeschöpft.«

Sie deutete an, dass ich ihre letzte Rettung sei. Das ist nicht selten der Fall.

Ich sagte: »Ich möchte einen Blick auf die Schulter werfen.« Ich wusste, sie würde verstehen, wie ich das meinte. Schließlich hatte sie mir bei der nichtlokalen Arbeit mit Aimee zugesehen. Ich würde Sienna aus der Ferne abtasten und mir ansehen, ob es irgendetwas in ihrem Energiefeld gab, das in Angriff genommen werden musste.

»Setz dich bequem hin. Entspann dich und lass ganz los – lass alle Sorgen los. Atme.« Ich machte mich auf die Suche nach ihrem Schmerz, konnte ihr Energiefeld wahrnehmen und in ihre Schulter hineinblicken. *Kein Wunder, dass diese Frau Schmerzen hat.* Ich sah, dass eine verschlungene Masse in der Rotatorenmanschette steckte. Das war nichts Physisches, wie etwa ein Tumor, sondern eine Ansammlung kristallisierter Energien. Sie waren dunkel, schwer, spitz und scharf. Ich hielt eine Extraktion für angebracht und versuchte, mit geistigen Fingern die verhärtete Masse zu fassen. Sie bewegte sich, veränderte die Position, drückte auf den Muskel, verkroch sich unters Schulterblatt und weigerte sich, sich von der Stelle zu rühren. Irgendetwas stimmte hier nicht.

»Sienna?« Sie war ganz in Gedanken versunken, und es dauerte ein Weilchen, bis sie mich hörte. Ich schilderte, was ich gesehen hatte, und fragte, ob sie eine Ahnung hatte, was das für eine verhärtete Masse sein könnte. Ich fügte hinzu, dass es mir nicht gelungen sei, sie zu extrahieren.

Als sie antwortete, lag ein Hauch von Verärgerung in ihrer Stimme: »Ich glaube, ich weiß, was du da siehst.« Sie wusste, dass Unfälle nicht immer zufällig geschehen. Sie können ein Weckruf sein und auf ungelöste Probleme aufmerksam machen.

»Ich denke, diese Masse, diese Knoten, das sind meine Probleme«, fuhr sie fort. »Jede Menge irrationale, frei flottierende Ängste, die mich immer dann befallen, wenn ich am wenigsten damit rechne. Ich kann sie an nichts Konkretem festmachen. Ich habe das Gefühl, dass es dabei um Krieg, Blut, Gefangenschaft und solche Dinge geht. Ich weiß, das hört sich verrückt an.«

»Das tut es nicht. Bleibe bei deiner Wahrnehmung. Du trägst diese Erinnerungen schon wer weiß wie lange in deinem Muskelgewebe herum. Jetzt haben sie sich in deinem Körper festgesetzt, und du kannst sie spüren.« Meine Aufgabe bestand darin, Sienna ein Verständnis dafür zu vermitteln, was sie lernen musste, um zu genesen. Die logischen Erklärungen würden später ganz von selbst kommen.

»Du sagest, du hättest die Masse nicht extrahiert. Und was jetzt? Wann wird sie verschwinden?«

»Wer weiß schon, wann etwas geschehen soll? Betrachte diese verschlungene Masse als deinen Lehrer. Was will sie dir sagen? Welche Weisheit kann sie dir vermitteln? Wenn du das verstehst, wird sich alles auf natürliche Weise klären. Lass dir Zeit. Und lass mich wissen, was geschieht.«

SIENNA

Am nächsten Morgen lag ich im Bett und ließ die Sitzung mit Alberto noch einmal Revue passieren. Ich war enttäuscht, da ich das Gefühl hatte, nichts erreicht zu haben. Ich hatte dieses

Zeug immer noch am Hals und war genervt! Wie Alberto andeutete, gewährte mir die Sitzung allerdings durchaus eine neue Sicht, nämlich dass *irgendetwas* von mir verlangt wurde. Aber was?

Ich dachte über die ganze Sache nach: Über die Rotatorenmanschette, die Verletzung und darüber, dass die verhärtete Masse gewandert war und sich am Ende verkrochen hatte. Ich setzte mich auf und rieb mir behutsam die Schulter. *Was willst du mich lehren? Da, es passiert schon wieder! Die Masse bewegt sich!* Der schmerzende Knoten, den ich am Tag zuvor so deutlich vor Augen gehabt hatte, begann zu wandern. Er kam unter dem Schulterblatt hervor, schwebte durch meinen Körper – und verkroch sich wie zuvor. Es krabbelte zweifellos irgendeine Energie durch mich hindurch.

Es gab keinen dramatischen Augenblick, in dem ich sagen konnte: »Ich bin geheilt!« Ich setzte die Arbeit mit Alberto fort, und die verschlungenen Knoten meiner irrationalen Ängste lösten sich auf. Die Symbolik dessen, was bei den Sitzungen herauskam, schien passend: Es handelte sich um die kristallisierte Energie von Messern und Pfeilen. Ich konnte spüren, wie sie sich nacheinander lockerten, in Bewegung setzten und meinen Körper verließen. Ich steckte nicht mehr fest! Der Auslöser dieser Schmerzen, ob er sich nun in diesem oder einem anderen Leben befand, wurde mein Lehrer. Ich verstand vor allem, was von mir verlangt wurde: *Dass ich eine Brücke zwischen der schamanischen Heilung und der westlichen Schulmedizin schlagen sollte.*

Die Schulmedizin ist meine Welt – sowohl beruflich als auch privat. Mit meiner Sportverletzung war ich in der Rolle der Patientin ins Allerheiligste des Gesundheitssystems vorgedrungen. Gleichzeitig hatte mir die Arbeit mit Alberto das Allerheiligste des Schamanismus offenbart. Nun stehe ich mit einem

Bein in der Welt der Schulmedizin, mit dem anderen in der Welt der Schamanen und befinde mich deshalb in einer einzigartigen, privilegierten Position. Mir ist klar geworden, dass ich eine Brücke bin!

Es ist eine große und schwierige Aufgabe, die Kluft zwischen Schulmedizin und Schamanismus zu überbrücken. Ich mache mir da keine Illusionen. Andererseits können wir dieses Bauwerk Stein um Stein errichten, und ich habe vor, einen Beitrag dazu zu leisten, indem ich in meiner eigenen Praxis den Anfang mache. Etwa ein Drittel meiner Patientinnen und Patienten sind von ihren Erfahrungen mit dem Gesundheitssystem traumatisiert. Sie sind seelisch verletzt und suchen nach einer anderen Art von Heilung. Und damit kenne ich mich aus. Ich habe sie selbst erlebt! Dank meiner Ausbildung und meiner Arbeit mit Alberto kann ich diesen Menschen eine Alternative bieten: die schamanischen Heilmethoden.

Hier ist auch Synchronizität am Werk. Zum ersten Mal in fünfzehn Berufsjahren kommen tatsächlich Patienten und bitten von sich aus um Energiemedizin. Das verrät mir, dass der Spirit die Hand im Spiel hat. Ich hatte zum Beispiel einen Klienten, der unter großer Angst und Panikattacken litt. Er war Fahrer bei der Feuerwehr und konnte daher keine Medikamente nehmen. Auf der Suche nach einer alternativen Behandlung wurde er zur Therapie an mich überwiesen. Ich versetzte ihn in eine leichte Hypnose und bat ihn, sich an einen Ort zu begeben, an dem er sich sicher, ruhig und selbstbewusst fühlte. Als er aus der Trance kam, sagte er: »Ich war ein Indianer an einem Feuer. Wissen Sie etwas über die Heilkunst der Indianer?« Damit war der Weg frei für eine, wie ich fand, hervorragend geeignete schamanische Technik: die Seelenrückholung. Fünf Tage später konnte er wieder zur Arbeit gehen. Solche Gelegenheiten, mit schamanischen Heilmethoden zu arbeiten, kommen immer wieder.

Meine körperlichen und emotionalen Schmerzen haben mich zu dem Schamanen und letztlich zu meiner Berufung geführt. Ich kann die leuchtenden Fäden beinahe sehen, die alles miteinander verbinden. Man könnte wohl sagen, dass ich inzwischen an diese Dinge glaube! Den befreundeten Psychologen habe ich nie um Hilfe gebeten. Ich stelle fest, dass mein spiritueller Weg viele Facetten und ein offenes Ende hat – und sich in eine unbekannte Zukunft erstreckt.

ALBERTO

Ein letztes Wort des Beobachters, denn das ist bei Sienna meine Rolle: Sie musste sich selbst auf die Reise machen und sich selbst heilen. Ich gebe ihr lediglich Hilfestellungen, aber die Entdeckungs- und Heilungsarbeit erledigt sie selbst.

Sienna kommt seit Jahren regelmäßig zu mir. Sie sagt oft: »Alberto, ich mache diese Arbeit ausschließlich, um selbst dazuzulernen und persönlich zu wachsen.« Das ist ein guter Ausgangspunkt. Wie viele meiner Klienten stellt sie allerdings fest, dass sie durch ihr persönliches Wachstum letztlich das Leben vieler weiterer Menschen berührt. Und sie hat erlebt, dass ihre Vision vom Brückenschlag zwischen den Welten der Schulmedizin und des Schamanismus Wirklichkeit wurde.

8

Seelenrückholung – auf der Suche nach der verlorenen Seele

Mitunter spaltet sich die Seele ab, um andere Bereiche der Wirklichkeit zu durchstreifen. Wenn unser Verlust unerträglich oder unsere Angst zu groß ist, kann sie beschließen, in der geistigen Welt zu warten, bis wir nach Hause zurückkehren. Der Schamane lernt, die Seele in die Welt zurückzuholen und seinem Klienten zu helfen, eine neue Lebensaufgabe und einen neuen Lebenssinn zu finden. Die Seele kehrt für nichts Geringeres zurück als für die Erfüllung, die der Dienst am nächsten schenkt.

PAULA

Ich strecke die Hand zum Nachttisch aus und drehe den Wecker zur Wand. Ich will nicht wissen, wie viel Schlaf mir entgeht. Ein dumpfer Schmerz breitet sich in meinem Kopf aus, als ich mich erinnere, wie angenehm es war, sanft in den Schlaf, ins Nichts hinüberzugleiten. Ich kann mich an das Gefühl erinnern. Befreit von der Last des Tages erlebte ich Erholung und Erneuerung, gefolgt von der Freude des Erwachens.

Ich flehe um Schlaf wie eine Verdurstende um Wasser. Es gibt keinen sanften Übergang vom Dunkel zum Licht, stattdessen ist alles grau und verschmilzt zu tödlicher Gleichförmigkeit. Ich kann den Wecker zur Wand drehen, aber vor den Stunden, die meine lange und einsame Nacht bemessen, kann ich mich nicht verstecken.

Der dumpfe Schmerz hinter meinen Augen wird stärker und vertreibt den ersehnten Schlaf. Meine Gedanken huschen ziellos in den dunklen Kammern der Vergangenheit umher, erforschen ebenso schnell die Zukunft, die Unglück verheißt. *Wenn du heute Nacht nicht schlafen kannst, wie kannst du dem morgigen Tag gegenübertreten?*

Aber ich kann und ich werde.

Dann klingelt das Telefon, und Albertos vertraute Stimme fragt: »Wie geht es dir, Paula?« Es ist schon seltsam. Obwohl ein ganzer Kontinent zwischen uns liegt, kann ich seine Augen so deutlich sehen, als stünde er direkt neben mir – die Augen des Schamanen mit den schweren Lidern. »Woran möchtest du heute Morgen arbeiten?«

Ich packte zweiunddreißig Jahre in ein einziges Wort: »Schlaflosigkeit.«

Den Termin für diese telefonische Sitzung hatte ich bereits vor Monaten für diese *Zukunft* vereinbart, die jetzt gekommen war.

ALBERTO

»Ich weiß nicht, ob ich dir helfen kann.«

Meine Worte versetzten Paula sofort einen Dämpfer. Ich hielt es für das Beste, ihr das von vornherein zu sagen. Ich konnte ihr die Chance auf Heilung bieten, aber ich konnte sie nicht kurieren. Dieses Versprechen gebe ich meinen Klienten nie. Heilung führt nicht immer dazu, dass ein Mensch auch auf körperlicher Ebene kuriert ist. Paula hatte sich fast schon zu gut auf ihre Beschwerden eingestellt. Mir kam der Gedanke, dass sie ein sensibles Gleichgewicht gefunden hatte, das es ihr erlaubte, von einem Tag zum nächsten zu überleben, und dass ich es nicht stören sollte – selbst wenn der Preis dafür die Schlaflosigkeit war.

»Keiner kann mir bei meinen Schlafstörungen helfen. Ich habe alles versucht!«

»Wann haben die Schlafprobleme denn angefangen?«, wollte ich wissen.

»Vor zweiunddreißig Jahren.« Das Zittern in Paulas Stimme deutete an, dass der Ursprung ihres Problems bekannt war. »Da ist mein Mann gestorben ... Selbstmord. Ich blieb mit einem neunzehn Monate alten Kind zurück.« Einen Moment lang standen die nüchternen Fakten deutlich zwischen uns im Raum. »Davor hatte ich immer gut geschlafen. Es war ein solcher Schock für mich. Ich hatte das Gefühl, von der Trauer in kleine Stücke gehackt, von ihr zerstückelt zu werden. Nichts konnte mich wieder heil machen.«

Ich fragte leise: »Und was hast du gemacht?«

»Nun, damals begann ich mit meiner Suche. Ich war untröstlich. Ich habe vieles ausprobiert.« Paulas Stimme wurde leiser, als sich mein Bewusstseinszustand veränderte. Während sie sprach, folgte meine innere Wahrnehmung wie eine Dschungelkatze ihrem Weg mit all seinen Drehungen und Wendungen, Erfolgen und Enttäuschungen. Ich folgte dem Auf und Ab ihrer Energie. Worte türmten sich zu Wellen und brachen, drängten mich zu verstehen – *Guru ... Meditation ... Erwachen ... Kundalini ... Hologramme ... überlebt ... nicht genug ...* All die Wege, die sie auf ihrer Suche nach Heilung beschritten hatte.

Kein Klient kommt aus dem Vakuum. Es existiert stets der Rahmen eines spirituellen Wegs. Manchmal gehört dieser Weg zu einem Leben des Forschens. Manchmal wird er von Krisen oder Krankheiten blockiert. Meine Klienten konzentrieren sich häufig auf das, was ihnen als die entscheidenden Details ihrer Geschichte präsentiert wurden – ein Symptom, eine Diagnose, einen Verlust. Ich aber muss auf das achten, was übersehen wurde, um den größeren Zusammenhang zu sehen.

»Ich spüre, dass sich dein Energiesystem auf eine sehr ungewöhnliche Weise neu verdrahtet hat und ein nahezu undurchdringliches Netz entstanden ist.« Es überraschte mich zu sehen, dass der Kern von Paulas Energiefeld ein ziemliches Durcheinander war, als sei sie in ein Knäuel leuchtender Fäden eingesponnen. Höchst merkwürdig.

»In gewisser Hinsicht bist du ebenso fein getunt wie ein Ferrari. Und ich frage mich, ob man an einem Ferrari herumdoktern sollte.«

»Ein Ferrari? Hmmm ...« Ich konnte sehen, dass der Vergleich sie amüsierte.

»Leg dich hin, Paula. Mach es dir bequem. Schließ die Augen und leg beide Hände auf deine Brust. Konzentriere dich auf die Atmung und lass ganz los.« Paula war sehr kooperativ. Sie hatte in der Meditation gelernt, den Körper zu entspannen. Ich atmete mit ihr ein und aus, gab uns einen langsamen und gleichmäßigen Atemrhythmus vor und begann, ihr Leuchtendes Energiefeld gründlicher abzutasten.

PAULA

Einatmen, ausatmen. Aus dem Telefon, das ich neben mich gelegt und auf Lautsprecher geschaltet hatte, drang schwach das hypnotische Geräusch rhythmischen Rasselns. Ich wusste, dass Alberto sich auf die Suche gemacht hatte, dass er mein Energiefeld abtastete. Ich wollte, dass er seine Kraft auf *mich* konzentrierte. Ich brauchte dringend Schlaf.

Einatmen, ausatmen. Allmählich kamen meine Gedanken zur Ruhe und entglitten mir, meine Muskeln entspannten sich, und ich driftete davon …

»Du kannst dich wieder aufsetzen, Paula. Lass dir Zeit.« Die Stimme des Schamanen drang an den Ort tiefer Entspannung. Ich atmete tief ein und wartete. Ich brannte darauf zu hören, was Alberto erlebt hatte.

»Ich habe mit deiner Seele gesprochen.« Die Stimme des Schamanen schien von weither zu kommen.

Der Gedanke ließ mein Herz höher schlagen. »Und du musst es auch tun, Paula«, sagte Alberto sanft. »Deine Seele befindet sich auf mehreren Wirklichkeitsebenen zugleich. Sag ihr, dass sie zu dir auf die Erde zurückkehren, dass sie ganz verkörpert werden muss. Sie muss dir in diesem Körper dienen. Schlaf ist nur eines seiner Bedürfnisse, aber ein sehr wichtiges!«

»Okay«, sagte ich. »Aber ich möchte zu bedenken geben, dass ich im Berufsleben gut zurechtkomme. Ich erledige meine Arbeit äußerst effizient. Ich wabere nicht herum, so wie sich das bei dir anhört. Ich hatte noch nicht einmal eine außerkörperliche Erfahrung!« In meiner Stimme lag eine gewisse Abwehr.

»Du siehst nicht ein, dass du voll verkörpert sein musst?« Albertos Stimme wurde lauter, als er mich mit den Worten ermahnte: »Ruf deine Seele wie einen Freund – auch wenn sie dir natürlich sehr viel näher steht. Sie wartet darauf! Ich denke, du sehnst dich nicht nur nach Schlaf, sondern nach einer tieferen Ruhe. Ich habe begonnen, das Energienetz zu entwirren, das dich schützt, aber auch gefangen hält.«

An Albertos Worten war etwas Wahres, obwohl ich nicht genau sagen konnte, was. Er hatte mit meinem Energiefeld gearbeitet und mich dazu aufgefordert, meine Seele zurückzurufen. Nun hatte ich das Gefühl, etwas *tun* zu können. Ich musste kein Opfer sein. Statt meines Schlafs stand nun meine Seele im Mittelpunkt.

Paulas Schlafstörung reicht weit zurück. Sie reicht in die Zeit zurück, als ihr Mann Selbstmord beging, und wurzelt in diesem Trauma. Ihre Seele folgte dem Geliebten an einen Ort, der ausschließlich den Toten vorbehalten ist, und konnte oder wollte nicht mehr zurück. Ich spürte ihre Angst, vielleicht nie mehr zur Erde zurückzukehren, wenn sie loslassen und einschlafen würde.

Ein Psychologe würde mit ihr die Gefühle erforschen, die sie nach dem Tod ihres Mannes erlebt haben musste: Trauer, Schuld, Wut, Angst, Verlassensein? Andere Therapeuten hatten ihr mit diesen Dingen geholfen. Ich wollte die Messlatte höher legen und Paula bei einer größeren Aufgabe unterstützen. Meiner Ansicht nach wird sie von der Schlaflosigkeit in die Galaxien gelockt, um nach ihrer Seele zu suchen. Die Aufforderung, die eigene Seele zurückzuholen, entspricht der Suche nach der eigenen Ganzheit und Göttlichkeit in diesem Leben und auf dieser Erde. Aber das ist gewissermaßen nur die Diagnose.

Dem Schamanen geht es um die Energetik. Ich fand heraus, dass Paulas Chakrasystem nicht korrekt verdrahtet war – zumindest nicht, soweit ich das sehen konnte. Normalerweise stehen die Chakras übereinander wie Perlen auf einer Kette. Paulas zweites Chakra war über periphere »Drähte« mit ihrem Herzchakra verbunden, und beide schienen von den übrigen Chakras getrennt zu sein. Die Trauer über den Verlust des Geliebten hatte zu dieser »Fehlschaltung« geführt, die dafür sorgte, dass Herz und Bauch vom Rest des Systems getrennt blieben. Dieser Mechanismus verhinderte, dass sie den Verlust spürte – im Gegenzug konnte sie nicht zur Ruhe kommen.

Ich wusste, der Illuminationsprozess würde helfen, ihre Chakras zu reinigen. Ich spürte aber auch, dass ein strukturelles Problem vorlag und die Chakras sich erneut verschieben würden – so wie sich ein verletzter Muskel erneut zusammenzieht. Ich würde mehr als das unternehmen müssen, um das Trauma aus Paulas Leuchtendem Körper zu löschen.

Am Abend nach unserer Sitzung begab ich mich für sie auf eine schamanische Reise. Ich öffnete den heiligen Raum, und meine Seele löste sich von meinem Körper, um in die Welt der Geister zu reisen. Ich bat meinen Freund und Führer, den Jaguar, mir bei meiner Arbeit zu helfen.

Gleichmäßig schlage ich die Trommel und beginne mit dem Abstieg. Der Jaguar folgt mir auf dem Fuße. Ich spüre die Anziehungskraft der Unteren Welt, wo ich ein Krafttier holen werde, das Paula helfen soll, ihre Seele zurückzuholen. Der monotone Rhythmus unterstützt meine Konzentration, während ich durch eine Öffnung im Boden, einen scheinbar bodenlosen Spalt in einer Felsformation, hinabsteige. Die Öffnung ist mir vertraut. Ich habe diese Reise schon viele Male unternommen. Der Durchlass ist gerade breit genug, dass ich mich vorwärtsbewegen kann, aber doch hin und wieder die Seiten des Tunnels streife. Ich spüre die katzenhafte Präsenz meines Gefährten, seinen ungeduldigen Wunsch, ans Ziel zu kommen. Ich brauche seine Energie, die Leidenschaft für die Jagd, die in seinen Augen leuchtet. Es wird allmählich heller, bis ich mich in einer nebelverhangenen anderen Welt befinde. Rasch biegen wir um die letzten Ecken und Winkel des Gangs, dann sind wir da, in Licht gebadet. Die Dunkelheit liegt hinter uns. Wir landen auf dem weichen, nachgiebigen Boden eines paradiesischen Gartens, in dem es nur Schönheit gibt. Ich spüre, wie meine Poren das Licht aufsaugen, wie Wärme mich umfängt.

Eine unsichtbare Präsenz in diesem Garten verlangt den Zweck meines Besuchs zu erfahren. Ich betrete diese Welt aufgrund einer uralten, stehenden Einladung an alle Schamanen, das Reich der Toten betreten und weiterleben zu dürfen. Ich antworte mit ruhiger, fester Stimme und bitte um einen Führer für Paula.

»Paula!« Ich höre, wie ihr Name in diesem Paradies widerhallt und sich auf Blumen legt, deren Namen ich nicht kenne. Und dann sehe ich ein Geschöpf über einer leuchtend roten Blüte, dessen Kraft seine winzige Gestalt Lügen straft: den Kolibri. Er steht mit flirrenden Flügeln über mir in der Luft. Ich hebe den Arm und strecke einen Finger aus. Der Jaguar sieht zu. In seinen Augen liegt ein wissender Blick. Der Kolibri lässt sich auf meinem Finger nieder. Ich ziehe ihn an meinen Körper und spüre, wie er die Flügel faltet und ruhig wird.

Ich habe, was ich wollte, und bedanke mich! Nun kehre ich durch den Tunnel zurück, durch den ich gekommen bin. Der Jaguar folgt mir. Behutsam und dankbar lege ich meine Hände über mein Herz, denn ich trage das Heilige in mir.

Dann bin ich zurück in meinem Garten und stehe wieder auf dem satten Braun von Mutter Erde. Ich stehe in der mondhellen Nacht, spreche ein Gebet und lasse den Kolibri fliegen. »Mach dich auf den Weg. Furchtlos vermagst du, große Strecken zurückzulegen. Trage deinen Mut und dein Vertrauen zu einem Menschen, der dich braucht.«

PAULA

Ich sehe zu, wie der Mond Zentimeter um Zentimeter über meine Fensterscheibe wandert. Er kennt seinen Weg. Ich wälze mich hin und her, um meinen Platz in diesem Bett und in dieser Welt zu finden. *Warum kann ich nicht schlafen? Es gibt morgen so viel zu tun. Bitte, nur eine Stunde oder zwei?* Der Mond nähert sich dem Fensterrand, und ich denke: *Ich muss schlafen.* Aber meine Gedanken kommen nicht zur Ruhe. Albertos Worte gehen mir durch den Kopf: *Ich kann dir nicht helfen … sprich mit deiner Seele.*

Wo bist du, meine Seele? Siehst du denn nicht, wie sehr ich dich brauche? Ich verliere den Verstand! Jeder Mensch muss schlafen. Ich muss morgen arbeiten – ob mit dir oder ohne dich. Alberto sagte, er hätte mit dir gesprochen. Dein Platz ist hier, weißt du? Das ist jetzt deine Aufgabe.

Vergib, dass ich so mit dir rede. Aber ich fühle mich im Stich gelassen. Ja, genau! Im Stich gelassen. Du schweifst durch die Galaxien, und ich bleibe in der rauen Wirklichkeit zurück und starre auf den Mond. Meine Seele, ich warte. Ich rufe dich!

Der Mond hat mein Fenster längst hinter sich gelassen und ist weitergewandert, als ich in die Leere des Schlafs und in das Land der Träume gleite.

Ich erwache aus einem kurzen, aber kostbaren Schlummer und setze mich ans Fenster, um zu beobachten, wie der Tag anbricht. Ich habe das Bedürfnis, meinen Traum in meinem Tagebuch festzuhalten.

> *Wände und Boden der Höhle sind aus Lehm, ein Licht leuchtet, die Glut glimmt. Ich bücke mich und spüre ein grobes Werkzeug in meinen Händen. Ich werde ein Loch graben. Ich werfe einen Blick über meine Schulter und sehe die Ältesten reglos um ein Feuer sitzen. Es sind weise Männer und Frauen aus frühen Zeiten – die ersten Heiler. Es scheint, als würden sie mich kennen und meine Anwesenheit billigen. Ich höre die Worte: Wir helfen dir.*
>
> *Ich wende mich wieder der Aufgabe zu, den gestampften Boden aufzugraben. Ich schaue zuerst in*

das Loch und dann zum Feuer, um daraus Wärme für das Pflanzen der Samen in meiner Hand zu ziehen.

Ich lege den Stift weg und blättere in meinem Tagebuch. Ich suche ein Gedicht, das ich vor ein paar Jahren geschrieben habe. Es ist kurz, aber es hat große Bedeutung für mich.

Mit Glaube, Gnade und Geduld
Überwindet der winzigste Kolibri
Mit einem Nervensystem aus einer anderen Galaxie
Die Distanz

Zum ersten Mal glaube ich, dass ich es schlicht und einfach mit harter Arbeit schaffen werde. Mehr ist nicht nötig. Als ich das Gedicht schrieb, hatte ich keine Ahnung von der Bedeutung des Kolibris in der schamanischen Tradition. Ich wusste nicht, dass er der große Reisende ist, der nur vom Nektar des Lebens trinkt.

ALBERTO

Eine Gruppe von Schülerinnen und Schülern hatte die Arme betend zum Himmel gehoben. Rasseln und Trommeln vertrieben die Stille im Konferenzraum. Wir öffneten einen heiligen Raum und baten die Geister, die hinter den Kulissen der alltäglichen Wirklichkeit warteten, um ihre Anwesenheit und Führung. Ich hatte das Gefühl, von lebendiger Energie umgeben zu sein – der konzentrierten Kraft der geistigen Welt, die meiner eigenen Kraft Auftrieb gab. Wir eröffneten gerade den dritten Ausbildungsteil der Light Body School.

In dieser Sitzung beschwören wir diejenigen, die uns vorangegangen sind: die Großväter, die Großmütter und die Hüter uralter Weisheit. Wir rufen auch den Kolibri: »Komm zu uns, kleiner Vogel, der du den Weg des Mutes lehrst.« Während ich das Gebet spreche, denke ich an Paula. Ich kann sie dort in der Gruppe spüren. *Ob sie in der letzten Nacht geschlafen hat? Wo treibt sich ihre streunende Seele herum?*

Die Antworten auf meine Fragen sollte ich im Laufe der Woche bekommen. Aus einer nachmittäglichen Demonstration des Jung'schen Umgangs mit den Tarotkarten entwickelte sich eine Sitzung mit Paula. Der berühmte Psychoanalytiker Carl Gustav Jung hatte die Symbole der Tarotkarten universellen Archetypen zugeordnet. Die Bilder sprechen das Unbewusste an und offenbaren tiefere Bedeutungen, wenn man sie so behutsam und weise interpretiert, als deute man einen Traum oder ein Märchen.

Jede Schülerin und jeder Schüler zog drei Karten, und alle griffen zu Motiven, die eine Bedeutung für sie hatten. Sie hatten die Anweisung bekommen, eine Geschichte zu den Illustrationen zu schreiben – sich von den Bildern zu einem kurzen Märchen inspirieren zu lassen. Ich bat Paula, der Gruppe ihre Geschichte vorzulesen. Ich spürte ihre Besorgnis, aber sie willigte ein.

»Es war einmal ein junges Liebespaar«, begann Paula zaghaft. Je mehr sie von ihrer Geschichte mitgerissen wurde, desto kräftiger wurde ihre Stimme und desto lebendiger und emotionaler wurden ihre Worte.

Die Liebenden: »*Die Götter hatten die beiden zusammengeführt. Sie waren gesegnet und voller Hoffnung. Ihr Leben war vollkommen, und es sah aus, als wären sie glücklich und zufrieden bis an ihr Lebensende …*«

Die Welt: »*Doch eines Tages stand die junge Frau alleine da und musste der Welt ohne den Geliebten gegenübertreten. Sie fühlte sich verloren, aber sie war von gütigen und hilfsbereiten Wesen umgeben ...«*

Die Gerechtigkeit: »*Die Heldin integrierte viele Elemente ihrer Reise und erlangte schließlich Reife und Gleichgewicht. Sie war nun bereit, anderen zu dienen ...«*

Die Geschichte spiegelte ihren Weg – mit einer Ausnahme: Sie endete positiv statt mit der Tragödie der Schlaflosigkeit. Paula spürte einer möglichen Bestimmung nach. Dies war der optimistischste Ausgang ihrer Geschichte. Leider geschieht es oft, dass wir infolge eines schmerzlichen Ereignisses, das wir zwar überlebt haben, aber nicht vollständig verarbeiten oder verstehen konnten, unsere Bestimmung verlieren. Als Paula ihre Karten deutete, achtete ich auf ihre Körpersprache, ihre Stimme, ihren Tonfall und die Signale ihres Leuchtenden Energiefelds. Aus allem sprach die Frage: *Warum ausgerechnet ich? Warum musste ich den Menschen verlieren, den ich liebte, und allein zurückbleiben?* Ich verstand, welche Aspekte der Karten sie übersehen hatte: *Bemerkst du denn nicht die unheilverkündenden Wolken auf der ersten Karte? Und den Adler auf der Suche nach einem Landeplatz auf der zweiten? Und den Schleier als Symbol für die unsichtbare Welt auf der letzten?*

Paula brauchte eine Seelenrückholung, um jenen Teil zurückzuholen, der sie verlassen hatte, als sie ihren Mann verlor; jenen Teil, für den es zu schmerzlich und zu schwierig gewesen war, allein zurückzubleiben.

Ich sagte: »Vielen Dank, Paula.« Die Schülerinnen und Schüler stimmten ein und murmelten lobende Worte. Ich zeigte auf die Karten und fragte: »Was glaubst du, wo du dich jetzt befindest?« Ich konnte die Neugier der Gruppe spüren.

»Nun«, sagte Paula und ließ den Blick über ihre Mitschüler schweifen, »ich befinde mich bei der letzten Karte, dem stabilen Gleichgewicht, wenn die Heldin bereit ist, anderen zu dienen. *Der Gerechtigkeit.*«

Ich musste widersprechen. »Du hast es noch nicht ganz geschafft, Paula.«

Sie wirkte verdutzt, und ein Hauch von Röte stieg ihr ins Gesicht.

»Du befindest dich *zwischen* dem zweiten und dem dritten Kapitel deiner Geschichte. Du bist auf dem Weg zu Gleichgewicht und Schönheit, aber du hast dein Ziel noch nicht erreicht. Das Ende deiner Geschichte verrät es mir. Es ist eine Spielart der Formel: ›Und sie lebten glücklich und zufrieden bis an ihr Lebensende‹.«

»Ich hatte gehofft, ich wäre schon dort ...« Sie seufzte tief und senkte den Blick zu den Karten auf dem Boden.

Ich lächelte und erinnerte sie daran, dass der letzte Teil der Geschichte den Schlüssel für das ersehnte stabile Gleichgewicht barg. *Dienst am Nächsten.*

Paula ging den klassischen Weg des Schamanen, den Pfad des verwundeten Heilers. Um den Frieden, die Gelassenheit und den tiefen, erholsamen Schlaf zu finden, all das, nach dem sie sich sehnte, musste sie anderen Menschen dienen.

»Dein Weg zur Heilung führt über das selbstlose Dienen«, erklärte ich Paula. »Und du musst wachsam bleiben.«

PAULA

Albertos Worte haben sich in mein Gehirn gebrannt: *Du musst stets wachsam bleiben.* Sie klingen vertraut, da auch meine Erfahrung mich lehrt, dass der spirituelle Pfad verführerisch, ja sogar trügerisch sein kann. Er kann eine Möglichkeit sein, Schwierigkeiten aus dem Weg zu gehen. Vielleicht kommt hier der Schlaf – ich sollte wohl sagen, der Schlafmangel – ins

Spiel. Er lässt nicht zu, dass ich mich mit Mittelmaß zufrieden gebe.

Alberto wies mich an, jeden Abend zu beten, wie es mir angenehm war – und zwar bei Kerzenschein. Ich habe eine kleine Muttergottesstatue, vor der ich drei Kerzen anzünde. Ich sollte vor dem Gebet das Licht im ganzen Haus löschen und es nicht mehr anschalten, weder zum Zubettgehen noch wenn ich nachts zur Toilette ging. Außerdem bat er mich, jeden Abend vor dem Beten die Chakras ins Gleichgewicht zu bringen und meine Seele zur Rückkehr aufzufordern.

Ich wusste nicht, dass der Kolibri mich rufen und mich wissen lassen würde, dass es im Schutze seiner winzigen, kreisenden Flügel noch so viel mehr zu entdecken gibt. Manchmal begebe ich mich nachts nach dem Beten dorthin, wenn ich beobachte, wie der Mond vor meinem Fenster gleichmäßig seine leuchtende Bahn zieht, bevor ich endlich einschlafe.

ALBERTO

In unseren Sitzungen konzentrierten wir uns darauf, Paula auf den Pfad des Heilers zu bringen, damit sie anderen helfen konnte. Die Schamanen sagen, nur wer selbst zum Heiler wird, ist vollständig geheilt. Paulas Achtsamkeitspraxis bestand zum Teil darin, sich keine Gelegenheit entgehen zu lassen, anderen zu helfen. Allmählich erkannte sie, wenn Kollegen, Freunde und Verwandte in Not waren, und fragte: »Wie kann ich helfen?« Sie wurde von der verletzten Patientin zur Heilerin.

Wie ich vermutet hatte, konnte Paula ihre Nachtruhe mit einem Abendritual wiederfinden, das als beruhigender und dämpfender Übergang vom hektischen Geschehen des Tages in die heilige Welt des Schlafs diente. Dafür sorgten das Gebet und eine Tasse warmer Tee. Die Stunde bei Kerzenschein kurbelte die Produktion des Hormons Melatonin an, das den Schlaf-Wach-Zyklus steuert. Kunstlicht hemmt die Melatoninproduktion, Kerzenschein nicht. Wir haben Jahrmillionen am Lagerfeuer verbracht, daher drosseln die Gelb- und Rotanteile des für den Menschen sichtbaren Spektrums in den Flammen und der Glut die Melatoninproduktion nicht; anders als das weiße und blaue Licht der Computerbildschirme, Glühbirnen und Mobilgeräte.

Die Rückkehr zu einem natürlichen Umgang mit dem Licht bot Paula die Möglichkeit, die Seele in den Körper zurückzuholen. Sie war wegen Schlaflosigkeit zu mir gekommen, und ich hatte sie mit einer Praxis der Selbstlosigkeit nach Hause geschickt. Ihre Seele verlangte nicht nur nach Ruhe, sondern auch nach einem Sinn und einer Aufgabe im Leben ohne den Geliebten. Zu gegebener Zeit würde sie im Spirit den Geliebten erkennen.

9

Leben nach dem Leben

Es ist ein Fehler zu glauben, es gäbe nicht mehr als das, was wir wahrnehmen können. Unsere Seelen blicken in eine Vergangenheit vor unserer Geburt und in eine Zukunft, von der es noch keine Vorstellung gibt.

Wir haben schon oft gelebt. Jede Geburt führt uns aufs Neue mit denjenigen zusammen, die wir geliebt und verletzt haben. Mitunter werden wir im Umfeld eines Menschen wiedergeboren, der uns in einem früheren Leben sehr am Herzen lag. Noch häufiger aber kehren wir in ähnliche Familien zurück wie die, in denen wir in einem früheren Dasein – glücklich oder unglücklich – lebten und starben. Deshalb ist es so wichtig, eine spirituelle Gemeinschaft aufzubauen: um im Kreise von Menschen mit ähnlichen spirituellen Werten und Zielen wiedergeboren zu werden und nicht im Kreise derjenigen, die in endlose Familiendramen verstrickt sind!

In unserer Psyche leben unvollendete Geschichten, die uns mit aller Kraft dazu drängen, uns in Situationen zu reinkarnieren, in denen die Chance auf Heilung besteht. Das ist der Grund, weshalb so viele von uns auf diese Welt gekommen sind – um zuerst sich selbst zu heilen und dann auch anderen zu helfen, wieder heil zu werden.

Die Schamanen von einst fanden heraus, dass sie die Abdrücke von Schmerzen und Traumata direkt aus dem Leuchtenden Energiefeld löschen konnten, sodass wir sie nicht noch einmal mit unserer Geliebten, unserem Chef oder unseren Kindern durchspielen müssen. In diesem Fall trug Jered das unbewältigte Trauma seiner Urgroßmutter in sich, die im Holocaust ums Leben gekommen war.

ALBERTO

Ein stechender Schmerz schießt meinen Arm hinauf, Erschöpfung macht sich in meinem Körper breit. Es ist mir nicht bewusst, wie fest ich den Kristall umklammert halte, mit dem ich die Extraktion vorgenommen habe. Durch die weiche Hülle, in der er sich befindet, spüre ich sein vertrautes Gewicht in meiner Hand. Die Spitze zeigt nicht zu mir, denn ich bin sehr darauf bedacht, nichts von seiner Energie aufzuschnappen. Das ist zwar möglich, aber unwahrscheinlich, da ich keine besondere Verbundenheit mit diesem Geistwesen empfinde, das sich an meinen Klienten geheftet hatte. Ich bleibe ruhig sitzen und lasse mir Zeit zu verdauen, was in dieser Sitzung in meinem Büro in Los Angeles geschehen ist.

Die Sonne versinkt hinter dem Horizont, taucht die Wolken in pink- und orangefarbenes Licht und dämpft das Blau des pazifischen Ozeans vor meinem Fenster. Der Abend ist Balsam für meine Seele und das sanfte Licht ebenso willkommen wie die Stille. Für den Bruchteil einer Sekunde spüre ich, wie ein Rest von Energie durch die stille Luft peitscht und wie ein Stromschlag durch mich hindurchfährt. Ich atme lange und tief aus. Ich spüre, wie sich meine Finger erneut fester um den Kristall und seinen Inhalt schließen – den Geist von Itka. Er ersehnt das, was ihr bislang verwehrt geblieben ist: einen Tod, der auch das Ende ist, der sie befreit und in die Arme Gottes zurückkehren lässt.

Mühsam rapple ich mich aus dem gemütlichen Sessel auf und mache mich auf den Weg zum Strand, der nun verlassen daliegt. Für mich ist der Tag noch nicht zu Ende. Ich muss diesen Geist freisetzen. *Ja, Itka, es ist Zeit.*

JERED

Itka. Meine Urgroßmutter. Vielleicht ist dies eher ihre Geschichte als meine. Jetzt hat ihre Seele endlich Frieden gefunden, genau wie ich.

Am Ende ging alles ganz schnell. Frieden überkam mich, als hätte jemand den Zauberstab geschwenkt. Schamanismus lässt sich nicht logisch erklären, vieles geschieht in einer anderen Welt. Die Schamanen reisen und arbeiten in dieser Welt, ehe sie zu uns zurückkehren. *Denn es gibt*, so sagen sie, *nicht nur diese eine Wirklichkeit. Es gibt auch die unsichtbare Welt.*

Ich kann diese Prämisse problemlos akzeptieren. Ich habe es sogar selbst erlebt – was mich zu meiner Urgroßmutter zurückbringt. Ich frage mich, wie es wohl damals für sie war, als ihr Gott sie verlassen zu haben schien.

Ach, könnte das Herz doch sprechen! Worte ergössen sich wie ein gewaltiger Schwall von Blut, der meinen Schrei erstickte. Niemand sollte leiden müssen, wie ich gelitten habe, wie wir alle gelitten haben, als wir ohnmächtig wartend am schmierigen Abgrund des Todes standen und beinahe flehten, wie sterbende Flammen gelöscht zu werden, und uns doch um seiner selbst willen an den Lebensfunken klammerten. Ich war eine alte Frau. Ich sah, wie die Jungen geopfert wurden, einer nach dem anderen, die starken jungen Glieder wie Äste über den Abgrund, über das wartende Grab verstreut, das wir mit eigenen Händen geschaufelt hatten. Einen nach dem anderen habe ich sie gesehen, die Menschen, die ich liebte, Fleisch von meinem Fleisch – oder schlicht Fleisch von meiner Menschlichkeit. Warum, o Herr? Haben wir das verdient, nur weil wir Juden heißen? Ich bekam keine Antwort. Ich sah meinem Nazi-Henker in die Augen, dem Mann in Schwarz, der schwitzte vom Morden und Vergewaltigen. Er starrte mich an, wollte mehr. Unersättlicher, namenloser Hass drückte den Abzug. Kugeln und Seelen flogen umher: die meine in ihn, die seine in mich. Itka. Ein Seelentausch. Beide umfing eine neue, eine fremde Dunkelheit. Er wurde zu einem wandelnden Toten und trug den Tod – meinen Tod – in jeder Zelle seines Körpers und seines Geistes. Und ich? Ich war in seiner unaussprechlichen Dunkelheit begraben. Etwas anderes gab es nicht. Für den Bruchteil einer Sekunde hatte sich der Schleier zwischen den Welten gehoben und war wieder gefallen.

Alberto hatte so freundlich zu Itka gesprochen: *Komm, meine Liebe*. Ich war mir des Geschehens nur am Rande bewusst, und die liebevollen Worte klangen, als kämen sie aus weiter Ferne. Sie waren vom dichten Nebel etwas gedämpft, aber sie klangen beruhigend. *Du musst nicht mehr leiden. Es ist Zeit. Komm. Komm ins Licht*. Die Stimme des Schamanen war so sanft, so fürsorglich und liebevoll, als er Itka überredete, mich zu verlassen und sich in das Licht des Kristalls zu begeben, den er an mein Herz hielt.

Aber bin ich nicht Itka? Ihre Seele hatte von dem Augenblick an in mir gewohnt, als mein Leben im Schoß meiner Mutter begann. *Mich verlassen? Jetzt?* Ich durchlitt die Qualen ihrer Freisetzung, wand mich in ihrem Aufruhr und ihrer Angst, ihrem Zwiespalt und ihrem Verlangen. Oder waren dies meine Gefühle? Ich weiß nicht, ob es ihre oder meine Schreie waren, die so quälend aus meinem Innersten aufstiegen. Wir waren so lange zusammen gewesen. Die Schreie der beiden Seelen wollten nicht verstummen, strömten in endlosen Wellen aus mir heraus und wurden nur von hysterischem Schluchzen durchbrochen. Sie strömten mal mehr, mal weniger stark aus meinem Herzen und füllten die Luft mit unerträglichen Geräuschen. Sie waren wie eine Kraft aus längst vergangenen Tagen, waren im Tode erstickt worden und hallten nun aus der Leere des Nichts und des Todes durch die Jahre. *Komm, meine Liebe. Du wirst in Sicherheit sein. Mach dem Leiden ein Ende. Komm.*

Sie folgte der Aufforderung des Schamanen in den Kristall. Itka war nicht mehr bei mir. Der Übergang war unmittelbar. Der tiefe, friedliche Atem der Freiheit füllte meine Lungen. Auch ich war befreit.

ALBERTO

Nicht alle Extraktionen verlaufen so dramatisch. Ich denke zwar gern, dass mich nichts mehr überraschen kann, aber das hat mich sprachlos gemacht.

Ich hatte Jered schon ein paar Mal gesehen, und wir waren uns einig, dass er alle anderen Möglichkeiten der Heilung ausgeschöpft hatte. Ich fand heraus, dass eines seiner Chakras beschädigt war. Das kommt recht häufig vor, wenn sich ein eingedrungenes Wesen an einen Menschen hängt. Es kapert das gesamte Nervensystem und sorgt so dafür, dass sich die Chakras unregelmäßig oder gegen den Uhrzeigersinn drehen, sodass derjenige an Lebenskraft verliert.

In einer unserer Sitzungen hatte ich das Seelenwesen identifiziert. Ich sagte zu Jered: »Es ist deine Urgroßmutter.« Zu meiner Überraschung reagierte er erleichtert, als hätte er immer geahnt, dass er ihren Kummer in sich trug. »Itka?« Er hauchte den Namen wie ein Gebet, und aus seinen Augen leuchtete die Hoffnung, nach langer Suche endlich die Erklärung für seine Seelenqualen gefunden zu haben.

Im Augenblick der Hinrichtung hatte sich Itkas Seele in der Seele ihres Nazi-Mörders eingenistet. Ohne es zu wissen, hatte der Gestapo-Offizier ihren Geist sein Leben lang in jeder seiner Zellen getragen. Auch nach seinem Tod war Itka nicht frei. Ihre Seele blieb zwischen den Welten gefangen und kannte weder den Trost der einen noch der anderen, sondern nur den Schmerz des Exils. Für Itka gab es keine Lösung, kein Ende. Dann fand ihre Seele einen neuen Wirt – ein wunderbares Wesen, das in Kürze zur Welt kommen würde: ihren Urenkel Jered.

Manche Dinge übersteigen den normalen Verstand. Als ich Jered die Situation erklärte, konnte ich sehen, wie schwer es ihm fiel, meine Worte zu verstehen. Der Gedanke, dass sich die Seele beim Verlassen dieser Welt in einem Netz aus Verwirrung verfangen und den Weg nach Hause nicht finden kann, lässt unseren Verstand schwindeln. Als ich einen heiligen Raum geöffnet und die Geister gebeten hatte, mir bei Itkas Freisetzung zu helfen, war ich mir sehr deutlich aller Beteiligten sowie des Ernstes der Lage bewusst gewesen.

Ich hatte Jered bei einem Tagesseminar im Westen von Los Angeles kennengelernt. Im Saal herrschte große Aufregung, da ich mit einer Demonstration beginnen wollte. Ich ließ den Blick über das Publikum schweifen und fragte, ob sich jemand dafür zur Verfügung stellen würde. Noch bevor ich fertig ausgeführt hatte, worum es ging, fuhr ein junger Mann von seinem Stuhl auf und lief durch den Gang zum Podium. Er stellte sich vor mich hin, als wollte er damit seine Anwesenheit und seine Bereitschaft bekunden, alles zu tun, was ich von ihm verlangte. Sein Name sei Jered, sagte er.

»Ich werde jetzt deine Kraft testen, Jered.« Er nickte zustimmend. »Entspann dich einfach und lass alle Spannungen und Gedanken los, die vielleicht vorhanden sind.« Beim Muskeltest oder der angewandten Kinesiologie handelt es sich um eine Technik, die wir unseren Schülerinnen und Schülern beibringen, damit sie sich die Weisheit des Körpers und des Unbewussten zunutze machen können. Sie ist sehr nützlich, während sie das schamanische Sehen trainieren. Ich kann den Zuschauern zwar nicht die Gabe verleihen, den Lichtkörper zu sehen, aber ich kann ihnen zeigen, wie sich dieses unsichtbare Energiefeld beeinflussen lässt. Sobald den Leuten klar wird, dass ich nicht in Metaphern, sondern von einem echten Energiekörper spreche, verstehen sie, wie die Heilung des Leuchtenden Körpers funktioniert.

»Verschränke deine Hände und strecke deine Arme parallel zum Boden vor dir aus.« Jered kam meinen Anweisungen nach. »Ich werde deine Hände jetzt kräftig nach unten drücken und möchte, dass du dagegenhältst.« Seine Arme widerstanden meinem Druck, und er lächelte vor Freude über seine Kraft. Dann trat ich einen Schritt zurück, konzentrierte mich und ließ die rechte Hand durch die Luft sausen, als wollte ich ihm einen Schnitt quer über den Bauch zufügen. Ich wollte einen Meridian durchtrennen und damit auch den Energiefluss unterbrechen. Prompt sanken Jereds Arme nach unten und hingen kraftlos an seinen Seiten herab, und sein Mund öffnete sich. Er konnte nicht fassen, wie plötzlich und vollständig er seiner Kraft beraubt worden war. Danach stellte ich den Meridian und den Energiefluss ebenso schnell wieder her und testete erneut seine Kraft. Jetzt konnte er dem Druck wieder standhalten, und seine Arme blieben fest.

Ich hatte gezeigt, wie leicht man andere Menschen energetisch beeinflussen konnte. Damit machte ich der Gruppe deutlich, dass irgendetwas, irgendeine energetische Kraft direkt vor ihrer Nase gewirkt hatte und sie nicht in der Lage gewesen waren, sie zu sehen. Aber sie hatten die Auswirkungen beobachten können.

Nach dem Seminar kam Jered zu mir und sagte, er brauche möglichst bald einen Termin bei mir. Da ich die Dringlichkeit in seiner Stimme hören und echte Not erkennen konnte, machte ich mich in der folgenden Woche für ihn frei.

JERED

Wenn man bedenkt, dass ich mich praktisch aus dem Bett hatte zwingen müssen, um zu dem Seminar zu gehen, ist es schon überraschend, wie entschlossen ich durch die Stuhlreihen zum Podium schritt. Mein Leben befand sich auf dem Tiefpunkt, es war auf das zum Überleben notwendige Minimum reduziert. Damals war ich nur noch ein Schatten meiner selbst, das gebe ich nicht einmal vor mir selbst gerne zu. Eigentlich ist es ein Wunder, dass ich überhaupt zu dem Vortrag ging. Denn abgesehen von meinem geschwächten Zustand war ich ausgebrannt von »der Suche«, wie ich es nannte. Ich hatte alles Mögliche ausprobiert, um Frieden zu finden – Psychologie, Meditation, Yoga, Buddha, Jesus, um nur ein paar Beispiele zu nennen. Ich war übersättigt von Wahrheiten, die sich als falsche Fährten entpuppt hatten, sodass ich mich noch stärker in mich selbst zurückgezogen hatte. Eines Tages las ich von Albertos Seminar, und es zog mich einfach magisch an. Die Stimmen des Widerspruchs, die nach Jahren der ergebnislosen Suche laut geworden waren, verstummten. Eine wortlose Klarheit kam über mich, die mir verriet, dass sich etwas ändern würde.

Ich will versuchen, das damalige Umfeld meines Lebens zu beschreiben. Vermutlich wäre es treffender, *das Umfeld meines Sterbens* zu sagen. Ich fühlte mich von Tod umgeben. Das war schon immer so gewesen, sogar in meiner Kindheit. Ich wüsste nicht, dass es je anders gewesen wäre. Ich hörte auch Stimmen – echte Stimmen von dieser Welt, wie ein Flüstern in der Nacht, wie flackernder Kerzenschein in einem dunklen Haus. Ich hörte die Stimmen der Überlebenden. Aber hatten sie wirklich überlebt? Ich lag wach, die Bettdecke schützend über mich gezogen, und spitzte die Ohren, damit mir nur ja kein Wort entging, das in der Wohnstube fiel. Das galt vor allem für Sätze wie: »Der kleine Jered hat so viel Potenzial! Hat man je ein begabteres Kind gesehen? Er wird einmal Großes bewirken. Was für ein Engel.« Und die Lieblingsformulierung meiner Mutter: »Gottes vollkommenes Kind.« Und immer so weiter. Ich schätzte mich glücklich und lächelte in mich hinein.

Im Laufe der Zeit veränderte sich der Inhalt dieser geflüsterten Gespräche. Ich lauschte noch immer mit gespitzten Ohren, aber das Lächeln war mir längst vergangen. »*Eijeijeij,* was ist nur mit Jered los? Was für eine Enttäuschung! Die Lehrer sagen, er strengt sich nicht an. Was für eine Verschwendung! Er sollte sich schämen.« Ja, eine Sache lernte ich sehr gut – Scham. Ich wurde sogar zum Meister darin. Die Frage war nur: *Scham weswegen*?

Diese Stimmen spiegelten und speisten meine innere Realität. Dort, in meinem Inneren, waren sie kein Flüstern, sondern ein Geschwätz, das manchmal wenig Sinn ergab. Zu viele redeten durcheinander und buhlten um meine Aufmerksamkeit. *Jered! Jered! Nimm dich in Acht!* Ich musste die Ohren nicht spitzen, um die Botschaften zu hören, die in alle Zellen meines Seins sickerten. Türen gingen auf, und schwarzer, schleimiger Schlamm quoll hervor, eine Flut von Angst, Schrecken, Tod und Bösem. *Einer von denen! Ein Jude!* Und die lauteste Stimme von allen drohte mit Mord – dem Mord an *mir*. Ich wusste, es würde geschehen. Ich rechnete sogar damit. Ich wusste nur nicht, wann.

Mit dem sinnlosen Mord an drei engen Freunden rückte dieses Los auf rätselhafte Weise näher. Wann würde es mich treffen? Stimmen in mir, Stimmen in der Welt – manchmal verschwammen die Realitäten, und meine Verwirrung wuchs noch mehr. Ich kauerte in den Ecken des Lebens, hatte Angst vor allen Menschen. Für mich gab es keine Rettung, keinen Retter. Ich war allein und doch nie allein. Das Leben in mir vernichtete allmählich mein Leben in der Welt.

Das goldene Kind wuchs zu einem Mann heran, dessen Hände zitterten – dessen ganzes Sein erbebte und dessen Körper, Geist und Seele von Wellen der Angst durchflutet wurden.

Nicht, dass ich mich nicht tapfer dagegen zur Wehr gesetzt hätte! Schließlich wollte ich in den Augen der Welt gut dastehen. Ich wollte ebenso viel Geld verdienen wie alle anderen auch! Und ich hatte eine Erbschaft, aus der ich etwas machen konnte. Meine Familie war gut zu mir gewesen. Geld, Geld, Geld. Vielleicht würde es die Stimmen – in mir und in der Welt – zum Schweigen bringen, mich erhöhen und im Spiegel fremder Augen ein Bild erschaffen, auf dem ich fürwahr wieder *golden* bin. Mein Geburtsrecht! Gottes oder vielleicht Mutters *vollkommenes Kind. Ach … Geburtsrecht, welche Rechte? Ich wünschte, ich wäre niemals geboren worden! Schande, Schande, Schande …*

Diese Seele hatte ich zu dem Schamanen gebracht.

ALBERTO

»Du wirst sterben, Jered.«

Dies war unsere erste Sitzung, aber es musste gesagt werden. Die Kraft, mit der ich diese Worte äußerte, unterstrich den Ernst meiner Beobachtungen. Jered befand sich in einer schweren Krise, und es konnte so oder so für ihn ausgehen. Sein Problem war mit Halbheiten nicht zu lösen, und er musste wissen, wie wichtig das war. Manchmal ist Schonung nicht das

Richtige für den Klienten – selbst wenn es ihm lieber wäre. Und dies war eine der Situationen, in denen schonungslose Offenheit gefragt war.

Er wusste es. Ich bestätigte lediglich, was er gerade gesagt hatte: »Ich sterbe, Alberto.« Ich bin mir allerdings nicht sicher, ob er damit gerechnet hatte, dass ich seine Auffassung bekräftigen würde.

Jered streckte die Arme aus, damit ich das Zittern sehen konnte, und ich bereitete mich auf die Untersuchung seines Körpers vor – seines Leuchtenden Körpers. Sein Leuchtendes Energiefeld war beeinträchtigt, was sich in Form dieser rätselhaften Krankheit äußerte. Die Ärzte hatten nach einer Erklärung gesucht – Nerven, Erschöpfung. Aber nichts hatte gepasst. Jered war es leid zu hören, dass da nichts zu machen sei. Es wäre so leicht für ihn, eine zynische Haltung einzunehmen und die Hoffnung aufzugeben.

Jered ist sehr wortgewandt und lieferte eine sehr schöne Schilderung von seinem Leben in einer »spirituellen Mietskaserne«, wie er sagte. Es war ein treffender Vergleich für sein Innenleben. Ich lehnte mich zurück und konzentrierte mich auf seinen physischen und seinen Leuchtenden Körper. Beide würden mir Hinweise darauf geben, wo sein Trauma saß.

»Es klingt, als wärst du niemals allein, Jered. Als wären die Stimmen immer da. Wie wirkt sich das auf dich aus?« Ich ließ den Blick weich werden und beobachtete seine Reaktion. Er beugte sich vor und verzog das Gesicht. Seine Augen sprühten vor Wut, und er boxte mit den Fäusten in die Luft.

»*Wie sich das auswirkt*? Es beeinträchtigt mein ganzes Leben! Meine Seele gehört mir nicht! Sie wurde besetzt. Ich lebe in einer Mietskaserne, in der es kein Zimmer für mich gibt. Dabei gehört mir das ganze verdammte Haus! Wenn sie das bloß verstehen könnten. Ja, *sie*! Es treiben sich so viele

Leute in diesem Haus herum. Wände halten sie nicht auf. Das ist krank – es gibt keine Grenzen. Keine. Sie kommen und gehen, wie es ihnen passt, und ich wandle unter ihnen und suche nach mir selbst. Wenn es nach mir ginge, würde ich alle Zimmer zusperren und mich dann in mein eigenes zurückziehen, um etwas Ruhe zu haben. Aber was würde das bringen? Sie kämen durch die Schlüssellöcher und unter den Türen hindurch gekrochen. Und erst der Lärm! Die Zimmer sind nicht schallgedämmt. Stimmen schweben durch die Luft, werden von diesen nutzlosen Wänden zurückgeworfen und spülen jede Hoffnung auf Stille fort. Und ihre Augen! Ständig werde ich beobachtet – bei allem, was ich tue. Aber noch schlimmer ist, dass sie wissen, was ich denke und fühle. Da ist so viel Traurigkeit, und das Heulen und Seufzen nimmt kein Ende. Ich halte das nicht aus. Sie gehören nicht hierher, Alberto. Das ist mein Raum, mein Leben – meine Seele. Ganz allein meine.« Jered sackte zusammen, das Gesicht in den Händen vergraben. Ich sah, dass sie zitterten.

»Das klingt nach einer aufreibenden Art zu leben.« Ich sprach mit sanfter, leiser Stimme.

»Aufreibend, du sagst es. Es raubt mir meine Lebenskraft. ›*Nein!*‹, kreischt es in einem fort in meinem Kopf. Das muss ein Ende haben! Ich suche Hilfe – bei jedem Guru, der zufällig des Weges kommt und mich möglicherweise davon erlösen kann. Aber keiner konnte mir helfen. Keiner!« Er schwieg und erwähnte dann eine große Erbschaft, die auch keine Hilfe gewesen war.

»Das viele Geld? Und warum nicht?« Ich hatte meinen Verdacht.

»Willst du die ganze Wahrheit über das Geld wissen?« Jered lachte selbstironisch. »Das Geld, das ich geerbt habe, entpuppte sich als zweischneidiges Schwert. Es ermöglichte mir ganz wunderbar, das Opfer zu spielen. Ich fand heraus, dass man Freundschaft und Loyalität kaufen konnte – um dann abgezockt zu werden.« Seine Stimme triefte vor Selbstverachtung.

Da ich wusste, wie der nächste Schritt auszusehen hatte, sagte ich: »Ich möchte, dass du dich einen Augenblick zurücklehnst und einfach loslässt. Lass all das los und atme tief durch. Ich will mir ansehen, was hier vor sich geht.« Ich griff zur Rassel und begann, sie sanft und rhythmisch zu schütteln. Singend, summend und pfeifend rief ich die Geister und bat sie, mit mir zu arbeiten.

Ich begab mich an einen Ort jenseits der Zeit. Nach etwa zehn Minuten war ich bereit, Jered meine Beobachtungen mitzuteilen. »Es tummeln sich eine ganze Menge verschiedener Wesen in dir. Da wäre zum einen ein verrückter Onkel in deinem dritten Chakra.« Er sah mich fragend an, als überlegte er, wer das sein könnte. Es klang absurd, und doch wussten wir beide, dass es das nicht war. »Und es gibt ein Wesen, das in der innersten Schicht deiner Seele sitzt und sehr viel wichtiger ist. Es handelt sich um deine Urgroßmutter.« Einen Augenblick schien es, als würde Jered erstarren und hätte Mühe, das zu begreifen.

»Meine Urgroßmutter Itka! Die Großmutter meines Vaters! Ich habe von ihr gehört!« Seine Worte mündeten in ein Schluchzen. Ich wusste, warum. Ihre Geschichte stand ihm ins Energiefeld geschrieben. In diesem Moment wusste ich, dass eine Extraktion angebracht war.

»Bist du bereit, sie gehen zu lassen, Jered?« Er sah mich an, als hätte ich eine selten dumme Frage gestellt.

»Bereit?« Er schien zu zögern und ließ den Blick durch den Raum schweifen, als suche er nach einer Antwort. Ich wartete. Dieser Teil war von entscheidender Bedeutung.

»Du kannst lebendig aus dieser Sache herauskommen. Aber du musst den Wunsch haben, sie gehen zu lassen.« Ich bezog mich nicht nur auf sein körperliches Überleben, sondern auf ein Überleben in einem viel weiteren Sinne. Seine Heilung hing von seiner Entschlossenheit ab, das eingedrungene Wesen loszuwerden, welches das Leben aus ihm heraussaugte, aber zu einer Art weiterem Organ seines Körpers geworden war. Man könnte meinen, dass es leichter für Jered wäre, sich für einen Waffenstillstand mit seiner Urgroßmutter zu entscheiden und sich mit der Situation abzufinden. Doch damit wäre jede Hoffnung auf Genesung dahin. Wenn ihre Seelen weiter verschlungen blieben, würde es das sensible Gleichgewicht zwischen Leben und Tod stören. In Jereds Fall kam die Extraktion einem Kräftemessen zwischen konkurrierenden Energien gleich.

»Lebendig? So lange ich denken kann, hatte ich kein eigenes Leben. Es ist, als würde die reale Welt zurückweichen und ich den Boden unter den Füßen verlieren. Ich versinke im Nichts, Alberto. Im Nichts. Und auf mich wartet kein ruhiger, friedlicher Tod ...«

Ich schwieg. Ich hätte Jareds Verstand ansprechen und die Frage beantworten können. Aber die intellektuelle Beschäftigung mit dem, was ihm gerade widerfuhr, würde ihn nicht heilen. Die Geschichten, die wir uns erzählen, der psychische Ballast, den wir mit uns herumtragen, all dies ist nicht annähernd so interessant, wie wir gerne glauben. Wir können unsere Leidensgeschichten endlos analysieren und hin und her wälzen – doch wozu?

Wir brauchen Mut, um die Vergangenheit und all die Geschichten loszulassen, die wir in uns tragen. Wir gewöhnen uns daran, geben ihnen ein Zuhause, ordnen und definieren und erzählen sie immer wieder – uns und allen, die bereit sind zuzuhören. Bis ihr Gewicht uns lähmt. Sie dienen uns als Entschuldigung dafür, wer wir sind und wer wir niemals sein können.

Heilung bedeutete, etwas loszulassen und zu extrahieren, das vertraut – und auf seine Art sogar angenehm – geworden war. Die Extraktion kann eine qualvolle seelische Erfahrung sein.

JERED

Ob ich bereit war, sie gehen zu lassen? Itka gehen zu lassen? Da ich den Kummer nun verstand, der so schwer auf meiner Seele lastete, dass sie daran beinahe zugrunde ging, konnte ich nur Mitgefühl empfinden. Ich wollte auf Itka zugehen – zu ihr *hineingehen* – und sie in den Arm nehmen. Ich wollte, dass sie sicher und geborgen in meiner Liebe für sie war. Ich war zu ihrem Versteck geworden, ich würde ihre Zuflucht sein.

Gerade, als diese Gedanken Gestalt annehmen wollten, bäumte sich etwas in mir auf und kreischte: *Nein!* Das gehörte zum Vorgang des Loslassens, der – das wusste ich – stattfinden musste, wenn ich leben wollte. Und ich wollte leben. Ein inneres Empfinden für das, was gut und richtig und gottgegeben war, durchströmte mich und gab mir die Kraft, weiterzumachen und zu tun, was ich tun musste. Und das hieß, den Schamanen tun zu lassen, was er tun musste.

Die Extraktion hat stattgefunden. Sie liegt jetzt hinter mir, aber sie wird mir im Gedächtnis bleiben. Meine Urgroßmutter wird nicht in Vergessenheit geraten, sondern lebt auf eine neue, eine andere – eine angemessene – Weise in mir weiter. Ich weiß jetzt, wer sie ist und wer ich bin. Die Grenzen sind klar und stark. Ich bin frei von familiären Elementen, die mich beherrschen. Ich schlage mich jetzt mit meinen eigenen Problemen herum.

Man sollte allerdings nicht glauben, dass meine Kämpfe mit der Extraktion ein Ende gehabt hätten, so sauber und endgültig sie auch war. Mitnichten! Sie gingen noch fünf lange Jahre weiter, voller Scham, voller Ängste, voll körperlicher und geistiger Impotenz.

Diese Kämpfe veranlassten mich zu einer Visionssuche in den Santa Cruz Mountains. Gerüstet mit den Waffen des Gebets und des Fastens stellte ich mich den Dämonen. Ich genoss die Einsamkeit. Ich saß am Rande eines Abgrunds und kratzte an den Schichten meiner Seele, um mein ureigenes Selbst freizulegen, damit ich es an mich drücken konnte in dem Wissen, dass es zu mir gehörte – ganz und gar. *Kratz, kratz, kratz*. Schweigend hielt ich Wache und wartete. *Wo bist du, Herr?* Mein Herz war ein Pfeil auf der Suche nach seinem Ziel. Er sollte den mystischen Schleier durchbohren, der mich von Ihm trennte. In meiner schamanischen Arbeit war mir viel offenbart worden, aber ein Stück fehlte. Ich wusste es, und Alberto wusste es auch. Ich bin mir nicht sicher, wie lange ich auf die Begegnung mit dem ersehnten Selbst wartete. Auf die dunkle Nacht folgte der helle Tag, und der Kreislauf wiederholte sich. Ich befand mich an einem Ort jenseits der Zeit, wo der Spirit weilt. Es näherte sich nicht behutsam, sondern drängte mit Macht aus jenem längst vergessenen Ort in einer anderen Zeit.

Ich sah Itka und das offene Grab. Ihre Augen waren starr vor Angst. Und ich sah, wie der Lichtblitz ihrer Seele die meine durchdrang. Die *meine*? Da war mir klar, *wer* ich war. Ich war das Monster in Schwarz mit dem Gewehr. Der Nazi-Sadist. Ich hatte meine Urgroßmutter ermordet. Opfer und Täter wieder vereint.

Ein früheres Leben war mir offenbart worden. Ich sah jetzt das ganze Bild – und es war ein Bild, mit dem ich niemals gerechnet hätte, von widerstreitenden Kräften, die in mir lebten. Endlich hatte das letzte unvorstellbare Puzzleteil seinen Platz gefunden. Ich verstand.

Auch meine Geschichte – *die des Nazis* – lief vor meinen Augen ab. Er hatte jenen abscheulichen Tag rund siebzehn Jahre überlebt und die Erinnerungen in Alkohol ertränkt. Aber so leicht waren sie nicht auszulöschen. Um ihnen zu entrinnen, legte er eine Schlinge um seinen Hals und stieß den Stuhl unter seinen Füßen weg. Den Schmerz nahm er, würgend und nach Luft ringend, mit in die – ich zögere, das zu sagen – *ewige Verdammnis*. Gab es denn keine Erlösung? Ich klammere mich an diese Möglichkeit. Ich spreche schließlich von mir selbst, nicht wahr?

ALBERTO

In meiner Arbeit als Schamane hatte ich schon alles erlebt – oder zumindest dachte ich das. Dann lernte ich Jered kennen und wurde daran erinnert, dass in diesem Metier die Rätsel unendlich sind. Unsere Geschichten übersteigen in ihrer Gesamtheit und Komplexität die alltägliche Wahrnehmung und sind ihrem Wesen nach unendlich. Jareds Strang reichte über Generationen bis zu einem Ereignis zurück, das vor langer Zeit stattgefunden hatte und die Gegenwart durcheinanderwirbelte. Er wurde von seiner Urverletzung beherrscht, die für das Bewusstsein unsichtbar ist. Damit Heilung stattfinden konnte, mussten wir sie identifizieren. Es war, als schiene plötzlich ein helles Licht auf eine Szene, die Jered noch einmal durchleben musste, um Entscheidungen zu treffen, die ihn von einer Vergangenheit voller Qualen erlösen und ihn ganz und gar von dem verletzenden Ereignis befreien würden. Erst danach konnte die Gegenwart wieder ihren Lauf nehmen, frei vom Erbe der Vergangenheit und mit allen ihren Möglichkeiten. Letzten Endes musste Jered sich selbst befreien – und das tat er auch.

Jereds Fall mit seiner Komplexität und seinen Seelenverflechtungen stellte alles in Frage, was ich bis dato gelernt und erlebt hatte. Er überwältigt den Verstand. Aber der Schamanismus ist keine intellektuelle, sondern eine spirituelle Disziplin. Ich analysiere nicht. Ich weiß und akzeptiere die Dinge einfach. Was mir zuteilwird, strömt zu den anderen Menschen, und ich sehe ehrfurchtsvoll zu.

Ich bringe meinen Schülerinnen und Schülern bei, dass es nicht genügt, geheilt zu sein. Sie müssen das Erlernte oder Erlebte, die erfahrene Heilung auch in die Welt hinaustragen. Jered versteht das. Ich kann sehen, welche Richtung er gerade einschlägt, um selbst zum Heiler zu werden. Der verwundete Heiler ist wieder gesund und kann den anderen auf diesem Weg vieles geben.

JERED

Mit meiner Geschichte möchte ich unterstreichen, wie wichtig die schamanische Arbeit für meine Transformation war. Ich hatte davor zahlreiche Pfade der Heilung beschritten und doch nicht gefunden, wonach ich suchte. Dann begegnete ich Alberto, dem Schamanen. Zuweilen ist es nötig, dass sich ein Mensch mit Fähigkeiten, die über das Alltägliche hinausgehen, in deinen energetischen Raum, auf eine tiefere, feinstofflichere und unsichtbare Ebene deines Seins begibt, um dort zu arbeiten. Der Schamane dient als Brücke zwischen den Welten und kennt die andere Seite. Er kann das Unsichtbare unmittelbar erfahren und von dort aus die Wirklichkeit steuern. Alberto sagt, wir würden uns selbst heilen, er sei nur der Katalysator. Doch wenn man keinen Zugang zu einem solchen Menschen hat, kann es passieren, dass man sein Leben verliert. Alberto war so ein Mensch für mich.

Die Arbeit mit dem Schamanen hatte enorme Auswirkungen auf meinen Körper – von meiner Seele ganz zu schweigen. Sie hat mir das Leben gerettet! Was nicht heißen soll, dass die Arbeit nun getan wäre. Weit gefehlt! Vielleicht ist sie nie getan. Aber ich habe wieder festen Boden unter den Füßen und fühle mich stark genug für alle Herausforderungen, die die Zukunft auf meinem spirituellen Weg für mich bereithält.

ALBERTO

Die Erinnerung scheint aus einer uralten Zeit zu stammen und nicht nur fünf Jahre zurückzureichen – zum Abend von Jereds Extraktion. An jenem Abend ging ich zum Strand. Die Brise, die in den frühen Abendstunden vom Meer her wehte, wirkte belebend. Jered zitterte nicht mehr, und seine Erschöpfung hatte nachgelassen. *Ja, Itka, es ist Zeit.*

Langsam ging ich den Strand entlang. Ich war mir des heiligen Vertrauens, des schamanischen Extraktionskristalls in meiner Hand bewusst, der mir an jenem Nachmittag geholfen hatte. *Itka*, flüsterte ich. Ich konnte ihren Geist so deutlich spüren, als ginge sie neben mir – frei von dem Kristall, der sie umschloss. Für gewöhnlich übergibt der Schamane den Geist nach der Extraktion dem Feuer. Bei Itka wollte ich das nicht tun. Sie hatte die Flammen lange genug ertragen.

Der Sand unter meinen Füßen war warm, als ich ans Wasser trat und noch eine Weile zusah, wie die letzte Abendröte der Dämmerung wich. Dann nahm ich den Kristall aus seiner Hülle und watete in die Brandung. Ich spürte, wie die Wellen sanft meine Fußgelenke umspielten. Ich streckte die Arme und senkte den Kristall in die Gischt. *Wasser unserer Mutter Erde! Empfangt euer Kind Itka.* Tränen stiegen mir in die Augen. Als ich Itkas Geist befreite, war mir sehr deutlich bewusst, dass ich nicht nur Jered, sondern die vielen Menschen vertrat, die sie geliebt hatten. Ich war einer von ihnen geworden. *Du bist frei, meine Liebe. Frei! Kehre nach Hause, kehre zu deinem Gott zurück.*

10

Die Heilung der Mutterwunde

Neue Babys gibt es selten. Meist handelt es sich um alte Seelen – und manchmal sind sie sogar älter als die Seelen der Mütter, die sie zur Welt bringen. In dieser Geschichte verbinden alte Wunden Mutter und Sohn, während ihr Geist die Jahrhunderte durchquert. Es ist ein Schamane nötig, um die Fesseln zu lösen, die Nathan jenseits der alltäglichen Wirklichkeit knebeln, und ihn von seiner Vergangenheit zu befreien.

Energetische Bänder fesseln uns an Menschen, mit denen wir über Schmerzen oder Träume verbunden sind. Die Nabelschnur versorgt das Kind mit nährstoffreichem Blut. Auch über die Bänder, die uns mit anderen verbinden, fließen zahlreiche Emotionen und Gefühle. Aber wie jene erste Verbindung müssen sie durchtrennt werden, damit wir eigenständige Menschen werden und gesunde Beziehungen zu denjenigen entwickeln, die uns lieben und manchmal auch hassen.

ALBERTO

»Dreh dich um, Nathan! Sieh hinter dich!«

Ich sprang auf, lief schnell zu meinem Klienten und legte eine Hand auf seine Schulter. Er war sich weder seiner Umgebung noch meiner Gegenwart bewusst. Er war in eine andere

Zeit, an einen anderen Ort zurückgereist. Ich sah mit seinen Augen, was sich vor ihm abspielte, und begriff, was ihm widerfuhr. Er zitterte, Tränen liefen ihm über die Wangen. Auf seinem Gesicht lag ein Ausdruck des Entsetzens. Unverständliche Laute drangen aus seinem Mund. »Dreh dich um!«, rief ich noch einmal.

Die Wasseroberfläche glitzerte wie Diamanten, so wunderschön! Aber wie konnte mein Tod schön sein? Das glitzernde Wasser schlug über meinem Gesicht zusammen, und schnell kamen zu den Diamanten auch Rubine, rot wie Blut – mein Blut. Unerträglicher Schmerz raubte mir das Bewusstsein, und was so schön gewesen war, versank in einer Leere, schwarz wie der Tod.

Frische grüne Zweige zierten das Ufer des Flusses. Ich stand da und beobachtete das wirbelnde Wasser, das nach den Regenfällen im Frühjahr eilig dahinfloss. Es war eine Zeit der Wiedergeburt und des neuen Lebens, und ich war bereit dafür. Ich war ein Indianerjunge und entdeckte gerade meinen Mut und meine Kraft. Der Stoß traf mich unversehens von hinten. Ein Speer durchbohrte meine Brust. Wer würde so etwas tun? Warum ich? Warum jetzt, an der Schwelle zu meinem neuen Leben?

»Dreh dich um! Dreh dich um!« Die Botschaft, die von irgendwoher zu kommen schien, erreichte mich eine Sekunde vor meinem Sturz in den diamantglitzernden Fluss. Wenn es mir nur gelingen würde, wenn ich mich nur umdrehen könnte … Im Fallen drehe ich mich und schaue, wer mir nach dem Leben trachtet. »Nein! Nicht du! Nicht du!« Mein Schluchzen bricht hervor wie helles, warmes Blut aus einer frischen Wunde.

Eine Hand legt sich warm auf meine Schulter. Es ist eine tröstende, mitfühlende Berührung.

»Nathan! Nathan! Alles ist gut. Du bist unversehrt. Es wird dir nichts geschehen. Du bist in Sicherheit. Diese Zeit ist vorüber. Dieser Ort existiert nicht mehr. Du musst diesen Jungen nicht mehr mit dir tragen. Hier spricht Alberto, Nathan. Alberto!«

NATHAN

War es die Mutter? Oder die Zauberin, die mit einem Fingerzeig einen Vogel vom Himmel holen konnte? Hier! Und da! Der kleine Junge sah nach oben, immer weiter nach oben ... sah die zerbrechlichen Körper fallen und fragte sich ... Dann wurde ein kleiner, pelziger Maulwurf in seine Hände gelegt. »Zerquetsche ihn, mein Sohn, und deine Hände erlangen Macht über Leben und Tod.« Es fühlte sich nicht richtig an. Irgendwie schnürte es ihm das Herz zu. Es machte ihn krank. Und da war noch mehr. Sie wusste Dinge ...

ALBERTO

»Wen hast du gesehen, Nathan, als du dich umgedreht hast?« Stockend kam die Antwort: »Meine Mutter.« Eine nüchterne Tatsache, ein nüchternes Wort. *Seine Mutter!* Ich zuckte innerlich und ließ das Schweigen wie reinigendes Wasser über uns hinwegspülen.

Im Anfang war die Mutter ...

Es war meine erste Sitzung mit Nathan. Dass er mich gefunden hatte, war eine Art Glücksfall – ein Fehler, um genau zu sein. Ich bekomme oft solche Geschichten zu hören, aber ich weiß, dass es keine Zufälle gibt. Meine Klienten sollen mich finden, und ich soll sie finden. Wenn das geschieht, weiß ich, dass es das Werk des Spirits ist.

»Ich hatte vergessen, dem Buchclub mitzuteilen, dass ich dieses Mal keinen Titel abnehmen würde«, sagte er. »Dann ist dein Buch *Das geheime Wissen der Schamanen* in meinem Briefkasten gelandet.« Sein Ton war entschuldigend, als sollte die Geschichte, wie er auf mich und meine Arbeit gestoßen war, irgendwie dramatischer sein. Vielleicht hätte ihm ein Engel erscheinen sollen. Er versicherte mir jedoch, dass die Sache etwas Gutes gehabt hatte. »Ursprünglich hatte ich gedacht, ich bräuchte kein weiteres Buch über Schamanismus. Ich interessiere mich schon immer dafür und habe sehr viel darüber gelesen. Doch bisher war ich hinterher immer unzufrieden. Bei deinem Buch war das anders, Alberto. Es zeigte mir herrlich praktische Möglichkeiten, diese Tradition im Alltag zu leben.«

Der Mann, der vor mir saß, war kein gewöhnlicher Klient. Dafür sprach nicht nur die Fülle an Wissen und an Weisheit, die er seinem fortgeschrittenen Alter verdankte, sondern auch der fortgeschrittene Zustand seiner Seele. »Dein Leben hat dich auf diese Arbeit vorbereitet«, erklärte ich. Wir begannen fast unverzüglich mit der Extraktion einer kristallisierten Energie, was ich normalerweise nicht gleich in der ersten Sitzung mache.

»Es ragt ein Speer aus deiner Brust, Nathan.« Er zuckte kaum mit der Wimper, als ich das sagte. Er war auf jedem Schritt des Weges an meiner Seite und übernahm manchmal sogar die Führung. Er nahm mich mit in seine Vergangenheit, und ich führte ihn tiefer in die Erinnerung hinein. »Dreh dich um. Sieh hinter dich!« Er tat es und erfuhr zu seinem Leidwesen, wer der Angreifer war.

Einerseits war ich zurück in der Gegenwart und saß im Büro des Schamanen, andererseits lag ich noch immer in dem Fluss aus Diamanten und rang nach Luft. Dass ich in einem früheren Leben dem Stamm der Cherokee angehört hatte, hatte ich immer gewusst. Ich war mir des jungen Kriegers White Eagle stets bewusst gewesen, und das Ende seiner Geschichte war mir bestens bekannt: Tod durch Ertrinken. Indem ich das Ereignis nun noch einmal durchlebte, konnte ich es umfassender betrachten. Ich sah, wozu ich bislang nicht den Mut gehabt hatte. *Dreh dich um*, hatte Alberto gesagt, und ich hatte sie hinter mir stehen sehen – den starken Arm, der den tödlichen Speer geworfen hatte, noch erhoben. Ich hatte in die dunklen Augen meiner Mutter gesehen. Sie hatte den Speer geworfen, der sich von hinten durch meine Brust gebohrt und mir das Leben genommen hatte. Alberto würde ihn nun entfernen.

Ich stand auf wackeligen Beinen, und ein Zittern lief durch meinen Körper. Ich spürte den brennenden Schmerz in meiner Brust, der aus dem einen Leben in das andere sickerte. Ich spürte ihn in meiner Gegenwart, nahm ihn mit meinem Alltagsbewusstsein wahr. Alberto packte den Speer am Schaft, der aus meiner Brust herausragte, dann drehte und wendete er ihn vorsichtig, bis er ihn unversehrt herausziehen konnte. Er erklärte mir kurz, was er tat, und als es vorüber war, half er mir in den Sessel.

Ich hätte nicht viel länger stehen können – ich war zu schwach. Alberto setzte seine Arbeit fort. Ich spürte, wie er mit einer Feder über meinen Körper strich, und hörte ihn sagen: »Die Feder des Kondors ist nicht die richtige. Du brauchst die Feder des Adlers, der dich auf deiner Reise führt. Es muss der Adler sein!« Wie konnte Alberto das wissen? Ich hatte stets das Gefühl gehabt, von diesem besonderen Tier beschützt und geführt zu werden. Alberto tauschte die Federn und fuhr mit seiner Arbeit fort. Fast unmittelbar wurde ich von neuer Energie durchströmt: Der Schmerz ließ nach, das Zittern hörte auf, und meine Kraft kehrte zurück. Dann war es vorbei. Es sollte die erste von vielen Sitzungen mit dem Schamanen sein.

Intellektuelles Wissen hatte meine Sehnsucht nach spiritueller Führung nicht gestillt. Aber die Begegnung mit dem Schamanismus war vielversprechend. Ich bin schon mein Leben lang auf der Suche nach einem echten Schamanen, Alberto.

ALBERTO

Nathan erzählte mir von seiner Kindheit auf dem Land in Maryland. Er wuchs als jüngstes von vier Kindern in einem streng protestantischen Haushalt auf. Von seiner Mutter wurde er misshandelt, was ihn sein Leben lang wie eine dunkle Wolke begleitete. Er erinnerte sich daran, dass er mit sechs Jahren im Krankenhaus gewesen war. Obwohl er von einer schweren Verdauungskrankheit geschwächt war und es ihm sehr schlecht ging, wollte er nicht, dass seine Mutter ihn tröstete. Er hatte Angst vor ihr.

Und wo war Nathans Vater, als er klein war? Sah er denn nicht, was los war? – Trotz der Misshandlungen hielt der Junge unerschütterlich an seinem Glauben fest, dass er nach dem Bilde Gottes erschaffen, dass er ein Kind Gottes und Jesus sein Freund war. Genau das sagte er auch dem Pfarrer und stellte ihn sogar wegen der Lehre von der Erbsünde zur Rede. Nathan war sicher, dass er das Zeichen Adams nicht auf der Seele trug.

Mit sechzehn Jahren ging Nathan zur Handelsmarine, und im Zweiten Weltkrieg befand er sich auf einem Schiff nach Europa – weit weg vom Kleinstadtleben. Mit zwanzig Jahren schrieb er sich an der Universität ein, wo er erfolgreich ein höheres Studium abschloss. Für einen Bauernbuben der damaligen Zeit hatte er es weit gebracht. Er wurde sowohl Psychologe als auch Geistlicher und durchquerte zu Pferde die Flüsse und Bäche der Täler West Virginias, um den Menschen die Lehren Jesu zu bringen.

NATHAN

Es war die Diagnose »Bauchaortenaneurysma«, die mich zum Telefon greifen und einen Termin bei Alberto vereinbaren ließ. Wie sich herausstellen sollte, hatte ich gleich vier davon, und eine dieser Erweiterungen der Hauptschlagader befand sich an einer so unzugänglichen Stelle, dass die Chirurgen mitten in der Operation innehielten, um zu beraten, ob sie fortfahren oder einfach wieder zumachen und meiner Frau Eileen ihr Beileid aussprechen sollten. Ich glaube wirklich, wenn ich davor nicht bei Alberto gewesen wäre, hätte ich die Operation nicht überlebt. Er hatte sich mit dem Blick des Schamanen die Aneurysmen angeschaut, mein Energieniveau eingeschätzt und mir geraten, die Operation durchzuziehen. Ich bin froh, dass ich es gemacht habe. Ich bin noch am Leben und kann meine Geschichte erzählen. Ich muss ihm einfach beipflichten, wenn er sagt, dass ich noch viele Jahre vor mir habe. Meine Arbeit ist noch nicht getan – worin sie auch bestehen mag.

ALBERTO

Nathan brannte darauf, sofort nach der Operation mit der schamanischen Arbeit weiterzumachen, aber ich musste ihn bremsen. »Lass dir mindestens ein halbes Jahr Zeit«, riet ich ihm. »Lass dir Zeit für die körperliche Genesung. Die Operation hat dir ziemlich zugesetzt.«

Unsere zweite Sitzung fand im Winter statt. Es war recht kühl, der Himmel war dunkel und wolkenverhangen, vom Meer zog Nebel auf. In dem steinernen Kamin brannten einige Holzscheite – der Wärme wegen und auch zu rituellen Zwecken. Bei der schamanischen Arbeit nutze ich bei jeder Gelegenheit die transformative Kraft des Feuers.

Beim Abtasten von Nathans Leuchtendem Körper beschlich mich ein mulmiges Gefühl. Es war fast, als hätte *es* mich gesehen. Ich konnte das Wesen spüren. Es war dreist, wollte gesehen werden. Es war sich seiner Kontrolle und seiner Macht sicher. Es machte mich nervös. Ich betrachtete meinen Klienten und wusste, dass eine Extraktion unerlässlich war. Aber zuerst musste ich das Wesen beim Namen nennen. Wenn man etwas beim Namen nennt, wenn man um seine Natur weiß, beschneidet man es in seiner Macht. Und der Name dieses Wesens war bekannt. Es war die Frau mit dem Speer. *Mutter.*

NATHAN

Ich wusste nicht recht, was geschehen war. Alberto hatte etwas gesehen und war gezwungen gewesen, in die Rolle des Schamanen zu schlüpfen und seine Macht einzusetzen. Ich war noch nie einem Menschen wie Alberto begegnet und glaubte an seine Fähigkeiten. Er war sichtlich erschüttert und rang auf Leben und Tod mit irgendetwas in mir. Ich sah seinen Kristall aufblitzen, mit dem er über meinen Körper fuhr, um dieses Etwas zu verfolgen, es einzufangen. Ich wollte, dass es verschwand – was immer es war. Ich konnte nicht mehr tun, als den Schamanen mit meiner Absicht zu unterstützen. Alberto krümmte sich. Ich konnte sehen, dass er verletzt war. Irgendetwas hatte ihn erwischt. Er begann, heftig zu würgen, und lief schnell aus dem Zimmer. Ich wartete. Als er grau und einigermaßen erschüttert zurückkam, sagte er: »Ich habe es an meinen Ellenbogen vorbeiwischen lassen. Das geht nicht. Diese tödliche Energie war in jeder Zelle deines Körpers, Nathan.« Er hielt ein dürres Stöckchen ins knisternde Feuer, dann berührte er mit dem brennenden Ende ein paar Stellen an meiner Brust rund um mein Herz. Er setzte ein schützendes Siegel. Er sagte, es würde das Wesen daran hindern, erneut einzudringen. »Sie wird nicht zurückkehren, Nathan.«

ALBERTO

Die Extraktion, die ich bei Nathan vorgenommen habe, war sehr schwierig für mich. Ich muss in solchen Situationen noch mehr auf der Hut sein – schneller, gerissener. Der Spirit ist mein einziger Schutz gegen die Gefahren, die ich nicht vorhersehe und die oft in den Ecken lauern, in denen sich die dunklen Energien verstecken. Meine Verwundbarkeit führt mich stets an den Fuß der heiligen Berge Perus, wo ich meine Einweihung erhielt – ganz gleich, wo ich mich gerade befinde. Ich hebe den Blick zu den Gipfeln und schöpfe aus der Kraft, die ich dort finde.

NATHAN

Ich habe immer den gleichen Traum. Da ist eine Gruppe Menschen aus einer uralten Zeit, und ich kenne keinen von ihnen. Es scheint, als stünde ich in offizieller Funktion vor ihnen. Ehrfürchtig verneigen sie sich vor mir. Es fällt nur ein Wort: *Pacoima*.

Ich habe nicht sonderlich viel Fantasie. Das Erste, was mir dazu einfällt, ist das gleichnamige Viertel in Los Angeles. Was das mit mir zu tun hat? Nichts, soviel ich weiß. Andererseits wiederholt sich dieser Traum immer wieder. Ich möchte den Schamanen zu Rate ziehen. Denn ich habe das Gefühl, dass in dem Wort *Pacoima* eine wichtige Botschaft steckt.

»Was meinst du, Alberto?« Er greift zu seiner Rassel. Ich weiß, was jetzt kommt. Der Schamane begibt sich an jenen Ort, an dem er Energien aufspüren kann, während ich die Augen schließe und dem rhythmischen, gleichmäßigen und beruhigenden Geräusch lausche. Es führt mich an einen Ort der Stille, wo ich warte. Zeit verstreicht, ohne zu existieren. Die Rassel verstummt dort, wo die Stille regiert. Der Schamane ergreift das Wort. Ich öffne die Augen und richte meine Aufmerksamkeit wieder auf die Welt.

»Das Wort lautet *Pacoima*, Nathan. *Paco-ima.*« Er spricht die Silben deutlich aus, damit ich richtig verstehe.

Verwirrt runzle ich die Stirn: »Und was bedeutet es?«

»In der Sprache der Anden bedeutet *paco* ›Schamane‹; *ima* bedeutet ›hoch‹.« Er lässt die Worte wirken. »Du bist ein Hochschamane, mein Freund. Ein Meisterschamane.«

Mein Mund verzieht sich zu einem Grinsen. Eine innere Stimme sagt: *Streite es einfach ab.* »Ich soll ein Hochschamane sein?«

»Ja, du!«

»Nicht, dass ich größenwahnsinnig werde!« Ich sehe die von meinem Vater gepflügten Felder in den Weiten meines Geistes, die Furchen sauber und gerade.

Alberto entgegnet: »Du musst dich von diesem Denken lösen! Falsche Bescheidenheit ist eine Form von Ego.«

Ich lasse den Kopf hängen und werde wieder ernst. Ich weiß, was der Schamane sagen will.

»Es geht hier um nichts Geringeres als um deine Göttlichkeit, die du für dich beanspruchen musst.« Sein Blick ist streng.

Habe ich nicht immer geglaubt, ein Kind Gottes, der Freund Jesu zu sein? *Nein, die Gefahr von Größenwahn besteht nicht.*

ALBERTO

»Du brauchst einen neuen Namen, Nathan. Ein langer Weg liegt hinter dir, und du hast noch ein gutes Stück vor dir. Es wird Zeit für einen neuen Namen, der zum Ausdruck bringt, wo du dich gerade befindest.« Nathans Miene scheint zu sagen: *Ja, das leuchtet mir ein.* Und so machen wir uns auf die Suche nach dem passenden Namen. Er soll ihm Mut machen, wenn er ihn hört, und ihn daran erinnern, wer er ist. Vielleicht ist das von einem Namen etwas viel verlangt, aber wir werden versuchen, den richtigen zu finden. Ich versichere ihm, dass er zur rechten Zeit auftauchen würde.

Es ist Zeit für die Illumination. Diese wichtige Technik, die dem Leuchtenden Körper neue Kraft verleiht, wende ich in jeder Sitzung an. Es gibt nur wenige Ausnahmen. Ich bette Nathans Kopf auf meine Hände, sehe sein silbernes Haar, das für mich ein Spiegel der vielen gelebten Jahre ist. Er hat den Titel des Hochschamanen verdient. Er ist zum Lehrer für andere geworden, er lebt den Weg. Behutsam drücke ich die Vertiefungspunkte im unteren Bereich seines Schädels unmittelbar unterhalb des Hinterhauptbeins, um ihn zu entspannen. In der Akupunktur wird dieser Bereich als das Tor zum Himmel bezeichnet. Nathan befindet sich nun in einer leichten Trance. Ich neige mich zu ihm und flüstere ihm ins Ohr: »Was empfindest du?« Meine Frage kommt über ihn wie eine Gnade, und er sagt:

Spirit of the Living God
Fall afresh on me
Melt me
Mold me
Fill me
Use me
Spirit of the living God
Fall afresh on me

Geist des lebendigen Gottes
Komm erneut auf mich herab
Schmelze mich
Forme mich
Erfülle mich
Bediene dich meiner
Geist des lebendigen Gottes
Komm erneut auf mich herab

NATHAN

Die meiste Zeit über habe ich keine Ahnung, was der Schamane bei unseren Heilsitzungen eigentlich *macht*. Ich befinde mich in meiner eigenen Welt und vertraue darauf, dass ich auch in seiner bin. Die Arbeit mit dem Schamanen verlangt ein gewisses Maß an Vertrauen – ein *Zulassen*. Ich lasse zu, dass etwas Außergewöhnliches geschieht. Und dann geschieht es auch.

Der Schamane reicht mir einen Stein. »Nimm ihn«, sagt er. »Er ist deine Verbindung zu den Sternen.« Der Stein liegt ungewöhnlich schwer in meiner Hand. Es ist ein Meteorit und ganz anders als Steine irdischer Herkunft. Ich drücke ihn an meine Lippen und sage Dank. »Er muss zurückkehren«, sagt der Schamane. *So besonders ist er*, denke ich.

Die Jahre vergehen. Mein Klient, der sich nun Joshua nennt, kommt hin und wieder zu einer Sitzung. So wie die Sonne am Morgen langsam aufgeht, so dämmert mir allmählich, wer von uns der Lehrer ist. Vielleicht wäre es noch besser, ganz auf Rollen und Titel zu verzichten und alles einfach sein zu lassen. Wir brauchen sie ohnehin nicht. Alberto, Joshua – Brüder auf dem Weg, wie wir sagen. Das genügt.

Joshua schaut verdrießlich drein und fängt nicht sofort an zu erzählen. Das ist ungewöhnlich. »Was ist los?«, frage ich.

»Ich wurde ziemlich unsanft auf den Boden der Tatsachen zurückgeholt!«, seufzt er und rutscht auf seinem Stuhl herum. »Eileen sagt, man könne es mit mir nicht aushalten.« Er hebt den Blick, um mir in die Augen zu schauen, und ich sehe seinen Schmerz. »Sie hat recht. Das ist eigentlich nichts Neues. Aber ich kann diese unausstehliche, arrogante und intolerante Seite jetzt deutlicher sehen. Ich ziehe mich zurück und hülle mich in verächtliches Schweigen. Ich habe nie einen Menschen verletzt, Albero. Aber wenn ich in dieser Stimmung bin, spüre ich sehr wohl den Impuls dazu. Ich … kann es nicht kontrollieren. Eileen reagiert vor allem auf meine völlige Gefühllosigkeit. Ich fühle nichts.«

Meine Stimme ist voll Mitgefühl. »Kannst du diesem Zustand einen Namen geben?«

»Das habe ich längst! Ich lebe schon sehr lange mit ihm. Ich nenne ihn ›das Ekel‹ – wegen des Ekels, der Verachtung vor mir selbst.« Sein finsteres Gesicht verrät mir, dass die Bezeichnung hervorragend passt.

»Ich denke, dass du es hier mit einer archetypischen Kraft zu tun hast, die aus dem Gleichgewicht geraten ist. Man kann sie nicht extrahieren, sondern lediglich die Balance zu allen anderen Archetypen wiederherstellen. Wie du weißt, sind die Archetypen die Götter von einst, deren Kräfte in unserer Psyche wirken. Du musst einen Weg finden, die Macht des Ekels zu begrenzen und Frieden mit ihm zu schließen.«

»Ich soll mit dem Ekel Frieden schließen? Und wie soll ich das anstellen?« Mit einem missmutigen Seufzer macht er deutlich, dass ihm diese neue Perspektive keine große Hilfe ist.

»Mache ihn zu deinem Verbündeten.« Ich sehe seinen skeptischen Gesichtsausdruck. »Das ist eine Möglichkeit. Kannst du erkennen, welchen Archetyp das Ekel verkörpern könnte?« Er schließt die Augen, und ich sehe, dass er sich die Möglichkeiten durch den Kopf gehen lässt.

»Den Krieger – oder vielleicht den Zauberer?«

»Erinnert dich einer dieser Archetypen an deine Mutter?« Allmählich scheint eine Last von Joshua abzufallen. Ich kann es sehen. Ich taste sein Energiefeld ab, während er spricht. Wenn man den Dämon beim Namen nennt, ist das der erste Schritt, um ihn auszutreiben.

»Ja, der Zauberer ist auf alle Fälle ein Thema. Als ich noch sehr klein war, vielleicht sechs Jahre, versuchte meine Mutter mir die Hexenkunst beizubringen.« Er sah auf seine Hände herab. »Ich lernte Hellsehen, Telepathie, Präkognition – allerdings weder in einem positiven Zusammenhang noch in guter Absicht. Ich verstehe jetzt, dass meine Rebellion mich gerettet hat.«

»Dein innerer Rebell könnte die Kehrseite des Kriegers sein, Joshua. Er kann eine durchaus positive Präsenz in deinem Leben sein. Er kann dich beschützen – dich auf drohende Gefahren hinweisen. Dieser Archetyp ist sehr nützlich, aber er ist im Augenblick zu dominant.«

Die Archetypen symbolisieren die psychologischen Aspekte der Chakras. Der Krieger zum Beispiel gehört zum dritten Chakra, dem Solarplexus. Seine menschliche Eigenschaft ist der Mut, die diesem Energiezentrum der Macht oder des Machtmissbrauchs zugeordnet ist.

Ich nehme eine Illumination bei Joshua vor, reinige alle sieben Chakras und bade die Energiewirbel in Licht. Ich beginne beim ersten Chakra, beseitige Blockaden, entferne schwere Energien und gehe nach und nach immer weiter nach oben.

Beim Abschied sage ich: »Denk daran, Eileen tut dir einen Gefallen. Sie ist Zeugin dessen, was du durchmachst, und wird dich dazu anhalten, dich damit auseinanderzusetzen. Und führ sie mal zum Essen aus!« Seine Antwort ist halb Stöhnen, halb Lachen. Er weiß genau, was ich meine. Die Menschen, die wir am meisten lieben, spiegeln unsere ungelösten Probleme. Sie fordern uns auf, nicht mehr davor davonzulaufen und mit der Heilung zu beginnen.

JOSHUA

Ich habe einen neuen Namen bekommen und wachse gerade hinein. Nach und nach weicht die Dunkelheit dem Licht.

Irgendwann sagte Alberto zu mir: »Du musst ihn begraben, Joshua! Beende diesen inneren Kampf!«

Ihn begraben? Diese Vorstellung fand ich ziemlich extrem.

»Nathan hat ausgedient. Begrabe ihn, aber erweise ihm vorher deine Ehre. Danke ihm. Lass ihn ruhen. Es ist Zeit für ihn zu gehen. Aber vergiss nicht, dieser ehrenhafte Krieger hat dir gute Dienste geleistet.«

Der Schamane beugte sich vor, bedachte mich mit einem durchdringenden Blick und sagte: »Ich möchte, dass du Folgendes tust ...«

Nach der Sitzung mit Alberto konnte ich nachts nicht schlafen. Ich ging seine Worte in Gedanken immer wieder durch. Im Morgengrauen griff ich zum Füllfederhalter, versetzte mich bei vollem Bewusstsein in Nathan hinein und ließ seine Energie durch den Stift in meiner Hand fließen. Ich würde ihm die Ehre erweisen und ihm die Möglichkeit geben, seine letzten Worte zu sagen. Der Stift glitt wie von selbst über das Papier.

Lieber Joshua,
du hast überlebt – aber wozu? Alberto hat dich weit gebracht, aber die Zukunft ist ungewiss. Du fragst: »Was nun?« Ich denke, du weißt es, White Eagle – denn das war deine Identität in jenem Leben als Cherokee. Damals warst du Schamane; du bist es auch heute. Kannst du das akzeptieren? Heile den verletzten Adler in dir! Löse seine Schwingen. Mach dich bereit, dich frei in die Lüfte zu erheben! Du fängst allmählich an, deine Stimme zu schulen, damit du dein Wissen kraftvoll weitergeben kannst. Betrachte deine bisherigen Erfahrungen als Geschenk des Großen Geistes, der dich in- und auswendig kennt, der deine Bestimmung kennt und weiß, wohin die Entwicklung geht. Du hast überlebt, Joshua, und jetzt weißt du auch, warum – zu welchem Zweck. Besinne dich auf deine Göttlichkeit!
Nathan

So! Es ist getan. Irgendetwas in meinem Inneren hat sich verändert. Eine Fessel, die mich an die Vergangenheit gekettet hatte, hat sich gelöst. Ich bin frei.

Joshuas Entwicklungsprozess war herzzerreißend. Ich ermutigte ihn mit Worten, die – wie ich wusste – der Wahrheit entsprachen: »Es ist deine Bestimmung zu heilen, Joshua. Du hast es immer gewusst. Schau mit den Augen des Adlers. Du hast gelernt, deine Talente zu verbergen, um zu überleben. Aber sie müssen nicht verborgen bleiben. Fürchte sie nicht, sondern hol sie dir zurück!«

Wir saßen eine Weile schweigend da, um den Schmerz des Kindes zu spüren, das sich an den Menschen wendet, der ihm das Leben geschenkt hat, und den Tod findet – eines Kindes, das Liebe sucht und Hass findet.

Es gab keine Tränen. Darüber war Joshua hinaus. Er brach das Schweigen lediglich mit einem Seufzen. Dann reichte er mir ein Blatt Papier. Es war tränenverschmiert und an den Rändern eingerissen. Ich begann zu lesen: *Lieber Joshua …*

»Du hast es geschafft, Joshua. Der Stab wurde übergeben. Du hast Nathan gewürdigt, ihm deine Ehre erwiesen. Jetzt musst du die Arbeit abschließen und ihn begraben. Du erinnerst dich?«

Es ist nicht leicht, die Geschichten loszulassen, die uns ausmachen, denn dann haben wir das Gefühl, ziellos umherzutreiben. Aber dieses Gefühl ist nur vorübergehend. Sobald unsere bisherigen Erfahrungen nicht mehr unser Leben bestimmen, stehen wir voll und ganz für die Verwirklichung unseres Potenzials und die Entfaltung unseres Weges zur Verfügung.

Ich wählte eine mondhelle Nacht für das Ritual, das mir helfen würde, einen Konflikt beizulegen, der viele Leben überspannte. Ich betete, dass meine Absicht untadelig sein möge. Ich würde meine Göttlichkeit annehmen. *Die Fesseln meiner Schwingen lösen.* Ich bat die Geister der vier Himmelsrichtungen, der Begräbniszeremonie beizuwohnen. Ich schöpfte Kraft aus Mutter Erde – der Mutter, die mich stets liebevoll umfangen würde. Ich hob die Arme zum Großen Geist – dem Vater, der immer für mich da war. *Geist des lebendigen Gottes, komm erneut auf mich herab …*

Ich vernehme deutlich eine innere Stimme: *Begrabe ihn. Es ist Zeit! Jetzt – nicht später, nicht morgen. Jetzt!*

Ich greife zu einer kleinen Schaufel und beginne zu graben. Es muss kein tiefes Loch werden. Viel ist nicht übrig.

Erweise ihm deine Ehre, hatte Alberto gesagt. Ach, ich werde ihm meine Ehre erweisen und ihn dennoch begraben. Ich richte das Wort an ihn, flüstere seinen Namen: *Nathan.* Die Arbeit der langen, dunklen Nacht bricht sich Bahn – Müdigkeit, Verzweiflung, Sehnsucht, Licht, Entschlossenheit, Dankbarkeit. Und Vergebung für so viele – sogar für die Mutter. *Finde deinen Frieden, liebe Mutter. Ich verstehe nun, dass du deine eigenen Probleme hattest. Ekel, du hast mich in die Ecke gedrängt, aber jetzt wurdest du in deine Schranken verwiesen.*

Nicht weit von Nathan steht der Cherokee-Junge. *Ich trage dich nicht mehr in mir, White Eagle.*

Ich halte ein ganz normales kleines Stöckchen in den Händen, das ich sorgfältig ausgewählt habe. Ich führe es an meine Lippen und hauche alle Daseinsanteile von Nathan hinein. *Hiermit erweise ich dir meine Ehre, Nathan. Du warst der Krieger, hattest großen Mut. Jetzt ist deine Arbeit getan.* Feierlich bette ich das heilige Symbol in das wartende Dunkel. Nun steht niemand mehr dort im Schatten. Ich werfe Hände voller Erde in die offene Grube, ein heiliges Grab, und verteile sie sorgfältig, bis nichts mehr davon zu sehen ist.

Joshuas Stimme ist klar und fest. Ich mache sie zur meinen, spreche zu den Schatten und zum Licht, eine Grabrede für den Wegbereiter.

»Ich weiß seit Langem, wie sehr sich Nathan danach sehnte heimzukehren. Jetzt ist es so weit. Er wird uns mit seinem Humor, seinem Verstand, seinem großen seelsorgerischen Talent und seinem lebenslangen Bemühen um spirituelles Wachstum in Erinnerung bleiben. Nach langem Ringen gelang es ihm, sowohl den Menschen zu vergeben, die ihn verletzt haben, als auch dem Selbst zu vergeben, das sich in seinen egoistischen Wahrnehmungen und Unternehmungen verloren hatte. Er erfüllte seinen Seelenvertrag und beseitigte die von ihm angehäufte Negativität.

Ich, Joshua, bin voll Dankbarkeit für das, was er mir hinterlassen hat, und kann nun auf seinen Schultern stehend noch höhere Ziele verfolgen. Nathan ging in Frieden von uns, versöhnt mit seiner Vergangenheit und in freudiger Erwartung, zu den Sternen zurückzukehren.«

ALBERTO

Im Mittelpunkt dieser Geschichte steht ein Mann – ein Mann und ein Hochschamane. *Pacoima!*

11

Den Tod heilen, den wir in uns tragen

Jeder Mensch erlebt Phasen, in denen er sich vom Tod umzingelt fühlt. Mitunter sehen wir vor uns, hinter uns, rechts und links von uns nichts als den Tod. Der Schamane kann dies als Aufforderung zur Initiation verstehen, und wir haben Glück, wenn uns eine solche Erfahrung zuteilwird, ehe uns der körperliche Tod ereilt.

Gefährlich wird es, wenn wir uns den symbolischen Tod und die Wiedergeburt verwehren und uns stattdessen an einem grauen, unwirtlichen Ort zwischen den Welten verlieren. Dann muss der Schamane eine Seelenrückholung vornehmen, um den verlorenen Seelenteil zurückzulocken, damit wir wieder ganz werden und ein vollständiges Leben führen können. Zur Seelenrückholung gehört es auch, neue Vereinbarungen mit dem Spirit auszuhandeln, alte Gelübde und zerstörerische Versprechen durch lebensbejahendere Verträge zu ersetzen.

Die Seelenrückholung führte Jean durch ihre Jahre als Klosterschwester zurück in eine längst vergangene Zeit, die sie tief in ihrem Inneren vergraben und vergessen hatte. Es wurden die Geheimnisse eines ganzen Lebens offenbar, was ihr Realitätsempfinden, nicht aber ihren Glauben auf die Probe stellte.

Die Vorhänge waren zugezogen, und das Zimmer lag im Halbdunkel. Ich saß vor dem großen Spiegel, der über der Kommode hing. Der Schein der großen Kerze zu meiner Rechten fiel auf seine Oberfläche. Ich sah das Gesicht, das mich jeden Morgen begrüßte. Ich faltete die Hände wie zum Gebet und richtete meine ganze Aufmerksamkeit auf die schamanische Übung, mit dem dritten Auge zu sehen. Meine Absicht war klar, meine Suche konkret. Ich atmete gleichmäßig und schaute mit weichem Blick in das linke Auge meines Spiegelbilds. Ich sah, wie sich das Antlitz veränderte, wie es sich erneut wandelte, wie die Bilder ineinander übergingen – jung und alt, männlich und weiblich, erst ein, dann noch ein Tier. Ein wenig beunruhigt, aber gebannt sah ich zu, bis mich eines der Gesichter ansprach. Es veränderte sich nicht weiter. *Ah!* Wir schauten einander an. *Ich kenne dich!* Ich kannte es wirklich. Das Gesicht, das mir entgegenblickte, war das eines Mannes mittleren Alters. Er hatte das dunkle Haar zurückgekämmt und trug eine dicke Brille. Er schaute amüsiert, als wüsste er etwas, das ich nicht wusste. Es bestand kein Zweifel, dass dies das Gesicht des Richters war. *Was ist deine Geschichte? Und was hat sie mit mir zu tun?*

Fünf Jahre davor hatte ich mich zum ersten Mal an Alberto gewandt. Damals hatte ich an der Schwelle des Todes gestanden und war fest davon ausgegangen, sie auch zu überschreiten. Aber ich wurde abgewiesen. Das Problem war, dass es mir danach nicht gelang, ins Leben zurückzufinden, und ich im Grau zwischen den Welten trieb. Dem Schamanen beschrieb ich diese Verlorenheit mit den Worten: »Es ist jemand gestorben, und jetzt ist niemand mehr da.« Ich hatte nicht um körperliche Heilung gebeten, obwohl ich gute Gründe dafür gehabt hätte. Zahlreiche Ängste verschlangen mich: *Werde ich imstande sein, in Los Angeles vom Wagen bis zu dem Bürogebäude zu laufen? Werde ich lange genug sitzen können, um eine Sitzung mit dem Schamanen zu überstehen? Werde ich atmen können?* Mein Überleben war so viele Jahre in der Schwebe gewesen, dass diese Fragen zu Geistern geworden waren, die meine ungewisse Existenz heimsuchten. Die Gefahr eines körperlichen Zusammenbruchs schwebte über mir wie ein Damoklesschwert. Dessen ungeachtet verlangte ich nach Heilung der Seele.

Der schamanische Weg widersprach vielen Lehren, die mein Leben geprägt hatten, und ich musste meine katholische Erziehung, meine Jahre als Ordensschwester, meine verzehrende Angst, meinen Mangel an Vertrauen und – was vielleicht am wichtigsten war – die alles durchdringende Theologie des Leidens einer genauen Prüfung unterziehen. Ich schlug mich durch meinen ganz persönlichen Dschungel aus gewundenen, knorrigen Wurzeln. »All das, was du getan hast, um gut zu sterben, musst du jetzt tun, um gut zu leben, Jean.« Dies war der Leitsatz des Schamanen, der auf meinem ganzen Weg an meiner Seite war. Ich fand ins Land der Lebenden zurück, aber ich musste feststellen, dass ich nach wie vor in einem Gewirr aus Fesseln gefangen war, die geordnet und beseitigt werden mussten.

Alberto fragte auf seine beiläufig-entspannte Art, warum ich zu ihm gekommen war.

»Das weiß ich nicht genau.« Meine Antwort befriedigte nicht einmal mich selbst.

Ich nahm an einem »Intensivprogramm« in den Bergen von Utah teil, um sieben Tage in Einzelsitzungen mit Alberto und erfahrenen Mitarbeitern zu verbringen. Die Veranstaltung war allumfassend, beinhaltete die Arbeit mit Körper, Geist und Seele und war auf die persönlichen Bedürfnisse der Einzelnen abgestimmt. Trotzdem brachte es mich in arge Bedrängnis, erklären zu müssen, was mich zu dem Schamanen führte. *Irgendetwas ist unvollendet, aber was?*

Warum bin ich hier? Ich empfand Angst und Beklommenheit bei diesem Vorstoß ins Ungewisse. Alberto wartete schweigend und mit gespanntem, fragendem Gesichtsausdruck auf eine Erklärung.

Ich räusperte mich und hoffte, dass irgendetwas aus meinem Mund kommen würde. Wie sollte ich ausdrücken, was ich erlebt, was ich wahrgenommen hatte? »Ich habe eine starke Anziehung gespürt, die ich einfach nicht ignorieren konnte – und ich habe es wirklich versucht!«

Als Alberto das hörte, musste er lächeln. Er kannte mich gut. Er wusste, wie sehr ich mich dagegen gewehrt hatte, den schamanischen Weg zu gehen. »Woher kommt dieser Widerstand?«

»Nun, dieses Mal war ich nicht mit einem lebensbedrohlichen Problem konfrontiert. Ich wollte einfach meine Ruhe haben.« Ich atmete gereizt aus – ich war ungehalten mit mir selbst! Dann fuhr ich fort: »Und ich machte mir Sorgen wegen der großen Höhe und der sommerlichen Hitze und des Flugs – wegen allem!«

Mit einem verständnisvollen Nicken nahm Alberto zur Kenntnis, dass ich immer noch mit gewissen Einschränkungen lebte. Er gestand, dass auch er sich an die Höhe gewöhnen müsse. Meine Stimme wurde zu einem verschwörerischen Flüstern, und ich offenbarte den wahren Grund meiner Besorgnis: »Ich hatte Angst vor dem, was von mir verlangt werden könnte.«

Wie üblich wollte der Schamane es genauer wissen.

»Nun, ich wollte lieber Ja sagen, selbst wenn es ein Fehler wäre, als eine – wie ich vermutete – Aufforderung des Spirits auszuschlagen.« Noch während ich sprach, kam meine Erklärung mir unzulänglich vor.

»Jean, dieses Programm soll dir Gelegenheit geben, dein Leben zu prüfen und neu zu gestalten.« An dieser Stelle hielt Alberto so lange inne, dass ich argwöhnisch wurde. Dann fuhr er fort: »Ich habe eine Aufgabe für dich. Stell einen Zehn-Jahres-Plan für dein Leben auf.«

Das war so ziemlich das Letzte, was ich hören wollte. »Einen Zehn-Jahres-Plan? Den gibt es längst, Alberto! Du erinnerst dich? Ich habe die Gelübde als Nonne abgelegt – für ein Jahr, für fünf Jahre, für immer!« Ein Anflug von Wut lag in meiner Stimme. »Das funktioniert bei mir nicht.«

»Diese Aufgabe ist anders. Du musst dir vorstellen, was du in den nächsten Jahren erschaffen möchtest.«

Nicht nur das Scheitern am Ordensleben hatte mich in den letzten Jahren davon abgehalten, langfristige Pläne zu schmieden. Die Ärzte hatten bei mir eine unheilbare Herzerkrankung diagnostiziert, und ich war schon länger am Leben als erwartet. Die Aussicht auf den unmittelbar bevorstehenden Tod hatte fast während meines ganzen Lebens als Erwachsene wie ein Schatten über mir geschwebt. Ich hatte oft darüber nachgedacht.

An eine Zeit ohne den Tod kann ich mich nicht erinnern. Er schwebt über mir wie die Wolken, die über den Himmel ziehen, und entfernt sich sanft, um bald darauf wieder zurückzukehren. Sein Anblick ist mir vertraut. Ich muss lernen, dass weder die eine noch die andere Bewegungsrichtung vorzuziehen ist. Mein Kardiologe hat in meiner Krankenakte vermerkt: »Die Patientin hat keine Angst vor dem Sterben.« Meine geistige Verfassung ist ihm wichtig, denn er prüft, ob ich für eine neue und experimentelle Herzoperation in Frage komme. Meine entspannte Einstellung zum Tod ist alles andere als morbide. Ich habe schon ein ganzes Stück des Sterbeprozesses hinter mir und betrachte den Tod als letzte und höchste Form der

Heilung. Nicht, dass ich keine Angst hätte. Aber meine Angst ist eine andere. Ich fürchte, der Tod könnte mich mit seinem Kommen und Gehen nur necken. Ich fürchte, dieser Prozess, den ich gerade durchmache, könnte nie ein Ende haben.

Bei einer derart schwachen Bindung ans Leben hatte ich langfristige Pläne einfach für unrealistisch gehalten. Aber vielleicht war die Zeit nun gekommen. Es hatte seinen Grund, dass ich hier bei dem Schamanen war.

In jener ersten Nacht des Intensivprogramms saß ich in meinem Hotelzimmer am Fenster und sprach mit den Sternen, deren Glanz nicht von dieser Welt zu sein schien. Ich hatte das unbestimmte Gefühl, zu ihnen zu gehören. Damals, als ich glaubte, der Tod stehe mir bevor, hatte ich beim Betrachten der Sterne eine gewaltige Leere empfunden. Meine Verzweiflung hatte sich in Form eines Gedichts auf die Seiten meines Tagebuchs ergossen:

Wo bist du, Seele mein
Ich suche dich inmitten der Sterne in tiefster Nacht
Und flehe um Trost, mein Herz von Stürmen gebeutelt

Inzwischen haben die Wolken sich längst verzogen und die Stürme sich gelegt, aber diese Zeilen spuken mir noch immer im Kopf herum, damit ich ja nicht vergesse, wie gewaltig die Trennung von meiner eigenen Seele einmal war.

Als ich an jenem Abend schlafen ging, legte ich Papier und Stift ans Bett, denn ich würde mich noch vor dem Morgengrauen der Aufgabe widmen müssen, die Alberto mir gestellt hatte. *Also, ich bin mir sicher, dass ich mit einem wunderbar detaillierten Zehn-Jahres-Plan aufwarten kann!* Ich sollte nicht viel schlafen in jener Nacht.

Bei unserer ersten Begegnung waren Jeans Chakras von trübem Grau. Aus ihrem Herzen ragten schwarze, quarzartige Kristalle, was angesichts ihrer langjährigen Herzerkrankung nicht verwunderlich war. Ich konnte gut verstehen, dass sie zögerte, langfristige Pläne zu machen. Aber inzwischen hat sich ihr Energiefeld völlig verändert. Es ist strahlend und lebendig. Ich bin gespannt, was sie sich für die nächsten zehn Jahre einfallen lassen wird. Dieses einwöchige Intensivprogramm gibt uns die Möglichkeit, die anstehenden Themen in mehreren Sitzungen gründlich unter die Lupe zu nehmen und energiemedizinisch zu arbeiten. Normalerweise kommt es selten vor, dass ich Klienten an mehreren Tagen hintereinander sehe. Meist vergehen mindestens ein paar Monate zwischen den Sitzungen. Wenn meine Klienten wie bei diesem Intensivprogramm eine Weile frei von den Ablenkungen des Alltags sind, können sie große Fortschritte bei ihrer Heilung machen.

Am nächsten Morgen kam Jean mit einem Funkeln in den Augen und ihrer Mesa in der Hand zu mir. Die Mesa ist der Medizinbeutel mit den Steinen, die für den Prozess ihrer Heilung stehen. Jean setzte sich mir gegenüber auf den Rand des Sofas, öffnete ihre Mesa und gab mir einen Stein. Ich sah ihn mir genau an. Er war schlank, glatt, rechteckig und hatte einen hellblauen Rand. Ich wartete darauf zu hören, welche Bedeutung der Stein für sie hatte.

»Dieser Stein steht für ein *unbeschriebenes Blatt*, Alberto.« Sie ließ die Worte wirken. Offenbar rechnete sie mit einem Einwand.

»Aha. Und … erzähl mir mehr darüber.«

»Nun, gestern Abend in der Meditation wurde mir gesagt, dass ich dir ein leeres Blatt Papier überreichen sollte. Das ist er. Mein Zehn-Jahres-Plan. Ein *unbeschriebenes Blatt.*« Ich verstand, dass dieser Stein eine große Bedeutung für sie hatte.

Dann dämmert mir, was sie da sagte. »Das soll ein Plan sein? Ein … unbeschriebenes Blatt?«

»Ja genau, ein unbeschriebenes Blatt.« Jean war mit ihrem Vorschlag offensichtlich zufrieden.

Meine Reaktion schien sie nicht zu beunruhigen, und da sie nicht vorhatte, ihre Position zu verteidigen oder weiter auszuführen, lehnte ich mich in meinem großen Sessel zurück und verschränkte die Arme. »Verstehe«, sagte ich lässig. »Dann lies mir mal vor, Jean, was auf diesem unbeschriebenen Blatt stehen soll.«

Sie nahm meine Herausforderung an, drückte den Stein auf ihr drittes Auge und erwiderte mit einem Selbstbewusstsein, das dem meinen ebenbürtig war: »Das *Leben* wird darauf schreiben, was ich lernen muss. Ich werde offen und empfänglich sein und keine Grenzen setzen. Ich werde nicht zulassen, dass die Angst mich beherrscht, meine Entscheidungen bestimmt oder mich aufhält. Ich weiß, es ist ein schwerer Weg. Ich muss akzeptieren, was kommt. ›*Fiat mihi.*‹« Sie lehnte sich in die Sofakissen zurück und lächelte. Ihre Botschaft war laut und deutlich angekommen: *So sieht's aus. Akzeptiere es oder lasse es bleiben.*

Die letzten Worte hatte sie sehr leise gesprochen; ich hatte sie kaum verstanden. »Sagtest du ›*fiat mihi*‹?«

»Ja, du weißt schon, dass sind diese lateinischen Worte – Marias Antwort an den Engel: *Mir geschehe* [*wie du gesagt hast*]. Völlige Hingabe. Betrüge ich mich selbst, Alberto?« Der Klang ihrer Stimme hatte sich verändert und verriet mir, dass sie nun bereit war zu hören, was ich zu sagen hatte.

Ich schwieg eine Weile. Die Stelle aus dem Lukasevangelium, die sie zitiert hatte, war mir bekannt. War diese Entscheidung aus dem Spirit oder der Angst geboren? Stolz, das wusste ich, war nicht der Grund. Ich hatte nicht vergessen, wie sehr Jean damit gerungen hatte, sich von dem Gefühl der Unwürdigkeit zu befreien und das Recht für sich in Anspruch zu nehmen, Platz auf dieser Erde einzunehmen. Ich kam schnell zu dem Schluss, dass ihre Position für sie authentisch war. In gewisser Hinsicht war Offenheit *tatsächlich* ein Zehn-Jahres-Plan. Das unbeschriebene Blatt stand für einen edlen und auch sehr schwierigen Weg. Sie würde ihren Willen dem Willen des Göttlichen unterordnen müssen, ganz gleich, wie er sich manifestierte.

»Was meinst du, Alberto, soll ich meiner inneren Führung folgen? Wie kann ich sicher sein, dass ich mir nicht in die eigene Tasche lüge?« Jeans Selbstzweifel an dieser Stelle überraschten mich, da sie ihren Fall so selbstbewusst dargelegt hatte.

»Ich habe dich herausgefordert, und du hast dich der Herausforderung gestellt! Ja, folge ihr!« Es war nicht der Zehn-Jahres-Plan, der mir vorgeschwebt hatte, aber ich respektiere grundsätzlich die innere Führung der Klienten.

Wir beendeten die Sitzung, und ich dachte, damit wäre für Jean der Höhepunkt dieses Intensivprogramms erreicht. Aber es war erst der Anfang.

JEAN

Als ich Alberto den Plan vom unbeschriebenen Blatt präsentierte, hatte ich keineswegs die Unverfrorenheit und das Selbstvertrauen zu glauben, dass ich einer solchen Verpflichtung gerecht werden könnte. Als Schwester Francis hatte ich Armut, Keuschheit und Gehorsam gelobt – *für immer*. Doch gleich zu Beginn meines Noviziats war ich in einen Zwiespalt hinsichtlich meiner Berufung geraten, der immer größer wurde. Die Menschen, die mir ihren Rat gaben, betrachteten meinen Kampf als »Versuchung«. Ich hielt durch, und im Laufe der Zeit verschlechterte sich mein Gesundheitszustand langsam, aber sicher so weit, bis ich fast vollkommen invalide war. Dies hinderte mich daran, das von mir gewählte Leben zu führen, doch mein Leiden galt als Zeichen der Heiligkeit und war zweifellos der Wille Gottes. Zwanzig Jahre brauchte ich, um die Wahrheit zu erkennen. Ich brachte alle Stimmen zum Schweigen, bis auf die eine, die wirklich zählte – meine eigene. Und ich entschied mich für den Austritt aus dem Kloster. Ich tat das Undenkbare und ersuchte um Dispens von den ewigen Gelübden, die ich in dem Glauben, vom Heiligen Geist geleitet zu werden, in aller Aufrichtigkeit *für das ganze Leben* abgelegt hatte. Die Ordenstracht konnte ich ausziehen und in die Welt zurückkehren. Aber dem Leiden konnte ich mich nicht so leicht entziehen.

Eine verzerrte Erhöhung des Leidens gehörte auch zum Erbe meiner Familie, sie war über Generationen weitergegeben worden. Meine geliebte Großmutter hatte dieser Thematik auf ihrem Sterbebett noch einmal eine völlig neue Dimension verliehen. Ich hatte neben ihr und dem Priester mit dem Salböl gestanden und ihre letzten heiligen Worte empfangen: *Jean, deine Arme sind mit Jesus aufs Kreuz gestreckt. Mit deinem Leiden wirst du den Seelen helfen. Du bist etwas Besonderes – du bist auserwählt.* All das lastete schwer auf meiner Seele und knechtete meinen Geist. Aber wie konnte ich die Worte einer Sterbenden ignorieren? Ihr Vermächtnis besiegelte nicht nur meine Berufung, sondern mein Leben.

Das Thema Leiden kam in der Arbeit mit Alberto früh zur Sprache. Er sagte: »Schamanen empfinden zwar zuweilen Schmerz, aber sie *leiden* nicht.« Seine Worte fegten durch mich hindurch wie ein Stromstoß. Da ich mich im Leiden verloren hatte, konnte ich es nicht überwinden und mir seine transformative Kraft zunutze machen. Wie konnte es da Hoffnung auf Erlösung für mich geben? Aber es gab sie, und eine schamanische Technik sollte sich als wirksames Mittel erweisen: die Seelenrückholung. Ich begab mich auf eine schamanische Reise in die Untere Welt und betrat die Kammer der Wunden.

Ein großes Kruzifix aus Messing hängt über dem schmalen Eisenbett und zieht im schwachen Licht der kühlen Kammer, die einem Verlies ähnelt, meinen Blick auf sich. Vom Bett kommt eine zittrige Stimme. Die Gestalt ist so hager, dass sie unter den schweren Decken kaum auszumachen ist. Sie liegt völlig bewegungslos da, wie begraben.

Sie flüstert: »Du bist gekommen!« Ich erkenne sie. Es ist Schwester Francis, die Verwundete. Ich wende den Blick keine Sekunde von der abgemagerten Gestalt. Sie strahlt eine mitleiderregende Hilflosigkeit aus, die mich an ihre Seite zieht. Ich bewege mich mit Bedacht, da ich fürchte, sie über eine unsichtbare Grenze zu stoßen. Als ich näher komme, kann ich die Falten auf ihrem Gesicht deutlich sehen. Wie fein gemeißelt zeichnen sie ihre totenblasse Haut. Sie ist ein Gefäß des Leidens. Ich sage: »Komm, wir haben viel zu tun«, und reiche ihr die Hand.

Wir knien auf dem Holzboden, Auge in Auge, den Blick auf eine gemeinsame Vision gerichtet. Schnell schichten wir ein Feuer auf, und eine helle Flamme transformativen Lichts lodert empor. Gemeinsam gedenken wir der Wunden, die zum Bindegewebe von Schwester Francis' Seele geworden sind, und bringen sie ans Licht. Eine nach der anderen werfen wir sie in die Flammen: Schmerz, Demütigung, Einsamkeit, Depression, das Unbekannte, Urteile, Gerüchte, unbegründete Schuldgefühle, Isolation, schiere Leere. Wir beobachten die Abwärts-

spirale der Selbstzerstörung, bis nur noch Leiden übrig ist. Wir sehen, wie die Wunden im verschlungenen Tanz der Flammen Form und Gestalt annehmen, um schließlich verzehrt zu werden. Ihre weiße Asche fällt wie Schnee auf das »Krankenzimmer«, das allmählich ein Ort der Heilung wird.

Seelenrückholung verlangt nach Veränderung. Sie verlangt, dass wir einen neuen Seelenvertrag aufsetzen. Schwester Francis räumte ein, dass sie vielleicht immer Schmerzen haben würde, das Leiden aber nicht andauern musste. Das Elend, das Grübeln, das Kratzen an den Wunden musste ein Ende haben. Sie musste zur ursprünglichen Schönheit ihrer Seele zurückfinden.

ALBERTO

Alle schamanischen Methoden sind hocheffektiv. Trotzdem sollte man die Heilung nicht als einmaligen Eingriff, sondern als Reise begreifen. Mit der Rückholung von Schwester Francis war Jeans Arbeit nicht getan. Es gab noch mehr zu erledigen. Heilung vollzieht sich auf mehreren Ebenen, und manchmal hinkt der Körper dem Geist und der Geist der Seele hinterher. Jean konnte ihre Einstellung zum Leiden ändern, aber das bedeutete nicht das Ende ihrer Krankheit oder ihrer Beschwerden. Hier geht es wieder einmal um den Unterschied zwischen Heilen und Behandeln – obwohl sich ihr Gesundheitszustand dramatisch verbessert hat.

Es gab vor allem ein körperliches Leiden, das ich nun während des Intensivprogramms weiter beobachten und beurteilen wollte. Seit Beginn unserer gemeinsamen Arbeit war ich mit Jeans Krankengeschichte vertraut. Trotzdem hatte ich das Gefühl, dass irgendetwas unentdeckt geblieben war. Jean schien zu zögern und musste sich sichtlich überwinden, ihre körperlichen Beschwerden zu schildern. Es schien ein Zusammenhang zwischen der Intensität der Symptome und ihrer Herz-Kreislauf-Erkrankung zu bestehen. Aber während sie sprach, wuchs mein Verdacht, dass etwas anderes das Problem sein könnte. Ich hatte auch eine ziemlich genaue Vorstellung davon, wo ich suchen musste. Die von Jean geschilderten Symptome deuteten auf das vegetative Nervensystem hin.

»Lehn dich zurück, Jean. Entspann dich. Lass ganz los. Atme ein und aus ...« Und damit begann meine schamanische Suche im Rhythmus meiner Rassel. Ich sperrte die sichtbare Welt aus und stellte mich auf die unsichtbare Welt ein – oder zumindest die Welt, die dem Auge des Alltagsbewusstseins verborgen bleibt. Mit dem inneren Auge tastete ich Jeans innere Organe ab und konzentrierte mich auf das Rückenmark. Dort saß das Problem. Für mich war es offensichtlich, aber der Welt der Ärzte und Krankenhäuser war es verborgen geblieben. Die Myelinscheide war sehr dünn. Sie war so stark abgenutzt, dass die Nachrichten nicht mehr korrekt über die Nerven weitergegeben und in körperliche Funktionen umgesetzt wurden. (Die Myelin- oder Markscheide umgibt alle Nerven wie eine Isolierschicht, wie die Kunststoffummantelung bei einem Elektrokabel.) Die Lösung war Vitamin B12. Die meisten US-Amerikaner haben einen Mangel daran, besonders Vegetarier, dies würde viele der von Jean geschilderten Symptome erklären. Anhaltender Stress oder längere Krankheit hätten ebenfalls brauchbare Ursachen gewesen sein können, aber ich forschte noch gründlicher nach.

Die schamanische Arbeit bleibt selten auf der rein körperlichen Ebene. Es ist wichtig, Organe und Systeme so klar wie möglich zu sehen, doch wenn Heilung stattfinden soll, muss der Schamane über das Körperliche hinausgehen und auf spiritueller Ebene sehen. Vor ungefähr zwei Jahren hatten wir die größere Extraktion eines Wesens vorgenommen. Jean hatte es als »Konflikt« identifiziert und sogar ein Bild davon angefertigt. Sie hatte gesagt: »Ich habe das Gefühl, es ist ein Auswuchs meiner jahrelangen Unschlüssigkeit über meine Berufung.« Die Extraktion war erfolgreich verlaufen und eine bedeutende Erfahrung für uns beide gewesen. Nun sah ich, dass sich ein Rest jenes Wesens an ihr Rückenmark geheftet hatte. Ich zweifelte nicht daran, dass es etwas mit dem zu tun hatte, was körperlich mit ihr los war.

JEAN

Albertos klare und kräftige Stimme riss mich aus meinem meditativen Zustand. »Die Sache ist nicht psychisch!« Sofort schwappte eine Welle der Erleichterung durch mich hindurch, aber ich schwieg. Ich wollte hören, was er gesehen hatte und inwiefern es die Symptome erklären konnte, die ich endlich offenbart hatte. Ich hatte gelernt, sie für mich zu behalten, da ich das Urteil anderer fürchtete. Sogar jetzt, sogar bei Alberto fiel es mir schwer, etwas anderes zu hören als das – ein Urteil. »Es liegt an der Myelinscheide, der schützenden Umhüllung der Nerven …«

Die enorme Bedeutung all dessen, was er mir zu sagen hatte, rollte über mich hinweg, als wäre das, was gerade geschehen war, etwas ganz Alltägliches. Der Schamane hatte ein jahrelanges Rätsel in wenigen Minuten gelöst. Die Heilung konnte beginnen.

In weiteren Sitzungen prüfte Alberto den Zustand der Myelinscheide. Er glaubte, sie könne durch die heilende Kraft der Illumination wiederhergestellt werden. Er riet mir auch, die Ernährung umzustellen, was ich gewissenhaft befolgte. Nun, ein paar Jahre später, sagte er: »Deine Myelinscheide ist zu sechzig Prozent wiederhergestellt, Jean!« Mein Kopf bemüht sich immer noch, den Anschluss zu finden. *Sechzig Prozent?!*

ALBERTO

Jean und ich hatten am nächsten Tag noch einmal eine Sitzung, und ich begann mit der Frage: »Was wollen wir heute machen, Jean?«

»Ich würde gerne über den Richter sprechen.« Offenbar hatte sie ein klares Ziel.

»Den Richter? Und wer ist das?«

»Ich weiß schon seit einer Weile, dass er eine Energie ist, die in mir steckt. Ich habe die Übung gemacht, bei der man in den Spiegel schaut, um nach einem Gesicht aus der Vergangenheit zu suchen, wie du mir aufgetragen hast. Und da ist er aufgetaucht. Ich habe sofort gewusst, dass er es ist, der mich quält und mir ständig sagt, ich sei nicht gut genug. Er beurteilt alles, was ich tue, sogar die kleinsten Kleinigkeiten. Offenbar mache ich nichts richtig!« Sie breitete die Arme aus, um zu unterstreichen, wie sehr sie das belastete.

»Aber es gibt noch eine andere Ebene. Er kommt mir irgendwie bekannt vor. Es ist, als würden wir uns von früher kennen.« Sie sah mich eindringlich an, als wollte sie mir zu verstehen geben, dass die folgenden Worte sehr wichtig waren. »Ich habe keinerlei Erinnerung an frühere Leben. Nichts. Ich glaube wirklich nicht an Reinkarnation, aber … ich frage mich oft … ob ich …« Sie zögerte, ehe sie herausplatzte: »Ob ich in einem früheren Leben eines gewaltsamen Todes gestorben bin. Und wenn ja, ist das vielleicht der Mann, der über mich gerichtet, der mich verurteilt hat. Möglicherweise ist er eine Art Altlast!« Sie lachte darüber, fuhr dann aber fast entschuldigend fort: »Ich habe diese völlig unerklärliche Reaktion, sobald sich jemand von oben über mich beugt. Ich gerate in Panik! Die ganze Sache ist vollkommen irrational.« Mir fiel auf, dass ihre Atmung plötzlich flach geworden war.

»Irgendjemand oder irgendetwas hat dich erschreckt. Du beschreibst hier eine Kampf-oder-Flucht-Reaktion auf eine ganz spezielle Bedrohung. Wir sollten der Sache auf den Grund gehen. Deine Reaktion, wenn sich jemand ›über dich beugt‹, könnte genau das sein, was du vermutest – und aus einem frühere Leben stammen. Sie könnte aber auch auf ein Ereignis in diesem Leben zurückzuführen sein.«

Ihr Kampf-oder-Flucht-Mechanismus musste mit der schamanischen Technik der Entkopplung neu eingestellt werden, und ich machte mir eine Notiz, um dies mit meiner Assistentin zu vereinbaren. Beim Entkoppeln wird der Mechanismus zurückgesetzt, damit Jean nicht mehr in ständiger Alarmbereitschaft leben muss.

»Ich schlage vor, du lässt dein Leben Revue passieren und versuchst, eine Situation zu finden, in der du kleinlich beurteilt wurdest. Wer hat dich beurteilt?«

»Das ist nicht schwer. Als ich ins Kloster ging, hat mein Vater mich enterbt. Er hielt das Leben einer Nonne für widernatürlich. Es gab so viele Urteile über mich, aber das war vermutlich das schlimmste.« Sie sah aus dem Fenster auf die Berge, und ich konnte spüren, dass ihr schmerzliche Erinnerungen durch den Kopf gingen.

Von ihrer Atmung war so gut wie nichts mehr zu sehen. »Du atmest nicht. Du musst atmen.« Meine Anweisung war wörtlich gemeint.

»Ich weiß. Das Atmen fällt mir schwer. Es fühlt sich an, als ob meine Brust in einem Schraubstock eingespannt wäre.« Hilflosigkeit schwang in ihrer Stimme mit.

»Du kannst den Richter auch zu deinem Verbündeten machen, Jean. Bemühe dich, seine positive Seite zu sehen – Weisheit, Gerechtigkeit, Urteilsvermögen, Intelligenz, Gnade und sogar Vergebung.« Ihr Gesicht erhellte sich angesichts dieser Möglichkeiten, und sie lächelte. Ich konnte mir nicht verkneifen hinzuzufügen: »Und erzähl ihm mal von deinem Zehn-Jahres-Plan.«

JEAN

Als ich überlegte, welchen Einfluss der Richter auf mein Leben hatte, wurde mir klar, dass mein inneres Kind zu seinen Opfern gehörte. Mein kindlicher Aspekt war zu einem Schattendasein verurteilt, seine zahlreichen Talente im Keim erstickt worden. Sobald sich neue Begabungen zeigten, wurden sie missbilligt, verleugnet oder – noch schlimmer – für *schlecht* befunden. Ich erinnere mich daran, dies einmal eine Abtreibung meines kreativen Selbst genannt zu haben. Das kleine Mädchen hatte als Erste das Kreuz auf sich genommen.

Nun sagte Alberto, es sei an der Zeit, das Mädchen zurückzuholen.

Es zurückholen. Wie sehr ich mich danach sehne. Zu Hause auf meinem Altar steht ein vergilbtes Foto. Es zeigt das Kind, das ich einmal war. Die Kleine ist erst seit einem oder zwei Jahren auf dieser merkwürdigen Welt. Sie steht auf einem Fuß, der in einem Schnürstiefelchen steckt – als hätte man sie bei einem großen Schritt geknipst. Sie trägt ein formloses, verwaschenes Kittelchen, auf dem früher einmal ein leuchtendes Blumenmuster geprangt haben muss. Das helle Haar umrahmt volle, runde Backen. Sie hat den Kopf gesenkt, aber ihre Augen sind groß und strahlend! Sie schauen nach oben und starren mich aus dem Foto heraus an. Ein fragender Ausdruck liegt darin. Das Mädchen steht im Schatten, aber dieses Bild ist ein

Bild des Lichts, und sie hat die Arme ausgestreckt. Das sagt vielleicht alles. Ich stelle mir vor, sie hält sie mir entgegen.

Ich begrüßte Albertos Vorschlag einer Seelenrückholung, da ich erkannte, dass dieser Seelenteil geduldig in mir gewartet hatte. Im leisen Takt der Rassel begab ich mich unter der Führung des Schamanen in die Untere Welt, wo verlorene Seelenteile warten, bis die Zeit reif ist und sie gefahrlos zu uns zurückkehren können. Da war der fragende Blick, den ich auf dem Foto gesehen hatte. *Bist du bereit für mich, Jean? Wirst du für mich sorgen?* Ich sah die Wunden der Vernachlässigung, die das Mädchen – durch mich – erlitten hatte. Behutsam trocknete ich seine Tränen und versicherte ihm, dass ich seine Bedürfnisse respektieren würde. Dann streckte die Kleine mir tatsächlich die Arme entgegen, wie ich gehofft hatte, und ich war bereit, sie aufzunehmen. Ich war diejenige, die mit ausgebreiteten Armen den großen Schritt auf sie zumachte, um sie zu umarmen. Vielleicht trafen wir uns auch einfach irgendwo, und wir beide wurden eins.

Auf das, was der Schamane sah, als er mich auf meiner Reise begleitete, war ich nicht gefasst.

»Ein göttliches Kind!« Albertos Gesicht leuchtete. »Wie wunderschön! Ein von goldenem Licht umgebenes Kind! Und es hatte eine Nachricht für dich.« Seine Augen ruhten auf mir, aber ich wusste, er sah noch das Kind.

Es fiel mir schwer, das alles zu verkraften. Ich hatte weder ein Licht gesehen noch Worte oder Musik gehört. »Das Kind hatte eine Nachricht?«

Alberto korrigierte mich sofort scharf: »Ein *göttliches* Kind! Und es sprach: ›Ich werde *das unbeschriebene Blatt* füllen.‹«

Ich war sprachlos. *Es würde das unbeschriebene Blatt füllen!* Ich war überglücklich, dass dieses Kind zu mir zurückgekehrt war. Wie ich gelernt hatte, handelt es sich bei der Seelenrückholung nicht nur um den Austausch von Bildern und

Worten. Es ist eine Übertragung von Energie. Ich wollte noch mehr wissen.

»Irgendwann im Laufe deines Lebens haben sich eure Wege getrennt, habt ihr beide unterschiedliche Richtungen eingeschlagen. Obwohl jeder andere Erfahrungen gemacht hat, befand sich auch das Kind auf einem Weg des Lernens und des Wachsens, genau wie du. Ich habe das selbst erlebt, als ich einen Teil von mir im Amazonasdschungel zurückließ und mich aufs Hochplateau begab, um die Ausbildung bei den Schamanenältesten fortzusetzen. Jahre später erschien mir dieses Selbst in den Dünen einer nordamerikanischen Wüste.«

Alberto schaute abwesend aus dem Fenster auf die Berge, aber ich wusste, dass er etwas ganz anderes sah. Dann richtete er den Blick wieder auf mich, lächelte und sprach: »Ich war überrascht! Ich erkannte ihn zweifelsfrei wieder, obwohl er sich verändert hatte. Er wirkte stark und sehnig und fit vom Leben im Dschungel.«

Ich erinnerte mich daran, dass ich in Albertos Buch *Die Macht der vier Winde* davon gelesen hatte und wie ergriffen ich gewesen war, als Alberto jenen Teil von sich umarmt und als »den Anderen« bezeichnet hatte. Ich verstand jetzt besser, was er mir sagen wollte. Trotzdem brauchte ich Bestätigung. »Stimmt es wirklich, Alberto, dass das göttliche Kind und ich wieder eins sind?«

»Ja. Und vergiss nicht, *du* bist das göttliche Kind. Nimm es an! Wir müssen lernen, nicht nur unsere Unwürdigkeit, sondern auch unsere Göttlichkeit anzunehmen.«

Ich genoss diesen spirituellen Trost und diese Bekräftigung meiner Unschuld. Da wusste ich noch nicht, wie schnell das Gefühl der Freude ausgelöscht werden sollte.

Als Jean am nächsten Tag zur Tür hereinkam, sah ich sofort, dass etwas vorgefallen war. Bei unserer letzten Begegnung hatte ich ihr gesagt, wie gut sie aussah – stark und in sich ruhend. Nun wirkte sie vollkommen aufgelöst; ihr ganzes Gesicht hatte sich verändert. Zwischenzeitlich hatte meine Assistentin Mary die Entkopplung vorgenommen. Sie hatte Jean in die Zeit ihrer Kindheit und noch weiter zurückgeführt, um nach schweren Traumata zu suchen und die Ursache ihrer durchdringenden Angst zu finden. Leise fragte ich: »Was ist los?«

»Ich hatte ja keine Ahnung, wohin der Richter mich führen würde, Alberto. Ich hatte keine Angst, als Mary die Momente in diesem Leben aufspürte, in denen ich mich verurteilt gefühlt hatte. Aber als sie weiter zurückging, in die Zeit vor meiner Geburt …« Jean sackte auf dem Sofa zusammen, ihre Schultern rollten nach vorne. Ich sah, dass sie nur mit Mühe die Kontrolle behielt.

Als sie die folgende Situation schilderte, war ihre Stimme kaum mehr als ein Flüstern:

Es ist Abend. Ich laufe um die Stadt herum, husche von Eingang zu Eingang, verstecke mich im Schatten. Angst überwältigt mich. Mein Herz schlägt so schnell, dass ich kaum Luft bekomme. Ich muss fliehen! Ich bin eine Frau, eine Jüngerin Jesu. Ich hatte ihm nahegestanden und ihn sterben sehen. Ich bin eine gläubige Christin, eine der Verfolgten. Jetzt bin ich an der Reihe. Aber ich bin unschuldig! Es gibt kein Entrinnen. Ich bin so allein. Wo sind meine Freunde? Halten auch sie sich versteckt? Ich kann nicht mehr – und gehe in die Falle. Hände packen mich, zerren mich mit Gewalt zu einem niedrigen Hügel. Im Schutz der Nacht stoßen sie mich grob auf das wartende Kreuz. Soldaten beugen sich über mich, halten mich an Armen und Beinen, holen mit dem Hammer aus. Ich kann mich nicht entziehen, bin hilflos, in Panik. In diesem Augenblick empfinde ich nur noch Angst, bin ich Angst. Nein, nein, nein! *In der kalten Nachtluft hallen meine Schreie von den verlassenen Hügeln wider. Es ist, als hätten sie nichts mit mir zu tun, anders als der brennende Schmerz, der mein Fleisch, meine Muskeln, meine Knochen durchbohrt. Dann wird das Kreuz aufgerichtet. Das Gewicht meines Körpers zerrt an den frischen, offenen Wunden. Ich versinke in unerträglichem Schmerz. Ich sterbe nicht an den klaffenden Wunden oder dem Blutverlust, sondern durch Ersticken. Ich kann nicht atmen. Nicht atmen! Ein gewaltiger Druck schnürt meine Brust ein und zerquetscht sie. Es ist eine Qual. Ich kann an nichts anderes denken. Nur meine Füße verschaffen mir etwas Erleichterung und Luft zum Atmen. Sie tragen für kurze Momente mein Gewicht, damit ich mich hochziehen und nach einem weiteren lebensspendenden Atemzug ringen kann. Der Tod kommt langsam, ganz langsam. Ich flehe zu Gott, zu Christus.* Wo bist du? Ich brauche dich! Komm, steh mir bei! *Das ist zu viel, selbst für eine so große Liebe, wie ich sie in mir trage …*

Etwas später sollte ich die gleiche Geschichte noch einmal von Mary hören. Jean hatte das Trauma, die Empfindungen und Gefühle erlebt, als hätte sie sie in diesem Augenblick erfahren. Wir hatten die Urverletzung gefunden. Ich wusste, was zu tun war, und setzte etwas später am Abend eine weitere Sitzung an.

Es war unnatürlich ruhig im Zimmer, das Licht war gedämpft. Um Jean in eine leichte Trance zu versetzen, bettete ich ihren Kopf auf meine Hände. Ich sah ihre stummen Tränen. Mit gedämpfter Stimme führte ich sie in jene Zeit und an jenen Ort zurück, als sie am Kreuz hing. Sodann geleitete ich sie mit sanften Worten durch meine Vision von einem heilenden Ende ihrer Schmerzen.

Nach dieser schrecklichen, qualvollen Nacht dämmert der Morgen. Du bist allein und verlassen, dem Tode nah. Du siehst, wie der Himmel langsam heller wird und ein strahlendes Licht näher kommt. Zwei Gestalten lösen sich aus seinem Schein. Sie sind so wunderschön! Sie kommen näher, treten unter das Kreuz. Sie lächeln zu dir herauf. Du kennst sie. Es sind deine himmlischen Eltern – Geistführer. Sie sind gekommen, um dich nach Hause zu holen. Ihr Anblick erfüllt dein Herz mit Freude. Du weißt, es ist Zeit, deinen Geist der Ewigkeit anzuvertrauen. Du lässt die wenige Luft entweichen, die noch in deinen Lungen ist. Es ist dein letzter Atemzug. Deine himmlischen Eltern breiten die Arme aus. Sie sehen dich so, wie du bist – als junge, starke und mutige Frau, die Jesus treu ergeben ist. Du steigst vom Kreuz herab in ihre Arme, und sie schreiten mit dir in die Morgendämmerung.

»Möchtest du diesen Seelenteil zurückholen, Jean?«

Meine Frage überwindet die Grenzen von Raum und Zeit.

Sie flüstert das Wort unter Tränen, aber ohne eine Sekunde zu zögern. Ihre Antwort lautet: »Ja.«

»Dann nimm sie in deine Arme. Sie wartet.«

JEAN

Nun irrte ich nicht mehr an jenem grauen Ort zwischen den Welten umher. Mit seiner schamanischen Arbeit hatte Alberto mich ganz ins Hier und Jetzt zurückgeholt. Die Urverletzung, aus der so viel Leiden durch die Jahrhunderte gesickert war,

war geheilt. Die körperliche Genesung würde den gleichen Verlauf nehmen, bis in die Gegenwart. Am letzten Tag des Intensivprogramms sprach ich mit Alberto über all das, was mir offenbart worden war.

»Du hast gute Arbeit geleistet, Jean.« Ich lächelte, denn ich wusste, dass es Albertos Art war, mit wenigen Worten viel auszudrücken. Ich wollte seinen Anteil daran würdigen, aber ich fand keine Worte. Er fuhr fort: »Es wäre denkbar, dass du über Tausende von Jahren hinweg viele Male gelebt hast.« Diese Möglichkeit hatte ich nie in Betracht gezogen. *Viele Male?* Mich überwältigte schon das eine! Nun, da ich selbst diese beeindruckende Erfahrung gemacht hatte, würde ich mich nie mehr über den Glauben an frühere Leben lustig machen. Ich stellte allerdings in Frage, ob eine frühere Existenz einen derart allumfassenden Einfluss auf die Gegenwart haben konnte. Alberto war davon überzeugt, dass dies durchaus möglich war. Er erzählte mir von seinen eigenen Erinnerungen an frühere Leben und auf welche Weise sie auf die Gegenwart abgefärbt hatten. Es war eine wunderbare Bestätigung für meine Erfahrung.

Unser Gespräch führte uns an den Anfang, zum Richter zurück. Er war nur eine schemenhafte Figur im Hintergrund meiner Erinnerung, aber eindeutig derjenige gewesen, der mich zum Tod am Kreuz verurteilt hatte. Er hatte mich durch die Jahrhunderte verfolgt und war im Spiegel aufgetaucht, als ich nach einem Gesicht aus der Vergangenheit gesucht hatte. Nun würden Vergebung und Erlösung folgen – und die Hoffnung, dass wir Verbündete sein konnten. Die Panik, wenn sich jemand über mich beugte, war eine Erinnerung an die Soldaten, die mich ans Kreuz geschlagen hatten. Diese ängstliche Reaktion, wenn jemand über mir stand, sollte vollkommen verschwinden.

Obwohl die Erinnerung an dieses frühere Leben so lebendig

und detailliert war, warnte Alberto mich davor, mich damit zu identifizieren oder sie als Geschichte in mir zu tragen. Diese Erfahrung lag hinter mir. Am wichtigsten aber war, dass die Heilung dieser alten Wunde es mir ermöglichen würde, meinen Körper zu heilen. Albertos letzter Rat betraf den Kern meines Weges: »Wenn das Kreuz erneut in der Gestalt des Leidens in dein Leben tritt, trage es zu dieser mutigen jungen Frau. *Folge dieser Frau!* Folge ihr durch ihren wunderschönen Tod ins Licht. Sie ist jetzt ein Teil von dir.«

Eine Hausaufgabe sollte mir helfen, damit abzuschließen. »Mach ein Sandbild«, wies Alberto mich an. »Und bitte den Großen Geist um seine Gegenwart, seinen Segen und seine Hilfe.« Mir war sofort klar, dass dieses Ritual ein wirksames Werkzeug der Veränderung war. Ich suchte mir einen Ort im Freien und ordnete Blätter, Blumen, Äste und Steine zu einem kreisrunden Bild an. Ich verwendete alles, was mir die Natur an diesen Berghängen zur Verfügung stellte, um symbolisch die Schlüsselthemen der Heilung darzustellen, die sich vollzogen hatte. Ein großer weißer Stein bildete die Mitte. Er sollte nicht für die Kreuzigung, sondern für die Auferstehung Christi stehen. Die Gestaltung des Sandbilds war ein dynamischer Prozess, der meine innere Veränderung spiegelte. Sogar Mutter Natur trug ihren Teil dazu bei, indem sie mit Windstößen die Anordnung der Symbole veränderte, während ich über meine eigene Auferstehung nachdachte.

ALBERTO

Die schamanische Arbeit fordert uns auf, den Schritt ins Ungewisse zu wagen und Risiken einzugehen. Jean hatte den Mut dazu. In der letzten Sitzung erinnerte ich sie daran, dass sie sich vor allem darum bemühen sollte, das göttliche Kind, den zurückgeholten Seelenteil, zu fördern. Schließlich hat es die anspruchsvolle Aufgabe, das unbeschriebene Blatt mit seiner Geschichte zu füllen.

12

Verbündete in der geistigen Welt

Der Schamane hat Verbündete in der geistigen Welt, die ihn schützen und unterweisen. Das können auch die Geistwesen seines Klienten sein, die über dessen Bestimmung wachen. Aber es sind immer Verbündete da. In den ersten Jahren meiner Arbeit mit den Schamanen tat ich sie als kurioses Konstrukt einer primitiven Vorstellungskraft ab. Erst als mir die Augen geöffnet wurden und ich die gestaltlose Welt erkennen konnte, entdeckte ich die Welten der Engel, Krafttiere und leuchtenden Wesen, die uns umgeben und mit denen wir Freundschaft schließen können.

Zu ihren Aufgaben gehört es auch, dass sie uns dabei helfen, dem Ruf unserer Bestimmung zu folgen, der mitunter wie ein plötzliches Sommergewitter durch unsere Psyche fegt.

MARCELA

Wie ich gehört habe, ereilt der Ruf die Menschen zuweilen wie ein Blitz aus heiterem Himmel und ist von überwältigender, alles verzehrender Kraft. Er pulsiert durch ihr Blut, glühend vor Verlangen, verlangt gierig nach mehr und lässt sie müde und erschöpft, aber bereit für das Leben zurück. Das mag stimmen. Zu mir kam er langsam wie die Morgendämmerung. Am

Anfang war er leise, fast unhörbar, wurde dann allmählich lauter, dehnte sich aus, verdeckte die Berge und breitete sich über die Landschaft der Seele, während er einen neuen Tag gebar. Erst dann fiel mir auf, dass die Dunkelheit gewichen war. Aber unabhängig davon, wie diese Alchemie der Liebe zum Ausdruck kommt, ist hinterher nichts mehr, wie es einmal war.

Ich wurde in eine Welt hineingeboren, in der es an allem fehlte. Seit ich laufen konnte, kannte ich das Gefühl eines leeren Magens und eines leeren Herzens. Ich hatte nicht genug zu essen, ich sah nicht genug von meinem Vater, und meine Mutter versuchte, den Schmerz dieses Mangels zu lindern. Meine Welt war eine Wiege der Angst. Die Angst war nicht nur am kalten Herd zu spüren, sondern überall – inmitten der Schüsse, der explodierenden Bomben und der Nachrichten von Entführung und Folter. Es war die Zeit der Diktatur von General Pinochet, der meine Heimat Chile mit eiserner Faust regierte.

Ich war in eine Welt der Gewalt hineingeboren, aber ich war nicht darin gefangen. Schon damals brannte die Leidenschaft in mir. Ich studierte Journalismus an der Universität und war Jahrgangsbeste. Das Studium war meine Fahrkarte nach draußen. Ich wollte Kriegskorrespondentin werden, von der Front berichten und in meiner Vorstellung Kriegsschauplätze in geordnete Reportagen verwandeln. Stattdessen wurden die Vereinigten Staaten meine neue Heimat und – so hoffte ich – auch meine Chance.

ALBERTO

Ich muss alles, was ich unterrichte, in regelmäßigen Abständen überprüfen. Ich muss die Regeln brechen, damit sie irgendwann ganz verschwinden können. So ist das mit der schamanischen Arbeit – sie soll verschwinden, wir sollen sie transzendieren. Dieser Pfad findet seine höchste Erfüllung in der liebevollen Vereinigung mit dem Kosmos und der Erfahrung des Augenblicks, in dem sich ein Regentropfen im Ozean der Göttlichkeit verliert. Wie mein Mentor Don Antonio sagte: »Wir sind nicht nur hier, um Mais anzubauen, sondern um Götter zu erschaffen.«

Ich öffne den heiligen Raum, halte ihn aufrecht und lasse zu, dass sich das Wunder entfaltet. Es ist, als schlüge der Spirit alles in den Wind. Der Spirit spricht nicht; er *haucht*. Ich spüre den Jubel in der Luft, die Ausgelassenheit im Augenblick der Transzendenz.

Der heilige Raum ist kein Ort der Leere. Es ist vielmehr ein Ort, an dem alles von Energie und Potenzial durchdrungen ist. Wenn ein Schamane für einen anderen den heiligen Raum aufrechterhält, erfüllt er die mächtigste aller schamanischen Aufgaben. Wie ein Krieger muss er unerwünschte, schädliche Einflüsse abwehren und alle Beteiligten schützen. Seine Rolle ist die des Liebenden, der nicht fragt, was es ihn persönlich kostet. Er weiß, dass nur die Reise der Seele zählt. Und manchmal weist derjenige, den er heilen möchte, ihm den Weg.

MARCELA

Ich erzählte meiner Großmutter mütterlicherseits von dem Blitz, der mich getroffen hatte. Sie erkannte seine gezackte Spur sofort. Ich fragte: »Was soll ich tun, Umi?« Sie war deutscher Abstammung, hatte die Anfänge der Naziherrschaft erlebt und war von deren verzerrten Idealen geprägt. Sie sah den perfekten Arier: sehr groß, sehr blond, mit sehr blauen Augen, sehr gutaussehend und von perfekter Statur. »Aber ja, meine Liebe. Heirate ihn!« Genau das hatte ich hören wollen.

Ich heiratete ihn und lernte schnell, dass er nur äußerlich der perfekte Arier war. Wir waren beide sportlich und interessierten uns fürs Surfen, aber das sollte schon bald der Vergangenheit angehören. Da wir kein Geld hatten, lebten wir in einer einfachen Berghütte außerhalb von Park City im US-Bundesstaat Utah. Es gab weder fließend Wasser noch eine Toilette im Haus. Unser gemeinsames Leben schien mir, die ich Mangel gewohnt war, bald allzu vertraut. Der leere Magen und das leere Herz waren wie ein Echo aus meiner Vergangenheit. *Wie konnte mich dieser Mann, der mich doch angeblich so sehr liebte, so behandeln?* Ich lebte unter dem Regime meiner Kindheit, in dem Kontrolle und die Androhung von Gewalt die Regel waren. Die Fahrkarte nach Amerika entpuppte sich als Fahrkarte in einen Sumpf, der noch tiefer war als derjenige, dem ich entkommen war – aber jetzt war ich damit verheiratet. Ich sah in den Spiegel und fragte mich, wer mir da entgegenblickte. Ich strich mit der Hand über die blauen Flecken und starrte in die verquollenen Augen, als könne ich kaum glauben, was aus mir geworden war. Als ich schwanger wurde, wurde meine Abhängigkeit noch stärker, ich wurde noch verletzlicher.

Es gab kein Entrinnen. Im Winter war die Stadt nur auf Skiern oder mit Schneeschuhen zu erreichen, und mit jedem Monat wurde es beschwerlicher. Im Frühling brachte ich ein wunderschönes Baby zur Welt. Doch wie sollte ich den Jungen schützen? Ihn ernähren? Meine Milch würde nicht lange reichen … Mit dem zweiten Kind – ebenfalls ein Junge – wuchsen die Fragen, genau wie meine Verzweiflung.

Durch Zufall hatte ich in der Lokalzeitung gelesen, dass Dr. Alberto Villoldo in der Stadt unterrichtete. In einem Kurs, den ich besuchte, hatte ich von ihm gehört. Eine der Teilnehmerinnen hatte ihn als Schamanen bezeichnet, aber damals hatte ich mit dem Begriff nichts anfangen können. Da ich keine

Ahnung von diesen Dingen hatte, zog ich auch nicht in Betracht, dass hier Kräfte jenseits der alltäglichen Wirklichkeit am Werke waren.

ALBERTO

Ich lernte Marcela bei einem meiner Seelenrückholungsseminare kennen. Am dritten Tag kam sie zu mir und sagte, sie sei noch nicht bereit, den verlorenen Seelenteil zurückzuholen. Ich sah die Verzweiflung, Traurigkeit und Angst in ihrem Gesicht, aber ich sah auch ihre Stärke. Sie bat mich um Hilfe, und ich fragte, ob sie sich im Unterricht für eine Demonstration zur Verfügung stellen würde. Ich versicherte ihr, dass wir dabei keinen Seelenteil zurückholen, sondern ihre Bestimmung finden würden.

Marcela und ich saßen uns im Schneidersitz auf dem Boden gegenüber. Es war still im Raum. Ich lenkte ihren Atem und begann, rhythmisch die Rassel zu schütteln – eine ebenso hypnotische wie beruhigende Beschwörung des Spirits. Dabei sah ich Marcela tief und fest in die Augen. Schamanische Augen folgten ihrer Zeitlinie. Ich sah, woher sie kam und wohin sie ging, folgte ihrer Bestimmung. Ich konnte sie sehen, aber ich sagte nichts dazu. Ich näherte mich Marcela ein wenig, sog mit dem Atem auch den Spirit tief in mich ein und blies ihre Bestimmung in ihr Kronenchakra.

MARCELA

Als Alberto über meinen Kopf blies, veränderte sich etwas. Es war, als hätte ein Licht die Dunkelheit durchdrungen. Irgendetwas fiel von mir ab, und ich lächelte. Ich wurde von einer

Freude durchströmt, wie ich sie schon lange nicht mehr empfunden hatte. Mein Schicksal? Keine Ahnung. Ich konnte dazu nichts sagen, und auch Alberto sprach nicht weiter davon.

Später fragte er: »Machst du einen Spaziergang mit mir?« Wir wanderten weit in die Gebirgsausläufer hinein. Anfangs gingen wir schweigend nebeneinander her, später plauderten wir entspannt wie alte Freunde. Ich atmete tief wie ein Mensch, der lange ohne Sauerstoff hatte auskommen müssen, und sog den Duft der Kiefern, Espen und Wildblumen ein. Es war, als seien meine Sinne zurückgekehrt. Es schenkt so viel Kraft, wenn man die Stärke eines anderen sieht, wenn man ihm Raum und Unterstützung gewährt, wenn man die einfachen Worte spricht: »Du schaffst das. In Gnade und im Spirit, du schaffst das.« Irgendwie ermöglichte Alberto es mir, tief in meinem Inneren nach einer Kraft zu schürfen, die schon immer da gewesen war.

Er war da, er hörte zu. »Ich habe daran gedacht, mir das Leben zu nehmen«, gestand ich. »Ich habe nichts. Ich habe kein Geld. Und ich habe solche Angst um meine beiden Kinder. So viel Angst, Alberto …« Und immer weiter. Er antwortete. Wir wurden Freunde. Zum Abschied sagte er: »Steck deine Ziele hoch, Marcela. Du solltest mit nach Peru kommen!« Die Worte kreisten in meinem Kopf wie eine kaputte Schallplatte. *Peru.*

Ich hatte einen Vorgeschmack auf das bekommen, was möglich war. Schmerz, Leid und überwältigende Angst mussten nicht mein ganzes Leben bestimmen. Die Rückkehr nach Hause war auch eine Rückkehr in die Realität, aber jetzt sah ich mein Leben mit anderen Augen.

Ich war spät dran. »Wo warst du?«, wollte mein Mann wissen. Seine Stimme hatte den Klang, der für gewöhnlich Schläge ankündigte. Doch mein Körper fuhr nicht zusammen, wie er es gelernt hatte – und wie mein Mann es erwartete. Ich stand aufrecht, stark und schweigend da. Er ging mit erhobenen Fäusten auf mich los, bereit zuzuschlagen, aber ich wich nicht zurück. Dann brach er zusammen und sank auf die Knie. Tränen strömten über sein Gesicht.

Es war, als hätten Lichtstrahlen das Dunkel meines Daseins durchdrungen.

Aber das Gefühl war flüchtig. Nur wenige Wochen später war das Weiterleben wieder ein Kampf. Die Selbstmordgedanken kehrten zurück und waren nun noch heftiger und konkreter. *Wie leicht es doch wäre, von einer dieser Bergstraßen abzukommen! Ob ich die Kinder mitnehmen soll? Wie kann ich sie hierlassen?*

Ich wurde immer weiter in mein Inneres zurückgedrängt, bis ich dort eine innere Quelle fand, die zu mir sprach: *Richte deine ganze Energie auf deine Heilung. Danach kannst du entscheiden, ob du leben oder sterben willst.*

ALBERTO

In den Anden wird die Linie meiner schamanischen Ahnen lebendig und erneuert sich in mir. An uralten Kraftorten ist der Schleier zwischen den Welten dünn. Hier kann ich die Hand aus dem Fluss der Zeit herausstrecken und die Geister meiner Mentoren berühren, die mich in den Sitten und Gebräuchen der Schamanen unterwiesen haben. Ich höre sie sagen: *Das ist es, Alberto. Erinnerst du dich?*

Am Ende entschied sich Marcela doch dafür, mit nach Peru zu kommen. Sie überraschte sogar sich selbst mit ihrem Mut. Ihr Geist ist unbezwingbar. Das ist wohl der Grund, weshalb ich mich zu ihr hingezogen fühle. Sie erzählte mir, was sie in den letzten Monaten hatte durchmachen müssen. Voller Angst war sie zu Hause ausgezogen, hatte sich um Betreuung für ihre

Kinder gekümmert und das Geld aufgetrieben, um nach Peru zu kommen. Sie hatte alle Unwägbarkeiten überwunden. Sie glaubte, dass sie auf dem heiligen Boden der Anden Heilung erfahren wird.

Sie schilderte einen merkwürdigen Traum, der nach meiner Vermutung einen Schlüssel bergen könnte, mit dem sie die Tür öffnen könnte:

Die verschlungenen Wurzeln und knorrigen Bäume reichen bis an das wütende, aufgewühlte Meer heran. Die feuchte Luft und die ungewohnte Dunkelheit sind bedrohlich. Wo bin ich? Im Dunkel der Schatten erkenne ich sie – schön, temperamentvoll, voller Leben, nicht Tod. Sie lacht, ihr Gesicht ist voller Freude. Ich sehne mich nach ihr, aber sie weicht mir aus. »Es ist noch zu früh! Ich bin noch nicht bereit für dich!« Sie reitet auf den Wellen davon, und ihre dunkle Mähne weht im Wind. Ich strecke die Hand aus, um sie zu berühren, als sie in den tosenden Sturm entschwindet. Nein, das bin ich nicht, erkläre ich den vier Hebammen, die mir helfen, dieses … nein, nicht dieses Kind der Schönheit, sondern etwas anderes zu gebären. Was bringe ich da zur Welt? Sie lächeln mich an und sagen: »Wir müssen zuerst das tote Baby loswerden, das du in dir trägst …«

Nach der Rückkehr aus Peru hatten wir keinen Kontakt mehr. Ein Jahr verging, bis ich wieder von ihr hörte. Sie rief an, um eine Einzelsitzung zu vereinbaren. Ich erklärte ihr, dass ich nichtlokal arbeiten müsse, da ich in Kalifornien unterrichtete. »Er hat mich dazu gebracht, zu ihm zurückzukehren«, sagte sie leise. »Er tut mir wieder weh.«

Er tut mir weh. Ich zuckte zusammen.

In Peru hatte ich die Umarmung von Pachamama, von Mutter Erde gespürt. Die Verbindung zu ihr und zu *mir selbst* war so stark wie nie gewesen. Bei den Problemen, die mich belasteten, ging es um Männer und Misshandlung – angefangen bei meinem Vater. Meine Mutter hatte sich in jenen schrecklichen Tagen mit Alkohol getröstet.

Nun, ein Jahr später, fühlte ich mich stark und war bereit für Entscheidungen, die mein Leben verändern würden. Bereit zu handeln. Heute hatte ich eine telefonische Sitzung mit Alberto. Es hatte den ganzen Morgen geregnet. Donnerschläge waren von den Bergen widergehallt, Blitze hatten den dunklen Himmel über Park City durchzuckt. Aber am späten Nachmittag brach die Sonne durch, der Regen ließ nach, und es nieselte nur noch leicht. Ich fuhr die schmale Bergstraße hinauf, um Albertos Anweisung nachzukommen: »Such dir ein ruhiges Plätzchen für unsere Sitzung, wo die Natur zu dir sprechen kann.« Hier in den Bergen war das nicht schwer.

Ich stellte den Wagen ab, und als das Handy klingelte, trat ein riesengroßer Elch vor mir auf die Straße. Aufgeregt sagte ich zu Alberto: »Da ist ein Elch!« Ich stieg aus, ging zu ihm und sah ihm in die Augen. Ich hatte keine Angst, und ich verstand die Bedeutung von Kraft. *Kraft!* Ich würde genügend Kraft für alles haben, was von mir verlangt werden würde. Die Sitzung hatte begonnen.

Die Sonne schien auf den sanften Regen und zauberte erst einen, dann einen zweiten Regenbogen in den Himmel: Zwei Regenbögen erschienen über dem Tal und verschlugen mir den Atem. Ich erzählte Alberto davon, und er sagte: »Der Regenbogen symbolisiert die Brücke, die du überschreiten musst, um der Aufforderung deiner Seele nachzukommen. Weißt du, was sie von dir verlangt, Marcela?«

Es war meine erste offizielle Sitzung mit Alberto. Ich war nervös und fühlte mich von seiner Frage unter Druck gesetzt. Mein Blick ruhte auf den beiden Regenbogen, die in der untergehenden Sonne verblassten. Ich wusste es. Die Antwort stieg aus einer unergründlichen Tiefe in mir auf, aber ich wagte nicht zu sprechen und schwieg.

»Ich taste gerade deinen Leuchtenden Körper ab. Ich sehe zwei toxische Bänder. Das eine verbindet dich mit deinem Vater und setzt im Bereich deiner Nieren an. Ich schneide es jetzt durch. Das andere steckt in deinem Solarplexus und bindet dich an deine Mutter. *So*. Ich habe es jetzt ebenfalls durchgeschnitten.«

Einen Augenblick war alles still, während ich die Vorstellung verdaute, dass er diese Nabelschnüre durchtrennt hatte – was längst überfällig war. Eine gewaltige Last fiel von mir ab.

Die Natur hielt ein weiteres Geschenk für mich bereit: Schafe, wo ich noch nie zuvor welche gesehen hatte. Hunderte von Schafen! Sie grasten im Tal links von der Straße. Ich verstand die Botschaft sofort: *Es gibt keinen Mangel!* Mehr als das Minimum hatte ich nie gehabt, und es war nie genug dagewesen.

»Ich sehe Schafe!«, sagte ich überrascht.

Alberto sprach nur ein Wort: »Fülle.« Dann machte er sich auf, um mir ein Krafttier – einen Wolf – zu besorgen und es in mein Herzchakra zu blasen. »Der Wolf herrscht über die Schafe. Du musst kein Opfer mehr sein, Marcela.«

Mit einem Mal war mir sonnenklar, was ich zu tun hatte. Ich konnte auf die Kraft und die List des Wolfes zählen. Die Natur hatte sie mir zum Geschenk gemacht. Ich hätte mir keine schönere und kraftvollere Botschaft vom Spirit wünschen können. Aber ich konnte nicht umhin, mich zu fragen: *Sind alle Sitzungen mit dem Schamanen so? Wo findet er den Elch, die Schafe und die Regenbogen?*

Mutter Natur greift mit dem Wechsel der Jahreszeiten, dem Wechsel der Stimmungen in den Fluss des Lebens ein. Jetzt war Winter.

Dieses Lachen – konnte es tatsächlich mein eigenes sein? War es nach so langer Zeit zu mir zurückgekehrt? Ich wünsche mir, dass es echt ist. Ich bohre die Stiefel in den frischen, weichen Schnee und schaue lachend zu Alberto auf. Er hält sich für den Wolf! Er beäugt die weiße Landschaft und bewegt sich vorsichtig vorwärts, um dann zu erstarren. Er fletscht die Zähne, wirft den Kopf in den Nacken und heult. Ich lasse mich lachend in den Schnee fallen und genieße die Freude dieses Augenblicks. Lobos!

ALBERTO

Ich sitze im Flugzeug nach Irland, wo es mit der Light Body School allmählich aufwärtsgeht. Ich mache den Himmel zu meinem Büro, greife zum Laptop und blende meine Umgebung aus. Bei der Durchsicht meiner persönlichen E-Mails entdecke ich eine Nachricht von Marcela.

> *Lieber Alberto,*
> *unsere Sitzung in den Bergen ist noch immer in mir lebendig. Ich habe meinen Mann verlassen – endgültig. Am Ende war es halb so schlimm. Wie du weißt, war die Entscheidung schon gefallen. Ich habe einfach unsere Sachen gepackt, habe die Kinder genommen und bin gegangen. Wenn wir uns sehen, werde ich dir den Abend in allen Einzelheiten schildern. Es war nicht schön. Aber du sollst wissen, Alberto, dass ich stark war. Wie kann ich dir nur danken …*

Ich sah hinaus auf die Wolkenlandschaft, die wie eine weiße Decke über der Welt lag, von der auch ich ein Teil bin. Der Spagat zwischen der sichtbaren und der unsichtbaren Welt ist nicht leicht. Der Schamane mag sich mit den Adlern in die Lüfte schwingen, aber das ist nur das, was ich *tue*. Ich bin aus Fleisch und Blut, stehe auf tönernen Füßen und habe die gleichen Sehnsüchte wie jeder andere Mann. Es ist ein sensibles Gleichgewicht, und ich kann es nur wahren, wenn ich auf die Stimme des Spirits höre und mich untadelig verhalte. Man sollte auch das menschliche Herz nicht unterschätzen. Als sich das Flugzeug im Landeanflug befand und das grüne Schachbrett Irlands zu sehen war, hatte ich Marcelas Nachricht beantwortet und ihr mitgeteilt, wann ich wieder in Park City sein würde.

MARCELA

Das Tagebuchschreiben hilft mir, Kontakt zu mir und meinen tiefen inneren Gedanken und Gefühlen herzustellen. Eines Tages werde ich vielleicht ein Buch über meine Reise schreiben. Ich greife oft zu meinem Notizbuch und lese alte Einträge. Jetzt schlage ich es aufs Geratewohl auf. Der Eintrag liegt auf den Tag genau zwei Jahre zurück. Kann das Zufall sein? Der Traum, den ich damals aufgeschrieben habe, spukt noch immer in meinem Kopf herum. Ich lese die Aufzeichnungen noch einmal durch und erinnere mich an die knorrigen Bäume, die Geburt und die vier Hebammen.

Damals hatte ich nicht erkannt, dass ich mich in der Unterwelt befand. Dass ich zu einer Seelenrückholung im Bauch von Mutter Erde aufgefordert wurde. Aber wie hätte ich die jugendliche Seele zurückholen können? Mit den Jahren ist meine Sehnsucht nach diesem unschuldigen Selbst größer geworden.

Inzwischen habe ich das dringende Bedürfnis, diesen herrlich lebendigen Teil von mir zurückzuholen.

ALBERTO

Ich spürte, dass der Winter kommt – die Jahreszeit, die hier in den Bergen knietiefen Schnee und beißende Kälte bringt. Ich freute mich schon aufs Skilaufen. Es ist für mich mehr als nur ein Sport. Beim Skilaufen kann ich mich selbst vergessen. Ich werde eins mit den Elementen dieser kalten, weißen Welt. Beim Skilaufen vergesse ich auch den Rest der Welt. Mein Kopf wird frei, und ich denke nur noch an den Nervenkitzel der Fahrt. Im Augenblick lenkte mich die Vorfreude von meiner Arbeit ab: Feuer machen. Ich kniete vor dem Kamin und wählte das Holz aus dem überquellenden Korb mit Bedacht. Mit Feuer gehe ich niemals achtlos um, als hätte es nur einen praktischen Nutzen, als wäre es lediglich eine Wärmequelle. Das Feuer ist ein lebendiges Symbol für Wiedergeburt und neues Leben durch den Tod. Alle schamanischen Traditionen nutzen es in ihren Zeremonien. Ich begann mit symmetrisch gekreuzten Kienspänen und fügte dann die Holzscheite hinzu, die uns ihr Licht und ihre Wärme spenden. Ich riss ein Streichholz an, hielt es an meine Konstruktion und sah zu, wie die Späne Feuer fingen. Mit den aufspringenden Flammen wurde zischend und knackend auch die Stimme des Feuers laut.

Während ich arbeitete, saß Marcela auf dem Sofa hinter mir und erzählte, wo sie in den Bergen schon überall beim Snowboarden war. Sie spricht fließend Englisch, aber wir genießen es, uns in unserer spanischen Muttersprache zu unterhalten. An diesem Abend wurde unser Gespräch immer wieder von Gelächter unterbrochen – einer Sprache, die auf der ganzen Welt verstanden wird. Ich hörte nur mit halbem Ohr zu, da ich mich auf das Feuer konzentrierte, aber ich war mir ihrer Gegenwart deutlich bewusst. *Ist das tatsächlich die gleiche Frau, die bei diesem Seminar vor ein paar Jahren zu mir kam?* Das blasse, ausgemergelte Gesicht war wie verwandelt. Ihre Augen leuchteten, und ihre Stimme war fest. Ich sah eine wunderschöne Frau. Wenn sich innerlich etwas verändert, blüht die Seele auf. Das lässt sich nicht verbergen.

»Es war, als ob ich auf einem völlig fremden Planeten gelandet wäre, Alberto! Es war alles ganz anders als zu Hause in Chile. Ich konnte die Straße entlanggehen, ohne Angst haben zu müssen – das war einfach unglaublich!«, erzählte sie und schüttelte bei der Erinnerung an ihre Ankunft in den Vereinigten Staaten den Kopf. Wir sprachen über unwichtige Dinge – über das, was uns gerade in den Sinn kam. Ich behielt das Feuer im Auge und stand ab und zu auf, um nachzulegen.

Plötzlich platzte das Läuten der Türglocke in die behagliche, friedliche Atmosphäre dieses Abends. »Wir machen einfach nicht auf«, sagte ich. Ich wollte nicht gestört werden. Aber wir standen trotzdem auf, gingen zum Fenster und hoben den Vorhang ein Stück, um zu sehen, wer vor der Tür stand. Marcela stockte der Atem. »Das ist mein Ex! Das ist Don!« Sie erschauerte, ließ den Vorhang fallen und trat vom Fenster zurück. Ich konnte zusehen, wie eine schwarze Wolke sie wie ein Leichentuch umhüllte.

MARCELA

Pechschwarze Angst umfing mich und presste das Leben aus mir heraus. Sie kam aus meiner Vergangenheit, durchdrang meine Gegenwart und verzehrte mich. Ich erlebte meine ganz persönliche Hölle. Vor der Tür stand weniger mein Ex-Mann als vielmehr die Verkörperung aller Kräfte in meinem Leben, die an meiner Seele genagt hatten. Ich wurde wieder zu dem Kind, das in Angst geboren, zu dem jungen Mädchen, das von der Angst gefesselt, zu der Frau, die von der Angst zerstört worden war. Wie die Flammen im Kamin verströmte ich die Hitze der Angst. Ich war verloren darin, war allein darin, starb darin. Ich sank zu Boden, und mein Leid brach schluchzend aus mir heraus. Verzweifelt flehte das Kind in mir – *Helft mir!* Flehte die schöne junge Frau in mir – *Helft mir!* Flehte die von blauen Flecken übersäte Frau – *So helft mir doch, bitte!*

Ich spürte eine leichte Hand auf meiner Schulter und hörte eine leise Stimme. *Lass dich nicht so von der Dunkelheit verschlingen.* Die Stimme wurde lauter. *Dies ist der Zeitpunkt, dich selbst zu heilen, Marcela!*

»*Otorongo!*« Ein Ruf hallt durch die Dunkelheit. *Jaguar!* Alberto ruft, und ich kann das geschmeidige archetypische Tier an meiner Seite spüren. Die Augen des Jaguars glühen, und er verkündet: *Ich werde dich den Weg des leuchtenden Kriegers lehren. Du hast ein Recht auf dein Licht, und ich will es leuchten sehen – jetzt!*

Ich sehe, wie sich das Licht langsam um mich herum ausbreitet. Es dringt in alle Ecken des Raumes, vertreibt alle Schatten, in denen ich meine Ängste erkenne. Langsam lösen sie sich auf – all die Ängste, die mich ein Leben lang begleitet und sich zu einer dunklen Masse verdichtet haben. Auch mein Exmann gehört dazu, und auch er verschwindet. Ich richte mich auf und setze mich an den Kamin, die Arme fest um meinen zitternden Körper geschlungen. Das Feuer lodert, aber seine Wärme spüre ich nicht.

Das Feuer fesselt meinen Blick. Ich sehe Gestalten durch den Kamin herabsteigen, Frauen, Großmütter aus der geistigen Welt, und sie sind zu viert. *Wir sind wieder da*, erklingt es wie aus einem Munde. *Wieder da?* Ich erkenne die vier Hebammen aus meinem Traum. Aber jetzt befinde ich mich jenseits meiner

Träume. *Wir sind gekommen, um das tote Kind zur Welt zu bringen. Erinnerst du dich?* Ja, ich erinnere mich. *Das tote Kind ist deine Angst, Marcela. Wir müssen sie entfernen.* Sie legen die Hände auf meinen Bauch, und gemeinsam bekommen wir die feste, leblose Masse zu fassen. Ich beginne wie bei der Geburt zu pressen, und mein Atem geht schwer. Am Ende ziehen die Hebammen die Masse zwischen meinen Beinen hervor, halten sie hoch und übergeben sie dem Feuer – ein heiliges Opfer, damit ich geheilt werden möge.

Jetzt kann ich die Wärme des Feuers spüren. Sie durchströmt mich wie flüssige Freude, und ich lächle. Die Großmütter lächeln ebenfalls. Sie lassen mir folgende Nachricht zukommen: *Wir sind hier, weil du den Mut hattest, dich von dem Leiden zu befreien, das Frauen seit Generationen in ihrem Schoß tragen.*

Nun kann gefeiert werden. Mein Geist gesellt sich zu den Geistern der Hebammen, der Großmütter, der Frauen, die von dem Ort jenseits der Zeit kamen. Wir tanzen und tanzen, drehen uns im Kreis und wirbeln durch den Raum, der aufgehört hat zu existieren.

ALBERTO

Marcela befand sich in einem veränderten Bewusstseinszustand, einer visionären Trance, aus der ich sie nicht zurückholen konnte. Ich hatte genügend Zeit mit Schamanen in solchen Bewusstseinszuständen verbracht, um zu wissen, dass ich diese mystische Erfahrung nicht stören durfte. Ich würde einfach einen heiligen Raum zu ihrer Unterstützung aufrechthalten, bis alles vorüber war.

Der Spirit hatte auch Dons Besuch inszeniert, der schon wieder davongefahren war, als ich die Haustür erreichte.

Die Geister hatten Marcela mitgeteilt, dass es mit der körperlichen Heilung allein nicht getan war. *Da ist noch deine Bestimmung, Marcela. Erinnere dich!* Ihre Bestimmung war es, andere Frauen bei der Heilung zu unterstützen und ihnen zu helfen, ihre Weisheit wiederzufinden. Ich hatte diese Vision empfangen, genau wie sie selbst, als sie mich vor Jahren bei der Demonstration in diesem Seminar unterstützte.

Ich sah die Sonne über den Bergen vor meinem Fenster aufgehen. Wir hatten eine lange Nacht in der Zeitlosigkeit verbracht. Ich ließ die Arme fallen und sank erschöpft aufs Sofa. Marcela brauchte meinen Schutz nicht mehr; sie verharrte reglos in einem Zustand der Glückseligkeit. Ich hatte den heiligen Raum aufrechterhalten. Ich war Zeuge einer heiligen Zeremonie geworden. Aber die Arbeit hatte sie ganz allein gemacht.

MARCELA

Es gab kein Zurück. Es war, als seien alle Fesseln gesprengt worden, die mich an meine Geschichte banden: an meine Wurzeln, mein Land, meine Familie, meine Ehe, mein Zuhause, ja sogar an meine Kinder. Die Kraft des Wolfes war mit mir, als ich in die Zukunft blickte und sie Augenblick für Augenblick durchlebte. Es gab viele Fäden, die ich ordnen und verknüpfen musste. Welche würde ich an mein Herz drücken und zu meinem neuen Leben verweben? Das blieb abzuwarten. Nur eines war klar: Dass meine Kinder ein Teil davon sein würden. Aber ich würde um sie kämpfen müssen. Mein Mann hatte sie nach Hawaii mitgenommen, und ich musste dafür sorgen, dass ich sie zurückbekam.

Meine Aufgabe war in gewisser Weise mythisch: die Indianerin gegen den Arier, die Besiegte gegen den Eroberer. Wir stritten vor Gericht um das Sorgerecht, und am Ende bekam ich meine Kinder zurück.

Ich griff zum Telefon und wählte die inzwischen vertraute Nummer: »Alberto, ich kehre nach Chile zurück – und meine Kinder nehme ich mit.«

ALBERTO

Es war ein großes Geschenk, die Verwandlung einer Frau miterleben zu dürfen, die im Netz der Angst gefangen gewesen war und den Mut fand, sich daraus zu befreien – um jeden Preis. Marcelas Anruf zeigte mir, dass sie ihrer Bestimmung folgte. Auch ich muss meiner Bestimmung treu bleiben. Manchmal verschmelzen die Bestimmungen zweier Menschen, und ich glaube, dass dies gerade geschieht. Man kann es nicht berechnen, planen oder beeinflussen. Man kann nur darauf reagieren. *Ja, wir schaffen das, in Gnade und im Spirit.*

13

Die Geschichte des Schamanen

Der symbolische Tod und die Initiation gehören zu allen schamanischen Traditionen und sind wesentlicher Bestandteil des Heilungsprozesses. Jede Veränderung ist wie ein kleiner Tod des Menschen, der wir vorher waren. Große Veränderungen – wenn ein Kapitel endet und ein neues beginnt – sind durch einen umfassenden symbolischen Tod all dessen gekennzeichnet, was wir einmal waren.

Wenn wir die Prüfungen nicht bestehen, geraten wir ins Reich der lebenden Toten, ohne Sinn, ohne Ziel und in der Seele krank. Schließen wir die Initiation ab, bringt der Tod Wiedergeburt und Erneuerung. Aber wir brauchen jemanden, der uns führt – einen Schamanen. Allein ist es nur schwer zu schaffen. Mir erschien der Schamane in Gestalt meiner Frau.

»Sie müssten eigentlich tot sein«, sagte der Arzt.

Es geht doch nichts über eine schlechte Diagnose, um einen Menschen aus der Alltagstrance zu rütteln. Wie die meisten anderen war ich nicht im Geringsten darauf vorbereitet.

»Das ist ja ermutigend«, murmelte ich ins Telefon und fragte: »Und wie lautet die gute Nachricht?«

»Es gibt keine«, erwiderte er ausdruckslos. Der Mann war eine der Koryphäen auf seinem Gebiet, aber nicht gerade für den sensiblen Umgang mit seinen Patienten bekannt.

Zu diesem Zeitpunkt war ich mit meinen Freunden Gregg Braden und Don Miguel Ruiz in Mexiko und einer der Hauptredner auf einer internationalen Konferenz. Ich konnte keine hundert Meter gehen, ohne von Erschöpfung überwältigt zu werden. Freunde meinten, das läge daran, dass ich zu viel unterwegs sei, aber ich wusste, dass etwas nicht stimmte. In der Woche vor der Abreise nach Mexiko hatte ich mich bei den besten Ärzten von Kopf bis Fuß durchchecken lassen.

Im Laufe meiner Karriere als medizinischer Anthropologe hatte ich die Nebelwälder Mexikos durchwandert und den Amazonasregenwald durchquert. Ich war durch indonesische Dschungel marschiert und hatte an Stätten archäologischer Ausgrabungen der Maya und Inka mein Lager aufgeschlagen. Ich hatte mit befreundeten Archäologen präkolumbische Gräber geöffnet und die Luft und die Pollen geatmet, die seit zweitausend Jahren darin eingeschlossen waren. – An allen meinen Reisezielen hatte ich Parasiten, Bakterien und Viren aufgeschnappt, darunter fünf verschiedene Hepatitis-Viren. Mein Herz und meine Leber standen kurz vor dem Kollaps, da sich in diesen Organen, die so gut mit Blut versorgt sind, Viren und Würmer eingenistet hatten. Parasiten hatten mein Gehirn befallen. Ich war verzweifelt. *Ihr Gehirn ist betroffen, Dr. Villoldo.* Was für eine Ironie, dass sich mein jüngstes Buch, das ich mit Dr. David Perlmutter geschrieben hatte, ausgerechnet mit diesem Organ befasste! Ich bekam den Rat, mich in den Vereinigten Staaten in medizinische Behandlung zu begeben. Die Ärzte sagten, ich könne mich auf eine Warteliste für eine Lebertransplantation setzen lassen. Aber wie sollte ich an ein gutes Gehirn kommen?

Ich hatte geglaubt, auf dem Weg zurück nach Eden zu sein. Ich befand mich auf dem Höhepunkt meiner Karriere. In einem Dutzend Länder waren meine Bücher Bestseller und besuchten Schüler die von mir gegründete Light Body School.

Nun wurde ich jäh gebremst. *Wann genau*, so fragte ich mich, *bin ich vom Weg nach Eden abgekommen?* Der Spirit hatte mich am Wickel und bot mir eine zweite Chance, aber ich musste bereit sein, das Angebot der Heilung anzunehmen und den Preis dafür zu zahlen.

Erzähle ich das nicht auch meinen Patienten?

Es war nicht leicht gewesen, ein Schamane zu werden. Der peruanische Dschungel barg viele Gefahren. Die Ecken des Urwalds, in denen Schamanen lebten, die keinen oder fast keinen Kontakt zu westlichen Menschen hatten (für Anthropologen die süßeste Frucht), befanden sich in abgelegenen Regionen, wo Malaria, Gelbfieber und andere Infektionskrankheiten grassierten. Auch ich war davon nicht verschont geblieben. Meine Entscheidungen hatten ihren Preis, aber ich zahlte ihn gern. Eine Mischung aus Ehrgeiz, jugendlicher Torheit und dem Wunsch, von Meistern zu lernen, die von der Zivilisation so gut wie unberührt waren, führte mich an Orte, die jeder andere bei klarem Verstand gemieden hätte.

Mein Körper war eine Landkarte der Urwälder, die ich bereist und in denen ich tödliche Parasiten, Viren und Bakterien aufgeschnappt hatte, die allesamt in mir heimisch geworden waren. Mit der Hepatitis und dem Versagen meines Herzens käme ich klar – aber mit dem Versagen meines Gehirns? Viele Anthropologen, die ich gekannt hatte, waren bereits an ähnlichen Infektionen gestorben. Wir alle akzeptierten stillschweigend, dass ein langes Leben nicht zum Berufsbild gehörte. Schließlich ist der Dschungel ein lebendiges Biolabor, und wer genügend Zeit darin verbringt, wird Teil des Experiments.

Meine Frau Marcela, die mich nach Mexiko begleitet hatte, flog nach der Konferenz ins Amazonasgebiet, um eine Expedition zu leiten. Ich sollte nach Miami fliegen, mich in eine erstklassige Klinik begeben und auf eine Lebertransplantation warten. Meine Familie hatte mir ein Erster-Klasse-Ticket geschickt. Schließlich ließen alle Untersuchungsergebnisse darauf schließen, dass ich starb.

»Zum Teufel mit Miami!«, dachte ich. Ich war entschlossen, meine Gesundheit und meine Zukunft durch die Rückkehr ins Paradies, in den unberührten Garten Eden des Amazonas zu finden. Unsere Expedition führte nicht in den Regenwald meiner Jugend, in die Slums entlang eines von den Abfällen des weißen Mannes verseuchten Flusses, sondern zu einer ursprünglichen Lodge mit sauberem Wasser und gesundem Essen. Dort waren auch die Heiler, die ich seit Jahrzehnten kannte und mit denen ich arbeitete.

Die Schamanen hießen mich liebevoll willkommen. Sie gemahnten mich an das, was auch ich zu meinen Patienten sage: »Du bist nicht deine Diagnose. Du bist weder das Ergebnis deiner Magnetresonanztomographie noch deiner Biopsie. Du bist eine lebendige Manifestation des Spirits. Du bist ein lebendiges Wunder.«

Ja, dachte ich, *es würde wahrlich ein Wunder brauchen.*

Ich war zu schwach, um an der Zeremonie mit den Schamanen teilzunehmen, aber als meine Frau Marcela am Ende der Nacht in unsere Hütte am Flussufer zurückkehrte, flüsterte sie mir ins Ohr: »Mutter Erde schenkt dir eine neue Leber und ein neues Leben. Sie hat es mir selbst gesagt.«

An jenem Tag schrieb ich in mein Tagebuch:

> *Am Morgen erschien mir eine Lichtgestalt. Ich sah sie aus dem Fluss steigen, als wäre es ein Traum, ein weibliches Geist-Wesen. Sie berührte mich an der Brust und sagte, ich sei ein Kind der Pachamama und werde noch viele Jahre leben. Sie werde nach mir sehen, meine Arbeit auf der Erde sei noch nicht getan.*

Ich nahm mir vor, mich symbolisch dem Tod zu stellen, ihm ins Auge zu sehen, die Reise anzutreten, auf der ich so viele andere Menschen geführt hatte. Der Spiegel in meiner Hütte war mir eine große Hilfe dabei. *Jedes Mal, wenn ich das bleiche, eingefallene Gesicht sehe, starrt mich der Tod aus dem Spiegel an, und ich habe nur noch Angst.* Ich wusste, um mich aufs Leben vorzubereiten, musste ich mich auf den Tod vorbereiten. Und ich war nicht bereit. Es gab in meinem Leben noch zu viel zu erledigen. Es gab zu viele Menschen, zu denen ich noch »Ich liebe dich« und »Ich vergebe dir« sagen musste. Ich hatte angenommen, dass ich den Rest meines Lebens dafür haben würde, und nun lief mir die Zeit davon.

Wie sich herausstellte, war die Klärung der Vergangenheit der einfache Teil der Aufgabe. Wenn die Zeit begrenzt ist, gehen die Worte »Bitte verzeih« und »Ich verzeihe dir« leicht über die Lippen. Nun musste ich lernen, über den Tod hinaus zu reisen. Was würde ich mit meinem Verstand anfangen, wenn ich gestorben war?

In Zeremonien mit Ayahuasca, einem Gebräu aus einer Lianenart, der »heiligen Ranke« des Amazonas, hatte ich schon oft die Gefilde jenseits dieser Welt betreten. Doch auf diesen Reisen war ich immer ein Besucher und nur auf Besichtigungstour gewesen. Es war nie um meinen eigenen Tod gegangen.

Vom Amazonas flogen Marcela und ich nach Hause nach Chile und begaben uns in das Zentrum für Energiemedizin unweit des Aconcagua, des höchsten Bergs des amerikanischen Doppelkontinents. In meinen täglichen Meditationen bat ich die schamanischen Ahnen, mit denen ich arbeitete, mir den Weg über die »Regenbogenbrücke« in die Welt des Spirits zu weisen. Sie erschienen mir in meinen Träumen, und eine Frau, so alt und verwittert wie die Hügel, sprach: »Nicht jetzt, dein Körper ist schwach …« Worauf ich erwiderte: »Aber mein Geist ist stark ... und mir bleibt vielleicht nicht mehr viel Zeit.«

Ich begann Medikamente einzunehmen, um die Parasiten, die mein Gehirn vergifteten, zu töten. *Ich wurde wahnsinnig.* Selbstverständlich kannte ich mich mit Toxinen im Gehirn aus – ich hatte ein Buch über das Thema geschrieben. Aber darüber zu schreiben war etwas völlig anderes, als es selbst zu erleben. Meine Entgiftungssysteme waren überlastet, und ich konnte zusehen, wie ich den Verstand verlor. Die Ärzte verschrieben starke angstlösende Medikamente. Ich nahm sie nicht, sondern ich meditierte ... Nur Marcela und die Atemübungen verhinderten meinen Absturz.

In vielen schlaflosen Nächten wanderte ich durch den Wald, und die Geister des Landes zeigten mir, auf welche Weise die sichtbare und die unsichtbare Welt überlappten und wie dünn der trennende Schleier eigentlich war. Sie flüsterten: *Sie sind ein und dasselbe.* Sie zeigten mir, dass es die Aufgabe des Schamanen ist, Chaos in Kosmos, also das ursprüngliche Chaos der Schöpfung in Schönheit zu verwandeln; Welten zu erschaffen, in denen Leben gedeihen kann; und dass es wilde Flüsse und grüne Berge gibt, weil die Hüter der Weisheit unsere Welt vor langer Zeit ins Dasein geträumt haben. Und dass ich das Chaos in meinem Körper und in meinem Gehirn in Gesundheit verwandeln musste.

Ich hatte große Angst, diese Gaben anzunehmen. *Aber hatte ich nicht darum gebeten?*

So viele meiner Patienten waren friedlich gestorben. Warum machte ich ein solches Theater? Mit den einsamen Nächten im Wald begann meine Initiation. Furcht und Ehrfurcht kämpften in mir um die Oberhand. Ich warf einen flüchtigen Blick auf die leuchtenden Welten, in denen wir nach dem Tod und zwischen den Geburten weilen. Ich sah die *bardos* oder Zwischenzustände – die Albtraumwelten, in denen Seelen gefangen sind, die nicht bewusst sterben. Ich erkannte, in welchem Bardo ich mich befand, weder lebendig noch tot. Nach und nach wurde ich von allem befreit, was mich an diesen wunderschönen blau-grünen Planeten band. Friede kam über mich und beruhigte meine aufgewühlte Seele.

Eines Tages klingelte das Telefon. Es war jemand aus der Organisation von João de Deus, dem berühmten brasilianischen Geistheiler. Genauer gesagt war es der Leiter der Organisation, ein Freund und ehemaliger Schüler, der erfahren hatte, dass es mir nicht gut ging. Wie konnte er das wissen? Nur die Menschen in meinem innersten Kreis wussten von meiner Krise. Diego bot an, sich stellvertretend für mich einer spirituellen Operation bei João de Deus zu unterziehen. Ich müsste lediglich an einem bestimmten Abend eine Kerze neben dem Bett anzünden, dann würden sie einen spirituellen Eingriff bei mir vornehmen.

Ich hatte die brasilianischen Geistheiler studiert. Ich hatte sogar Bücher über sie geschrieben und wusste, welche Wunder sie wirken konnten, wenn ein Mensch empfänglich war. Am vereinbarten Abend ging ich früh zu Bett und fiel in einen traumlosen, aber bewussten Schlaf. Ich spürte, wie die Wesenheiten, mit denen João de Deus arbeitet, meine Leber von dicken, verschlungenen Tauen befreiten – von den Gewebeknoten, welche die Ärzte entdeckt hatten. Der Eingriff dauerte die ganze Nacht, und als er bei Tagesanbruch beendet war, war ich sowohl erschöpft als auch euphorisch. Ich verbrachte den ganzen nächsten Tag im Bett und konnte mich nicht bewegen.

Ein paar Wochen später kehrte ich in die Vereinigten Staaten zurück und unterzog mich erneut einer medizinischen Untersuchung. Die verschlungenen Taue und das verhärtete Gewebe, Anzeichen einer fortgeschrittenen Fibrose, waren verschwunden ... In mir wuchs die neue Leber, die mir im Amazonas geschenkt worden war.

Aber nun ging es mit meinem Verstand bergab. Mein Gehirn war voll mit giftigen Medikamenten und toten Parasiten. Ich wusste, wie schwierig es war, etwas durch die Blut-Hirn-Schranke zu schleusen. Die Natur hat diese außergewöhnliche Sperre eingerichtet, damit keine unerwünschten Moleküle ins Gehirn gelangen können. Aber ich wusste auch, dass mein Freund Dr. David Perlmutter mir helfen konnte. Mit ihm hatte ich mein neuestes Buch geschrieben: *Das erleuchtete Gehirn: Mit Schamanismus und Neurowissenschaft das Geheimnis gesunder Zellen entdecken.*

David und ich hatten uns ein paar Jahre zuvor auf einer meiner Amazonasexpeditionen kennengelernt und waren beide fasziniert von dem Gehirn. Wir glaubten, dass unsere neuronalen Schaltkreise die Voraussetzungen für das in sich bargen, was in den alten Traditionen Erleuchtung genannt wurde. Wir erkannten, dass das Gehirn zwar nicht der Sitz des Bewusstseins war, wie einige Neurowissenschaftler annahmen, dass aber dennoch ein gesundes und optimiertes Gehirn die Grundlage dafür war, jene Zustände höheren Bewusstseins zu erlangen, in denen man psychosomatische Gesundheit erschaffen und letztlich den Spirit in seiner Unermesslichkeit erfahren kann. Das Gehirn war eine Begleiterscheinung des Bewusstseins und nicht umgekehrt.

»Du hattest eine akute Störung der Mitochondrien, einen Zusammenbruch der Kraftwerke in deinen Nerven- und Leberzellen«, erklärte David. Wir machten uns daran, mein Gehirn wiederaufzubauen. Mit Hilfe der nährstoffreichen Nahrungsmittel und der speziellen Nervennahrung, über die ich in meinem Buch *One Spirit Medizin* geschrieben habe, kurbelten wir die Produktion neuronaler Stammzellen an. Und allmählich kam ich wieder zu Sinnen. Die nächtliche Angst verflog und wich einem inneren Frieden. Meine Furcht vor dem Tod und davor, diese irdische Identität zurücklassen zu müssen, lichtete sich langsam wie schwerer Nebel über einem Hafen.

In den nächsten Monaten nahm Marcela unzählige Illuminationen bei mir vor. Sie war während des gesamten Prozesses immer an meiner Seite.

Immer wieder fragte sie: »Was musst du lernen, um zu heilen?«

Ich dachte: *Pfeif auf die Lernerei! Ich will einfach nur gesund werden* – und manchmal sagte ich es auch laut. Dabei stellte ich meinen Patienten die gleiche Frage! Ich wusste, dass Heilung erst stattfinden würde, wenn ich die vielen Gaben angenommen hatte, die mir so rüde aufgedrängt wurden.

Alles hatte mit einer Bluttransfusion und einer infizierten Spritze begonnen, als ich zwei Jahre alt gewesen war. Damals gab es noch keine Einwegspritzen, und die Krankenschwestern sterilisierten ihre Kanülen in kochendem Wasser oder Alkohol. Ich wurde mit Hepatitis C infiziert. Das Virus hatte sich in meiner Leber häuslich eingerichtet und sich über fünfzig Jahre lang von mir genährt und in mir vermehrt. Der clevere Parasit hatte sorgfältig darauf geachtet, seinen Wirt nicht zu töten. Mit Mitte fünfzig fiel mir auf, dass ich für unsere Expeditionen ins Hochgebirge nicht mehr fit genug war. Also überließ ich Marcela die schamanischen Initiationsreisen in die Anden. *Ich werde einfach älter*, dachte ich. Die Leber ist die Zentralbank des Körpers. Sie speichert Brennstoff für Gehirn und Muskeln in Form von ATP (Adenosintriphosphat), der »Energiewährung« des Organismus. Und meine Leber war bankrott.

Langsam erholte ich mich wieder. An diesem Punkt zog ich meinen Freund Dr. Mark Hyman zu Rate. Er war seit Jahren mein Arzt und ich sein Schamane. Jedes Jahr leiteten wir ein einwöchiges Entgiftungsseminar in der Karibik, das die besten Behandlungen aus der westlichen Schulmedizin mit schamanischer Energiemedizin verband. Dabei konnte ich sehen, wie sich die Gesundheit der Menschen im Laufe einer Woche verbesserte. Mark empfahl eine strenge Entgiftungskur mit einer ganzen Reihe von Ergänzungsmitteln und grünen Säften am Morgen. Es war das gleiche Programm, das auch in unseren Seminaren zum Einsatz kam – aber um ein Vielfaches intensiver. Ich entdeckte die heilende Kraft von Grünkohl und anderen grünen Blattgemüsen und erfuhr, dass sie die gesundmachenden Gene an- und die krankmachenden Gene abschalteten. Die Entgiftungskur ist in *One Spirit Medizin* ausführlich beschrieben.

Seit meiner gesundheitlichen Krise war ein Jahr vergangen, und es wurde Zeit, dass ich erneut bei meinen Ärzten vorstellig wurde. Nach einer weiteren Reihe von Untersuchungen rückte der Leberspezialist damit heraus: »Sieht alles normal aus. Ich habe keine Ahnung, was Sie machen, aber machen Sie weiter damit.« Alle Testergebnisse zeigten, dass meine Leber sich erholt hatte und wieder hundertprozentig funktionierte! Hirn und Herz befanden sich ebenfalls auf dem Weg der Besserung. Ich hatte das Gefühl, im Film *Der Zauberer von Oz* gelandet und auf der Suche nach Herz, Verstand und Mut zu sein.

Aber meine Heilung war noch nicht abgeschlossen. Da war noch der Zweijährige, der im Koma gelegen hatte. Ich kann mich deutlich erinnern, dass ich meinen Körper verlassen hatte, an der Decke schwebte und auf die winzige Gestalt im Kinderbettchen herabsah. Jedes Mal, wenn ich mich meinem Körper näherte, spürte ich den Schmerz und die große Hitze, denn ich hatte auch hohes Fieber. Und da waren die vertrauten Stimmen, die mich trösteten und sagten, dass meine Zeit noch nicht gekommen sei. Ich weiß noch, dass ich zu ihnen sagte: »Ich will nicht sterben!«

Hier war offensichtlich eine Seelenrückholung angezeigt – obwohl ich wusste, dass ein Schamane, der sich selbst behandelt, einen Narren zum Klienten hat. Ich begab mich in die Untere Welt, deren Hüter mich willkommen hieß. Ich kenne ihn gut, denn ich habe diese Reise schon viele Male im Auftrag anderer unternommen, um verloren gegangene Seelenteile zurückzuholen. Der Hüter warnte mich, nannte mein Vorhaben töricht, aber ich ließ mich nicht davon abhalten. Ich war entschlossen, den Kleinen von seinem Leiden und aus dieser Situation zu erlösen, in der er weder lebte noch starb. Ich würde ihn in mein Leben zurückholen.

Als ich den Jungen finde, schwebt er noch immer über seinem kleinen Körper und fürchtet sich vor dem Schmerz. Ständig wiederholt er: *Ich will nicht sterben*. Dies ist der verzweifelte Seelenvertrag, mit dem er lebt und der ihn in einer Hölle gefangen hält, der er nicht entfliehen kann. Es ist die gleiche Situation, in der auch ich mich seit einem Jahr befinde – weder lebendig noch tot. Halb locke, halb zerre ich ihn zurück in die Welt der Lebenden.

Doch ich bin weder vollständig noch heil. Stattdessen kehrt die Angst zurück. Es ist die Angst dieses verwaisten kleinen Jungen. Ich verstehe, weshalb ich mich auf meinen einsamen nächtlichen Waldspaziergängen so geängstigt hatte. Ich hatte es für ein einfaches neurochemisches Phänomen gehalten, die Folge von Giftstoffen im Gehirn. Aber es hatte nicht nur an der Chemie, sondern auch an der Erinnerung an das Trauma gelegen, das dieses Kind durchgemacht hatte.

Ein paar Tage später kehre ich mit dem Jungen noch einmal in die Untere Welt zurück. Ich bitte ihren Hüter um Erlaubnis, den Seelenvertrag ändern zu dürfen, den der Kleine vor so langer Zeit geschlossen hat. Die neue Vereinbarung lautet: »Ich trage Leben und Tod und Wiedergeburt in mir, ich gehe in Schönheit und Gesundheit.«

Das ist erheblich besser als: »Ich will nicht sterben!«

In jener Nacht hatte ich einen Traum:

Ich stehe mit Freunden auf einem Friedhof an einem Grab. Das Gras wächst üppig, und bunte Blumen bedecken die Grabstelle. Ich bin dort begraben. Meine Freunde sagen, dass ich unter der Erde bleiben kann, wenn ich will. Aber ich erkläre, dass ich dieses Fleckchen Erde nicht benötige, und sehe meine Seele aus dem Grab aufsteigen. Zurück bleiben nur Würmer und Insekten und Erde.

Es ist ein sonniger Morgen, als ich erwache. Ich habe den Tod abgeschüttelt, der mich belauerte: Den Tod, der mir mit zwei Jahren zugedacht war und mit dem ich jahrzehntelang gelebt hatte. Jetzt kann ich in die geistige Welt heimkehren, wann immer ich will. Ich habe keine Angst mehr vor der Großen Reise. Die Einladung steht. Ich könnte einfach in einem Traum erwachen und den Körper zurücklassen. Ich frage mich, was sie wohl als Todesursache eintragen würden. Als mir das letzte Mal dieses Angebot gemacht wurde, war ich ein verängstigtes Kind und hatte Schmerzen. Inzwischen ist der Schmerz vergangen.

Falls ich mich für den Verbleib in dieser Welt entscheide, brauche ich eine neue Aufgabe und eine neue Berufung. *Tut mir leid, Alberto, aber du kannst nicht einfach als Tourist hierbleiben. Zu dieser Tour sind Gäste nicht zugelassen.* Es gibt keine Kompromisse.

Ich entscheide mich zu bleiben. Meine Arbeit ist noch nicht getan.

Heute bin ich vollständig genesen. Mein Verstand funktioniert so gut wie seit Jahren nicht mehr. Meine Seele hat Frieden, und mein Gehirn ist gesund. Ich habe auch eine neue, vollständig regenerierte Leber. In meinem Buch *One Spirit Medizin* berichte ich über die Wissenschaft der Neuroplastizität und darüber, wie sich die Produktion neuronaler Stammzellen aktivieren lässt, die das Gehirn reparieren können. Ich schreibe über Epigenetik und darüber, wie wir mit unserer Liebe und unseren Gebeten die Genexpression steuern können. In diesem Heilungsprozess wurde ich zum Patienten und entdeckte, dass nicht nur das Gehirn Stammzellen herstellen kann, sondern jedes Organ des Körpers. Und dass wir lernen können, diese Heilmechanismen zu aktivieren, um einen neuen Körper zu erschaffen, der würdevoll altert, rasch heilt und sanft stirbt. Wenn wir dies tun, befinden wir uns im Angesicht der Unendlichkeit.

Ich befinde mich im Angesicht der Unendlichkeit. Ich lebe in ihr und gleichzeitig in der Welt, die sich nach der Uhrzeit dreht. Und ich bin wieder am Anfang. Es ist ein Neubeginn, eine zweite Chance. Es ist gut, wieder hier zu sein, auf dem Weg nach Eden.

14

Begegnung jenseits der Zeit (Eine übernatürliche Liebesgeschichte)

Der Schamane kennt keine übernatürliche Welt. Er kennt nur die natürliche Welt mit ihren sichtbaren und unsichtbaren Dimensionen. Übernatürliche Ereignisse kommen uns nur in der Wachrealität komisch vor. In der anderen Welt kann die Zukunft in unsere Gegenwart zurückgreifen, um uns unserer Bestimmung zuzuführen. In unseren Träumen tummelt sich ein sehr viel schillernderes Spektrum an Geschöpfen als in der Wachdimension. Alle diese Gestalten und Wesen sind imstande, gleichzeitig in der Vergangenheit und in der Zukunft zu leben, und wir empfinden Begegnungen mit ihnen nur selten als überraschend.

Die folgende Geschichte zeigt, wie fließend das Leben ist, das wie der Gezeitenstrom vor und zurück wogt und sich über das hinwegsetzt, was wir »Zeit« nennen. Sie handelt von einer Begegnung, die vor meiner Krise stattfand und mir einen Hinweis darauf gab, wie meine Heilung verlaufen würde.

Wenn ich einmal alt bin, werde ich mich fragen, ob ich das alles nur geträumt habe oder ob ich es wirklich erlebt habe – sofern ich auf meine alten Tage noch den Unterschied zu erkennen vermag …

Ich träumte von meinem Vater, der schon lange tot war, und fand es völlig normal, dass er in diesem Traum jünger war als ich. Er war gekommen, um mich auf eine wichtige Begegnung hinzuweisen. Ehe ich ihn nach weiteren Einzelheiten fragen konnte, verschwand er.

Die angekündigte Begegnung fand zwei Tage später statt. Ich marschierte bei Sonnenuntergang durch ein kleines Wäldchen auf unserer Farm und spürte ihn, noch bevor ich ihn sah. Er schlich hinter mir her, und wenn ich stehen blieb, blieb auch er stehen, versteckt zwischen den Bäumen. Mein Herz raste, und meine Hände wurden feucht. Die Farm ist viele Kilometer von der nächsten Stadt entfernt, und man trifft hier nur selten jemanden. Als ich zu einer Lichtung kam, setzte ich mich auf einen Felsen und wartete – das Taschenmesser gezückt und aufgeklappt. Er ging langsam und bedächtig. Ich sah zuerst seinen Spazierstock und dann ihn selbst. Er war alt, glattrasiert und ging etwas gebückt, aber man konnte sehen, dass er gut in Form war und sich im Freien wohlfühlte. Sein Gesicht war faltig wie eine Ziehharmonika. Ich hätte ihn auf mindestens neunzig geschätzt.

»Du erinnerst dich nicht an mich«, sagte er. »Wie könntest du auch? Für dich hat diese Begegnung noch nicht stattgefunden.« Dann lächelte er. Er wirkte merkwürdig vertraut. Ich atmete aus. Ich hatte nicht gemerkt, dass ich die Luft angehalten hatte. »Das Messer kannst du wegstecken«, sagte er beiläufig.

Woher wusste er, dass ich ein Messer in der Hand verbarg?

»Papa hat dir gesagt, dass ich komme. Weißt du noch?« Und dann erklärte er mir, dass er ich sei und aus der Zukunft käme. Als wollte er das unmissverständlich klarmachen, erzählte er Dinge aus meiner Jugend, die außer mir niemand wissen konnte. Trotzdem blieb ich skeptisch.

Im Rahmen meiner Ausbildung bei den Amazonasschamanen hatte ich gelernt, dass hungrige Geister die Gestalt einer bekannten oder geliebten Person annehmen konnten, um uns in die Irre zu führen oder unsere Lebenskraft anzuzapfen. Ich war mir nicht sicher, ob ich diesem alten Mann trauen konnte, der so gespenstisch vertraut war. Außerdem stellt sich niemand gerne sich selbst als alten Menschen vor. Ich wollte ewig jung bleiben. Ich wollte nicht älter werden und einmal so aussehen wie er.

Dann erklärte er, warum er gekommen war. Er sagte: »Ich muss dich in deine Zukunft mitnehmen.«

Bei einer Seelenrückholung reist der Schamane an der Zeitlinie seines Klienten entlang in die Vergangenheit, um das Ereignis zu finden, das dazu geführt hat, dass er seine persönliche Bestimmung verloren hat. Wenn dies geschieht, geraten wir in die Klauen des Schicksals und versuchen, unsere Bestimmung in einem neuen Job, bei einer neuen Geliebten oder mit einem neuen Projekt wiederzufinden. Aber alle diese Bemühungen sind zum Scheitern verurteilt; sie verletzen uns nur noch mehr. Der Schamane weiß, wie er die Seele seines Klienten dazu bewegen kann, in die Gegenwart zurückzukehren, damit dieser Mensch wieder ganz werden, seine Lebensaufgabe und seine Bestimmung wiederfinden kann. Im Grunde versuchte mein künftiges Selbst mir klarzumachen, dass er genau das tat. Aber das Ganze wirkte sehr unheimlich und real.

Ich hätte nie gedacht, dass so etwas passieren könnte. Ich kniff mich, um zu sehen, ob ich wach war oder träumte. Natürlich ergab das alles einen Sinn. Der Mann holte seine Seele zurück. Er begab sich in meine Gegenwart, um seine Gegenwart – meine Zukunft – zu heilen. Ich spielte nicht mehr die vertraute Rolle des Schamanen, sondern war der Patient. Ich war … er. *Wir* begegneten einander, aber eigentlich begegnete ich mir selbst.

Ich bat: »Erzähl mir doch, was passiert ist«, und sah zum ersten Mal, wie niedergeschlagen er wirkte. Es war ihm anzusehen, dass sein Leben nicht leicht gewesen war. Das war ein bestürzender Gedanke. Ich hatte immer glücklich und zufrieden alt werden wollen. Die Vorstellung, dass es anders gekommen war und ich nicht die perfekten goldenen Jahre gehabt hatte, beunruhigte mich. Steckte ich in irgendeinem Altenheim und spielte Bingo mit demenzgeplagten Senioren?

»Ich kann dir verraten«, erwiderte er, »dass wir die Klimakrise verschlafen haben. Sie hat uns völlig überrascht.« Er schwieg und sah mich durchdringend an. »Am Anfang war es schwierig«, fuhr er fort. »Dann dämmerte vielen Menschen, dass diese Zeit nie dagewesene Chancen bot, so ähnlich wie die Renaissance Anfang des 16. Jahrhunderts. Aber auch das Chaos war groß.«

Ich fragte den alten Mann: »Und was haben wir gemacht?« Es fühlte sich merkwürdig an, von ihm als »wir« zu sprechen.

»Du hast gemacht, was du gelernt hast – du hast gelehrt und geheilt«, erwiderte er. »Wir haben wieder angefangen zu arbeiten.« Der winzige Anflug eines Lächelns huschte über sein Gesicht.

Ich fragte, was ich für ihn tun könne, und er sagte, er müsse sein Lachen wiederfinden. »Vielleicht könntest du mir dabei helfen«, fragte er.

»Aber muss ich wirklich einmal so aussehen wie du, wenn ich neunzig bin?«

»Was heißt hier neunzig?«, gab er zurück. »Ich bin einhundertfünfzehn! Ich laufe jeden Tag fünf Kilometer und bin immer noch glücklich verheiratet. Es ist heute nicht unüblich, dass die Menschen so alt und noch älter werden. Die Kinder, die jetzt zur Welt kommen, müssen vielleicht gar nicht mehr sterben. Aber für uns ist es ein wenig zu spät. Die Bevölkerungsexplosion kannst du dir natürlich vorstellen. Du kannst dir vorstellen, dass die Katastrophen vorprogrammiert sind – ein längeres Leben, Rohstoffkriege …«

Ich war versucht, nach seinem Liebesleben zu fragen, besann mich aber eines Besseren.

Dann saßen wir uns gegenüber und sahen uns sanft in die Augen. Ich sah die Tiefgründigkeit des alten Mannes, seine Kraft und seine Verletzlichkeit. Und ich sprach die Worte, die er hören wollte und nur von mir hören konnte: »Es ist in Ordnung, mein Kleiner. Alles ist verziehen. Es ist gut, mein Lieber. Es ist Zeit, nach Hause zu gehen.«

Eine Träne glitzerte in seinem Augenwinkel, rollte über seine Wange und fing das letzte Licht des Tages ein. Ich spürte, dass auch mir die Tränen kamen, und sah, dass seine Augen glänzten wie die eines Kindes. Ich schloss die Lider, und schließlich spürte ich die leichte Berührung seiner Lippen auf meiner Stirn.

Als ich die Augen wieder öffnete, war er fort. Nur der Ast, auf den er sich gestützt hatte, lehnte noch an einem toten Stamm. Im Wald tanzten die Schatten der großen Bäume. Als ich mich dem Haus näherte, bemerkte ich den Kerzenschein im Wohnzimmer und sah, dass Marcela Feuerholz im Kamin aufschichtete. Sie nahm mich in den Arm und fragte, ob ich geweint hätte.

»Ich werde sehr lange bei dir sein«, sagte ich. »Hast du das gewusst?«

Wie man sich vorstellen kann, gab mir diese Vision, dieser Traum ordentlich zu denken. Ich erkannte mein zukünftiges Selbst und wusste, dass ich gekommen war, um mir die Erlaubnis zum Leben oder zum Sterben zu geben. Es war eine Begegnung über die Grenzen der Zeit hinweg, ein Akt größter gegenseitiger Liebe.

Meine Arbeit ist noch nicht getan ...

Nachwort

Wenn du diese letzte Seite umblätterst, wird es Zeit, abermals mit dem Adler die Schwingen auszubreiten und dich in die Lüfte zu erheben – Zeit, den Blickwinkel zu ändern und die eigene Lebenslinie zu betrachten. Wo befindest du dich gerade? Jeder einzelne Punkt auf dieser Linie trägt alles in sich, was wir waren, was wir sind und was wir sein werden. Er ist eine Brutstätte des Lebens und strotzt vor Möglichkeiten. Ich hoffe, diese Geschichten von schamanischer Heilung haben dein Herz berührt, wenngleich der Verstand zuweilen von Skepsis geplagt hinterherhinkte. Auf dem schamanischen Weg werden die Grenzen von Zeit und Raum, zwischen dem Sichtbaren und dem Unsichtbaren oft recht schmal oder verlieren sich ganz. Aber möglicherweise hat sich auch ein angeborenes Verständnis in einem plötzlichen *Aha*-Moment Bahn gebrochen. Du wusstest und spürtest instinktiv, dass das Gesagte wahr ist. Es stand im Einklang mit deiner persönlichen Erfahrung oder entsprach dem Hunger deines inneren Selbst nach einem Sinn jenseits des Alltäglichen. Vielleicht ließ der Mut dieser Klienten die Möglichkeit einer Veränderung in greifbare Nähe rücken – die Chance zu klären, was dir auf der Seele liegt.

Ohne den Schamanen gäbe es diese Geschichten nicht. Allerdings räumt er als Erster ein, dass sich die Klienten selbst geheilt haben; dass er nur ein Katalysator war. Aber er war da, reichte ihnen die Hand und kannte den Weg. Vielleicht hat er ihn dir auf diesen Seiten gezeigt. Fasse Mut und denke daran, dass du mit dem Adler auch wieder landen musst – ob bei der Höhle des Schamanen oder an einem anderen Ort, der deine Seele ruft. Und dass du festen Boden unter den Füßen haben musst, wenn du mit offenen Händen nach den Sternen greifst.

Anne O'Neill

Dank

Viele mutige Männer und Frauen unterstützten uns bei diesem Buch. Wir sprachen mit über einhundert von Albertos Patienten, und sie alle erzählten tiefempfundene Geschichten der Transformation. Leider konnten wir nur ein Dutzend davon in dieses Buch aufnehmen, aber jede Seite ist von eurem Weg und eurem Geist durchdrungen.

Wir danken Gary Baddley und Jan Johnson, die uns ermutigten, dieses Buch zu veröffentlichen, und so liebenswürdig waren, es zur Welt zu bringen. Wir danken unserer Lektorin Nancy Peske, die das Projekt mit uns durchgezogen, den Geschichten Klarheit verliehen und sie mit Licht erfüllt hat. Sie wusste genau, welche Fragen sie stellen musste, und wir sind dankbar für ihre wertvollen Einsichten.

Laban Strite danken wir zutiefst für seine grundlegende Mitarbeit. Er führte die Vorgespräche mit allen möglichen Kandidaten und bediente sich dabei sowohl seiner psychologischen Fähigkeiten als auch der Erfahrung, die er selbst auf dem Weg des Schamanen gesammelt hatte.

Mein Dank gilt Marcela Lobos, die mir auf der zehn Jahre langen Reise zur Vollendung dieses Buches stets treu zur Seite stand. Ohne dich gäbe es dieses Buch nicht.

Wir danken allen, deren Geschichten zur Veröffentlichung ausgewählt wurden, für ihre Unterstützung bei unseren Bemühungen, ihre Entwicklung so genau wie möglich nachzuzeichnen. Keine leichte Aufgabe.

Viele Freunde haben diese Geschichten der Heilung im Hintergrund unterstützt. Wir möchten hier im Besonderen die Lehrer erwähnen, die das Leben der Schüler der Light Body School berührten. Ihr seid eine inspirierende Kraft.

Glossar

Abdrücke: Werden die mit einem Trauma verbundenen Emotionen nicht geheilt, entstehen Abdrücke im Leuchtenden Energiefeld. Diese Abdrücke enthalten Informationen, die uns dafür empfänglich machen, die traumatischen Ereignisse zu wiederholen.

Adler: Nordamerikanisches Symboltier des Ostens. Der Adler steht für Vision, Weitblick und die Fähigkeit, das Leben in seiner Gesamtheit zu sehen.

Archetypen: Keine reinen Symbole, sondern Urenergien oder Geister, welche die Organisationsprinzipien des Universums verkörpern. Jeder von ihnen besitzt ein eigenes Leben und eigene Kräfte und ist bereit, unseren Heilungsprozess zu unterstützen, wenn wir ihn anrufen. Archetypen sind zum Beispiel die Götter der griechischen Antike.

Aufspüren von Energien: Man folgt der Energie durch Raum und Zeit, um mögliche Entwicklungsverläufe zu erkennen. Dazu sind eine starke Konzentration und eine klare Absicht vonnöten.

Bestimmung: Verleiht dem Leben Bedeutung und Sinn. Unsere Bestimmung fordert uns auf, spirituell zu wachsen und dazu einen bestimmten Weg einzuschlagen, der uns die Verwirklichung unseres menschlichen Potenzials ermöglicht.

Bestimmungsfindung: Reise in die Obere Welt, um Zugang zur eigenen Bestimmung zu finden. Himmlische Wesen helfen uns, die heiligen Verträge aufzuspüren, die wir vor unserer Geburt eingegangen sind, und unterstützen uns dabei, unser Potenzial zu verwirklichen.

Chakras: Energiewirbel, die sich im Uhrzeigersinn drehen und sich ein paar Zentimeter über dem Körper befinden. Sie sind Teil des Leuchtenden Energiefelds (LEF). Die Chakras stehen mit Rückgrat und Zentralnervensystem in Verbindung. Jedes Chakra verfügt über eine spezielle Frequenz, die wir als eine der sieben Farben des Regenbogens wahrnehmen:

- Erstes Chakra, Wurzelchakra – rot
- Zweites Chakra, Kreuzbeinchakra – orange
- Drittes Chakra, Solarplexuschakra – gelb
- Viertes Chakra, Herzchakra – grün
- Fünftes Chakra, Kehlchakra – blau
- Sechstes Chakra, Drittes Auge – indigo
- Siebtes Chakra, Kronenchakra – violett
- Achtes Chakra, Seelenchakra – wird als reines weißes Licht wahrgenommen

Die Chakras sind die Schnittstellen zwischen der Welt der Materie (der sichtbaren Welt) und der Welt der Energie (der unsichtbaren Welt).

Drittes Auge: Das sechste Chakra befindet sich in der Mitte der Stirn, ein wenig oberhalb der Augen. Wenn sich das dritte Auge öffnet, können wir wie die Schamanen in die unsichtbare spirituelle und energetische Welt hineinschauen.

Eingedrungene Wesen: Eingedrungene Wesen sind körperlose Geister, die zwischen dieser und der nächsten Welt festsitzen. Sie heften sich an ein Chakra und verbinden sich dadurch mit dem Zentralnervensystem. Sie sind flüssig, können sich im Körper bewegen und verursachen dadurch viele psychische und physische Probleme.

Entkopplung: Schamanische Technik, um den Kampf-oder-Flucht-Mechanismus, die Reaktion des Körpers auf Angst oder Gefahr, zurückzusetzen. Beim Entkoppeln wird das zweite Chakra wieder in den richtigen Rotationsrhythmus gebracht. Daraufhin gibt es den Nebennieren die Anweisung, kein Adrenalin mehr ins Blut auszuschütten, was wiederum die Produktion des Stresshormons Cortisol reduziert, das für Gehirnzellen tödlich ist. Das System aus Adrenalin und Cortisol verfügt über eine Vorwärtsregelung (statt einer Rückkopplungsregelung), weshalb es sich immer weiter aufschaukelt, statt abzuflauen. Indem wir es entkoppeln und neu einstellen, sorgen wir dafür, dass der Betreffende Sicherheit, Ruhe und Erholung finden kann.

Extraktionsprozess: Schamanische Technik zur Entfernung schädlicher Energien und Wesen, die sich im Körper festgesetzt haben. Die Vorgehensweise unterscheidet sich je nachdem, ob die Energie oder das Wesen fest oder flüssig ist.

Federn: Federn symbolisieren den Geisterflug und gelten im Schamanismus als heilig und heilend.

Heiliger Raum: Die Schamanen beginnen alle Heilzeremonien damit, dass sie einen heiligen Raum öffnen, der ihnen als Gefäß für die Arbeit mit den Energien dient. Dazu rufen sie die Geister der vier Himmelsrichtungen, Mutter Erde und Vater Himmel an, grüßen sie und erweisen ihnen ihre Ehre, während sie den heiligen Raum abstecken. Die Schamanen sagen, dass wir im heiligen Raum mit dem Göttlichen in Verbindung treten und Zugang zur Heilung bekommen. Wir lassen unseren Alltag hinter uns und begeben uns in unsere ruhige innere Welt, wo Heilung stattfindet.

Himmlische Eltern: Keine biologischen Ahnen, sondern wohlwollende Archetypen einer spirituellen Linie, die uns erwartungs- und urteilsfrei führen. Sie sind bei unserem Lebensrückblick nach dem Tod zugegen und heißen unsere Seelen zu Hause willkommen.

Illuminationsprozess: Wichtige schamanische Heiltechnik, die uns wieder ins richtige Verhältnis zu allem Leben setzt. Die Chakras werden von schädlichen Energien gereinigt und mit transformativem Licht erfüllt. Mit dem Illuminationsprozess lassen sich emotionale Wunden heilen und in Quellen des Wissens und der Kraft verwandeln.

Jaguar: Symboltier des Westens. Der Jaguar steht für das Prinzip von Leben und Tod. Er hilft uns, die Teile von uns sterben zu lassen, die uns daran hindern, spirituelle Erfüllung zu finden.

Kammern der Unteren Welt: Die vier Kammern der sogenannten Unteren Welt sind die Kammer der Wunden, die Kammer der Seelenverträge, die Kammer der Gnade und die Kammer der Schätze. Wenn wir uns zur Seelenrückholung auf eine schamanische Reise begeben, durchqueren wir alle vier Kammern. Sie bringen die Urverletzung ans Licht, versetzen die Seele in die Lage, einen Weg zur Heilung zu finden, und werden so zu einer Quelle der Inspiration und der Transformation.

Kolibri: Symboltier des Nordens. Es steht für die epische Reise, die wir im Leben antreten können. Einige Kolibriarten ziehen trotz der enormen Entfernung und der großen Hindernisse auf ihrem Weg von Brasilien bis nach Kanada. Sie lehren uns, ausschließlich vom Nektar des Lebens zu trinken.

Kondor: Symboltier des Ostens bei den Andenschamanen. Der Kondor gilt als Beschützer der Weisheit und der Hochgebirge.

Krafttier: Ein archetypisches Tier, das menschliche Charakterzüge oder Eigenschaften wie Mut und Kreativität symbolisiert. Es stellt uns seine Energie zur Verfügung, indem es uns im Traum, in der Meditation oder sogar in der alltäglichen Realität erscheint. Auf diese Weise teilt es uns mit, dass wir die von ihm symbolisierte Eigenschaft verkörpern müssen.

Kristalle: Die stabilste Struktur in der Natur. Als Energieumwandler können sie eine Art von Energie in eine andere überführen. Der Schamane verwendet reinen Quarz, um Energien und Wesen zu entfernen, die in das Leuchtende Energiefeld eines Klienten eingedrungen sind.

Kristallisierte Energie: Schädliche Energien, die fast zu materiellen Objekten werden und die Form von Dolchen, Pfeilen, Speeren, Schwertern und Ähnlichem annehmen können. Sie setzen sich im physischen Körper fest und müssen vom Schamanen mit Hilfe seines geschulten kinästhetischen Gespürs manuell extrahiert werden.

Leuchtendes Energiefeld (LEF): Eine lichtdurchlässige, vielfarbige Hülle, die den physischen Körper umgibt und beeinflusst. Es enthält die Schablone dafür, wie wir leben, altern, heilen und vielleicht auch sterben. Das LEF – auch Leuchtender Körper genannt – ist eine universelle Vorstellung und wurde im Laufe der Jahrhunderte oft als Aura oder Lichtschein dargestellt.

Light Body School: Zweijähriges Ausbildungsprogramm der Four Winds Society; eine qualifizierte Ausbildung in Energiemedizin. Das Programm schafft einen Raum für die eigene Heilung und unterstützt hohe Standards hinsichtlich der Ethik und der Integrität der Heilpraxis. Strukturelle Basis ist das Medizinrad. Die Schülerinnen und Schüler durchlaufen die Lehren der vier Himmelsrichtungen, von Mutter Erde und Vater Himmel.

Mais anbauen: Die auf dem spirituellen Weg gesäten Samen, die den Funken des Lebens in sich tragen, müssen reifen und Früchte tragen. Das, was uns geschenkt wird, muss wachsen und der Welt in irgendeiner Weise zugutekommen.

Mesa: Altar oder Medizinbeutel des Schamanen. Er besteht aus einem kleinen Stoffbeutel und enthält Steine oder andere Gegenstände, die bestimmte Aspekte des Heilungsprozesses darstellen, zum Beispiel Wunden, die geheilt wurden oder sich gerade im Prozess der Heilung befinden.

Mutter Erde: Lebensspendender und nährender Archetyp. Sie ist die Energie der Erde und ihre Verkörperung. Ihr Partner ist der Große Geist oder Vater Himmel. *Siehe auch*: Pachamama

Nichtalltägliche Wahrnehmung: Veränderung des Bewusstseinszustands, die es dem Schamanen ermöglicht, die unsichtbare geistige Welt jenseits der Sinne zu erfahren.

Nichtlokale Sitzung: Fernheilsitzung, bei der man über die Energiematrix und das kollektive Unbewusste arbeitet. Geographische Lage und Entfernung zwischen Heiler und Klient sind ohne Bedeutung, da der Schamane den Raum überwindet, um heilende Übungen mit seinen Klienten auszuführen.

Pachamama: Mutter Erde. Sie ist die Schöpfergöttin, die mit ihrer Gegenwart die gesamte Schöpfung durchdringt. *Siehe auch*: Mutter Erde

Rassel: Ein klassisches Werkzeug des Schamanen. Die Rassel hilft ihm, vom alltäglichen ins nichtalltägliche Bewusstsein zu wechseln.

Sandbild: Anschauliche Darstellung des Medizinrads der Heilung. Man bildet mit natürlichen Gegenständen wie Steinen, Ästen und Blumen den Kreislauf des Lebens ab und überlässt Auswahl, Anordnung und Neuordnung dem Unbewussten. Ein Sandbild kann den spirituellen Weg eines Menschen darstellen.

Schamane/Schamanin: Eine Person, die ihr eigenes Selbst erkennt. Ein Seher und ein Heiler, der durch sein inneres Erwachen die Wege des Spirits erkennt. Der Weg des Schamanen ist ein Pfad der Kraft, auf dem man unmittelbar mit den Kräften des Spirits in dessen eigenem Bereich zu tun hat – der Unendlichkeit. Ein Schamane erfährt die sichtbare und die unsichtbare Welt und weiß, dass die alltägliche und die nichtalltägliche Wirklichkeit ineinander verwoben sind und sich gegenseitig bedingen.

Schamanisches Reisen: Einzigartiger Bewusstseinszustand, in dem wir in die nichtalltägliche Wirklichkeit eintreten und uns aus der linearen Zeit lösen, um in die Vergangenheit zurückzukehren und Ereignisse zu heilen, die schon lange zurückliegen, und in die Zukunft zu reisen, um unsere Bestimmung zu erfüllen.

Schlange: Archetypisches Tier, das unsere Verbindung zur Erde und unsere Fähigkeit repräsentiert, die Vergangenheit abzustreifen wie eine Schlange ihre Haut. Die Schlange ist dem Süden zugeordnet.

Seele: Der wesentliche Teil von uns, der unserem Eintritt in diese Welt voranzugehen scheint und über den Tod hinaus weiterbesteht. Wir sind spirituelle Wesen, die eine körperliche Erfahrung machen.

Seelenrückholung: Uralte Heilmethode, bei der wir uns in einen veränderten Wahrnehmungszustand versetzen, um vom Wunsch nach Ganzheit getrieben in die Untere Welt zu reisen. Damit können Seelenteile, die verloren gegangen sind oder sich aufgrund von Trauma oder Schmerz abgespalten haben, aufgespürt und ins Alltagsbewusstsein zurückgeholt werden.

Trommeln: Ein Kernaspekt der schamanischen Praxis. Ein kräftiger, gleichmäßiger Rhythmus unterstützt die Kräfte der Konzentration, mit deren Hilfe der Schamane das Alltagsbewusstsein hinter sich lässt und sich in einen veränderten Bewusstseinszustand versetzt, um so Zugang zur geistigen Welt zu erlangen.

Unendlichkeit: Die Unendlichkeit geht der Zeit als solcher voran und existiert, bevor Zeit überhaupt entsteht. Sie ist ein Zustand spiritueller Befreiung, in dem wir uns nicht mehr nur mit der Zeit oder einer vom Tode bedrohten physischen Form identifizieren.

Untere, Mittlere und Obere Welt: Das kollektive Unbewusste der Menschheit ist in drei Teile gegliedert – die archetypischen und energetischen Bereiche der Unteren, Mittleren und Oberen Welt.

- Die Untere Welt ist der ursprüngliche Garten Eden, aus dem wir der Legende nach vertrieben wurden. Dort sind die verlorenen Teile unserer Seelen gut geschützt und leben noch immer in Unschuld und Gnade.
- Die Mittlere Welt ist die Welt, in der wir leben, arbeiten und unsere Kinder großziehen. Sie ist auch ein Ort, an dem wir die geistige Welt zum Beispiel in der Natur, in der Gestalt von Geisttieren und Führern erfahren können.
- Die Obere Welt ist der unsichtbare Bereich unserer wahren Bestimmung und des Spirits (des reinen Geistes oder klaren Lichts).

Urverletzung: Die Wurzel oder der Ursprung emotionaler oder gesundheitlicher Probleme, die verdrängt und im Laufe der Zeit immer wieder neu erschaffen werden. Die Urverletzung kann in diesem oder einem früheren Leben stattgefunden haben. Dabei muss es sich nicht zwingend um eine echte Verletzung handeln. Sie kann auch emotional wahr sein und entsprechend wahrgenommen werden.

Verbund der Kraft: Ein schamanischer Ritus, bei dem fünf unsichtbare Bänder zum spirituellen Schutz um den Körper gewoben werden. Jedes hat seine eigene Farbe und ist einem der vier natürlichen Elemente zugeordnet. Sie bedecken und schützen die Chakras wie ein Anzug oder ein Schal:

- Schwarz steht für die Erde und wird über das erste Chakra gewebt.
- Rot steht für das Wasser und wird über das zweite und dritte Chakra gewebt.
- Gold steht für das Feuer und wird über das vierte Chakra gewebt.
- Silber steht für den Wind und wird über das fünfte Chakra gewebt.
- Reines weißes Licht steht für den Spirit und wird über das sechste Chakra gewebt.

Verwundeter Heiler: Ein Mensch, dessen Urverletzungen in Quellen des Mutes und der Kraft, der Macht und des Wissens verwandelt wurden. Der neu gewonnene Frieden und das Mitgefühl verleihen ihm die Stärke, andere bei ihrem Heilungsprozess zu unterstützen.

Vier Himmelsrichtungen: Die vier Himmelsrichtungen – Norden, Süden, Osten und Westen – ermöglichen uns die Orientierung in der materiellen Welt. Für den Schamanen sind auch bestimmte Eigenschaften, Energien und archetypische Tiere damit verbunden. Jede Himmelsrichtung vermittelt eigene Lektionen und bietet Menschen auf dem schamanischen Weg die Unterstützung archetypischer Geistführer:

- Süden: Die Schlange lehrt uns, die Vergangenheit loszulassen, damit sie nicht die Gegenwart bestimmt.
- Westen: Der Jaguar lehrt uns, furchtlos unsere Bestimmung aufzuspüren.
- Norden: Der Kolibri lehrt uns, eine epische Reise mutig und vertrauensvoll anzutreten.

- Osten: Wird von Adler und Kondor verkörpert, die uns lehren, das Irdische im Geisterflug zu transzendieren.

Die vier Himmelsrichtungen verbinden sich zu dem, was in schamanischen Überlieferungen als Medizinrad bezeichnet wird.

Visionssuche: Eine innere Reise mit dem Ziel, Kontakt zum Spirit herzustellen, Führung zu erhalten und die für tiefgreifende Lebensveränderungen erforderliche Gnade zu finden. Traditionell geht die Visionssuche oft damit einher, dass man fastet und sich aus der Welt an einen abgeschiedenen Ort zurückzieht.

Wiracocha: Das Wort bedeutet »Ursprung des Heiligen«. Es ist der Name des Schöpfers oder des Großen Geistes. Das achte Chakra sitzt als rotierende Sonne über dem Kopf und ist unsere Verbindung zum Großen Geist.